DRG/DIP病种(组)精益运营管理实操手册

主　编　秦永方　韩冬青　于惠兰

U0254963

中国协和医科大学出版社

北　京

图书在版编目（CIP）数据

DRG/DIP病种（组）精益运营管理实操手册 / 秦永方，韩冬青，于惠兰主编.—北京：中国协和医科大学出版社，2021.12

ISBN 978-7-5679-1903-7

Ⅰ.①D… Ⅱ.①秦… Ⅲ.①医院－运营管理－手册 Ⅳ.①R197.32-62

中国版本图书馆CIP数据核字（2021）第262558号

DRG/DIP病种（组）精益运营管理实操手册

主　　编：秦永方　韩冬青　于惠兰
责任编辑：孙雪娇
封面设计：许晓晨
责任校对：张　麓
责任印制：张　岱

出版发行：**中国协和医科大学出版社**
　　　　　（北京市东城区东单三条9号　邮编100730　电话010－65260431）
网　　址：www.pumcp.com
经　　销：新华书店总店北京发行所
印　　刷：北京联兴盛业印刷股份有限公司

开　　本：710mm×1000mm　　　1/16
印　　张：27.75
字　　数：290千字
版　　次：2021年12月第1版
印　　次：2023年6月第4次印刷
定　　价：88.00元

ISBN 978－7－5679－1903－7

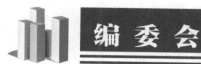

编委会

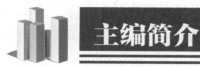

主编简介

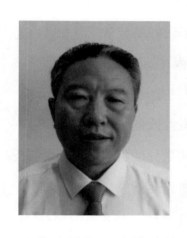

　　秦永方，高级会计师。北京誉方医院管理中心创始人，首席咨询师；北京誉方医管信息科技有限公司董事长，首席顾问；深耕医院经济运营管理四十余年。

　　先后著有《医院财务管理》《医院成本核算》《现代医院经营管理》《现代医院精细化运营绩效管理实务》《医院绩效变革——工作量效能积分绩效管理模式》等专著。参编《医院会计》《公立医院运营机制改革创新研究》《医疗机构财务内部控制讲座》等。参与中国卫生经济学会课题研究3项，地方课题3项。

　　从1994年开始至今，先后在医院管理等杂志发表相关论文60余篇。2009年新医改以来，撰写发布关于医改与医院经济运营绩效管理博文上千篇。

　　主要研究方向：医院精细化运营绩效管理，医院全面预算管理、医院成本核算、医院内部控制、DRG/DIP付费与病种精益运营管理、医院精益运营管理分析、公共医疗机构绩效考核等。

20世纪90年代初，发表在《中国卫生经济杂志》1994年第2期的"医院奖金两次分配法"，提出标准工作量概念，化解按照收入计提奖金及医疗收费定价不合理，引发激励偏失的缺陷。2009年新医改以来，探索出"工作量效能积分绩效管理模式"，不与医疗收入直接挂钩，围绕"价值医疗"导向，构建符合医疗行业特点的整合型"多维驱动"积分评价指标体系，顺应医改新时代要求。并在咨询培训辅导过的上百家医院落地实施探索，获得了较好的成效。

2000年撰写《医院成本核算》一书过程中，查阅资料关注到DRGs，因病种成本如何算犯了"难"，带着这个"遗憾"走上了艰难的探索之旅。新医改启动以来，全身心投入医改的大潮中，足迹遍布祖国各地医院，通过培训、咨询辅导及软件指导的机会，与同道交流探讨，博采众家之长，探索"现代医院精细化运营绩效管理之道"，深入研究DRG/DIP"病种（组）"成本核算与管理，将8年的坚持和探索信息化的成果与同道交流，为推动医院精益运营管理尽自己微薄之力。

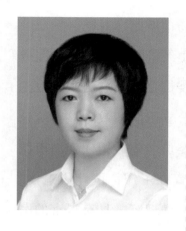

　　韩冬青，高级会计师，河南省首批会计领军人才，河南省学术技术带头人，河南省先进会计工作者，汕头市高层次人才，现任汕头大学医学院附属肿瘤医院总会计师。长期从事医院财务会计实务与理论研究，熟悉医院行政与经济管理工作。先后主持或参与省部级、市级课题研究，在国内专业期刊上发表学术论文十余篇。

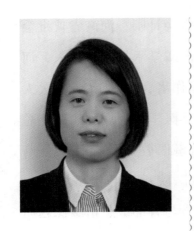

　　于惠兰，青岛市城阳区人民医院总会计师。山东省卫生经济卫生协会卫生服务成本与价格专业委员会委员、山东省卫生经济协会第一届公立医院绩效考核与统计评价专业委员会委员。先后担任青岛市城阳区人民医院督查办主任、审计科主任、财务部主任、院长助理等，具有丰富的医院管理、财务管理、绩效管理工作经验。参与出版书籍《财务管理与成本控制》，先后发表《会计档案的管理和重要作用》、《街道卫生服务中心档案管理的措施》等文章。

前　言

2000年编写《医院成本核算》一书时，写到病种成本核算章节的时候，没有头绪，算不清账，朦朦胧胧，查阅资料开始关注疾病诊断相关分组（Diagnosis Related Group，DRG），一晃已经20多年过去了。

2009年新医改启动，我创办誉方医管。由于做医院精细化运营绩效管理咨询及软件开发的关系，我对DRGs与病种成本核算有了更深刻的理解和认识。

按项目后付费制弊端明显，在此支付方式下，医院的医保收入与其提供的服务项目数量、药品、耗材等消耗量直接呈正相关。过度医疗服务和诱导需求来增加收入的动机，使得医院和病人的利益强相关，但病人为了健康医疗需求并不排斥过度的医疗服务。虽然医保部门已经采取总额预算控制及均次费用、自费比例考核等措施，但是医院增收驱动导致医疗费用上涨迅猛，给医保基金和患者带来较大压力。

从医保部门角度而言，医保基金总盘子是有限的，面对医院运营成本增加带来对增收的驱动，如何应对人口老龄化加速对医疗需求大幅提升的现实，有效的措施是期望支付或期望效用最大化。从按照"项目后付费"转向"预付制"的医保DRG/DIP支付制度改革，是大势所趋。

医保部门支付是否合理，影响着医院医疗服务的提供；医保部门的诉求更多地倾向于向价值买单，向"过度医疗和无效医疗说'不'"；而医院的诉求更多的是提质增效，向"价值医疗要效益"；对于医保患者来说，就是"优质价廉"个人负担节省；医保DRG/DIP支付的目标是实现医、保、患三方共赢，"病种成本"就成为医保支付合理性、医院效率高低、患者负担评价的"度量衡"。

医保部门按照DRG/DIP支付，结余留用，超支分提，医院在提供医疗服务前即预知资源消耗的最高限额，由此医院必须将耗费水平控制在该DRG/DIP支付标准以内方有盈余，否则就亏损。DRG/DIP支付标准成为盈亏的临界点，从而调动医院控费的积极性，在提供服务过程中，挖潜节支、提高诊断率、缩短住院天数、防范并发症、术后感染，从而提高效率，保证质量，获得合理的经济收益，确保医院可持续运营。

DRG/DIP付费与项目后付费不同，对于医院来说，围绕"病种收入确认、病种成本核算、病种盈亏核算、病种绩效考核、病种循证分析"，从这五个方面加强病种精益运营管理，为DRG/DIP病种（组）核算与管理打下坚实基础，推进管理会计的"业财融合"进程。

病种收入确认：主要是确认医院按照住院费结算清单的医疗收

入，与DRG/DIP医保付费政策结算收入的结算差额。通过病种结算差额的核算，为汇总DRG/DIP病种（组）结算差额提供数据参考。病种收入确认是医院病种精益运营管理的"第一关"。

病种成本核算：病种成本通过算出病种的"药材费用、药耗成本、直接成本、业务成本、全成本"（五步算），为汇总DRG/DIP病种（组）"五步算打下基础"。"五步算"既满足了医院对外提供成本报告需求，同时更加侧重内部成本管理的需求。病种成本"五步算"是病种精益运营管理的"第二关"。

病种盈亏核算：病种确认了收入，核算了成本，病种盈亏分析自然就容易了。参照病种成本"五步算"，可采取"四步法"核算病种盈亏结余状况，包括"病种边际结余贡献、病种直接结余贡献、病种毛贡献、病种净结余贡献"，按照DRG/DIP分组规则核算病种（组）盈亏结余。病种盈亏"四步法"是病种精益运营管理的"第三关"。

病种绩效考核：通过前三关测算病种成本结余效益贡献，就会发现无论DRG还是DIP，支付结算价格与成本及风险程度不匹配问题，接下来对病种的技术难度和风险程度进行分析，通过绩效考核综合评价"指挥棒"，引导成本控制的前提下体现"价值医疗"。病种绩效考核为病种精益运营管理的"第四关"。

病种循证分析：通过病种前"四关"的努力，为开展病种循证分析做好基础铺垫，按照医院功能定位进行病种匹配度分析，分析优势病种，探索权重或点数成本分析，为学科建设及病种结构调整，提供科学决策参考。通过病种成本盈亏循证分析，为推进临床路径开展提供数据支撑。病种循证分析为病种精益运营管理的"第五关"。

本书共十章，第一章介绍医改相关政策对医院的影响和挑战，赋能医院精益管理运营。第二章重点是DRG/DIP优缺点对比，分析相似点和不同点，提出融合发展的思路，以及对医院管理的挑战和冲击及应对策略。第三章介绍了病案首页与医保结算清单。第四章依据《关于印发公立医院成本核算规范的通知》（国卫财务发〔2021〕4号）《关于印发事业单位成本核算具体指引——公立医院的通知》财会〔2021〕26号部分重要内容，结合医院实际情况对医院科室成本核算进行概述。第五章对病种成本核算进行介绍，重点介绍病种成本核算"五四模式"。第六章介绍DIP成本核算。第七章介绍DRG成本核算。第八章介绍病种标准成本核算与临床路径管理。第九章介绍围绕"价值医疗"导向，构建整合型"多维驱动"效能积分绩效模式，赋能医院精益管理运营，推动医院高质量发展。第十章介绍了病种成本核算管理信息化建设的基本路径和流程。附录部分加了一些与DRG/DIP相关的名词解释。

本书以图解和表格为主线，不过分侧重理论研究，重在实操经验分享和交流，由于时间仓促，作者水平有限，错误在所难免，敬请读者谅解和包涵，诚恳提出建议和意见。

秦永方

2021年11月

目 录

第三章　病案首页与医保结算清单

第四章　医院科室成本核算

第五章　病种成本核算及绩效分析

第六章　DIP成本核算及绩效分析

第七章　DRG成本核算及绩效分析

第八章　病种标准成本核算与临床路径管理

第九章　DRG/DIP整合型"多维驱动"效能积分绩效考核模式

第十章　DRG/DIP病种（组）精益运营绩效管理信息化建设

附录　名词中英文对照

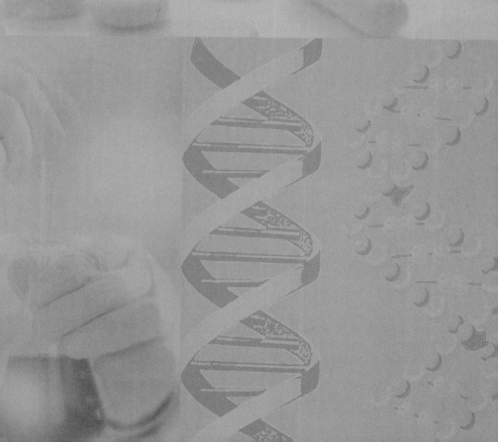

第一章

医改新时代

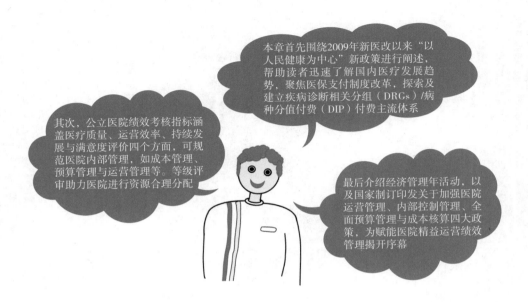

本章首先围绕2009年新医改以来"以人民健康为中心"新政策进行阐述，帮助读者迅速了解国内医疗发展趋势，聚焦医保支付制度改革，探索及建立疾病诊断相关分组（DRGs）/病种分值付费（DIP）付费主流体系

其次，公立医院绩效考核指标涵盖医疗质量、运营效率、持续发展与满意度评价四个方面，可规范医院内部管理，如成本管理、预算管理与运营管理等。等级评审助力医院进行资源合理分配

最后介绍经济管理年活动，以及国家制订印发关于加强医院运营管理、内部控制管理、全面预算管理与成本核算四大政策，为赋能医院精益运营绩效管理揭开序幕

第一节　以人民健康为中心

2021年3月22日至25日，中共中央总书记、国家主席、中央军委主席习近平在福建考察时强调："现代化最重要的指标还是人民健康，这是人民幸福生活的基础。把这件事抓牢，人民至上、生命至上应该是全党全社会必须牢牢树立的一个理念。"实现什么样的发展、怎样实现发展，向来是治国理政的大课题。把人民健康作为现代化建设最重要的指标，深刻表明党和国家高度重视人民健康，坚持把保障人民健康放在优先发展的战略位置，真正坚持"人民至上、生命至上"。

医药卫生事业关系亿万人民的健康，关系千家万户的幸福，是重大民生问题。为了坚持公立医院公益性的基本定位、满足人民健康需求、方便群众就医、减轻看病用药费用、提高医疗卫生水平，我国医药卫生体制改革有其一脉相承的基本思路。医改的主要任务是围绕"1、5、3"这三方面的重要任务抓好落实工作。"1"是牢牢把握"健康中国"建设这一条主线。"5"是深化改革，建立五项基本医疗卫生制度。"3"是改善民生，开展好三个行动。其中，五项基本医疗卫生制度是分级诊疗制度、现代医院管理制度、全民医保制度、药品供应保障制度和综合监管制度。表1-1涵盖了上述的"1、5、3"重要任务的几个主题，而且列举自2009年以来的一些重要医改政策，并进行归纳，以利读者快速了解政策的相关性与延续性。

表1-1　新医改以来医改文件与分类

分类	发文年份	文 件 名 称
新医改推行重要通知	2009	中共中央　国务院印发《关于深化医药卫生体制改革的意见》
	2015	国务院办公厅印发《关于全面推开县级公立医院综合改革的实施意见》（国办发〔2015〕33号）
	2015	国务院办公厅印发《关于城市公立医院综合改革试点的指导意见》（国办发〔2015〕38号）
	2019	国务院深化医药卫生体制改革领导小组印发《关于进一步推广福建省和三明市深化医药卫生体制改革经验的通知》（国医改发〔2019〕2号）
	2020	中共中央　国务院印发《关于深化医疗保障制度改革的意见》（2020年2月25日）
	2021	国务院办公厅印发《关于加快中医药特色发展若干政策措施的通知》（国办发〔2021〕3号）

续　表

分类	发文年份	文 件 名 称
分级诊疗制度推进相关通知	2015	国务院办公厅印发《关于推进分级诊疗制度建设的指导意见》（国办发〔2015〕70号）
	2016	国务院医改办　卫生计生委　发展改革委　民政部　财政部　人力资源社会保障部　中医药局印发《关于印发推进家庭医生签约服务指导意见的通知》（国医改办发〔2016〕1号）
	2017	国务院办公厅印发《关于推动医疗联合体建设和发展的指导意见》（国办发〔2017〕32号）
	2018	《关于印发医疗联合体综合绩效考核工作方案（试行）的通知》（国卫医发〔2018〕26号）
	2019	《关于推进紧密型县域医疗卫生共同体建设的通知》（国卫基层函〔2019〕121号），及附件《关于开展紧密型县域医疗卫生共同体建设试点的指导方案》
	2020	《关于印发医疗联合体管理办法（试行）的通知》（国卫医发〔2020〕13号）
现代医院管理制度推进相关通知	2017	国务院办公厅印发《关于建立现代医院管理制度的指导意见》（国办发〔2017〕67号）
	2018	《关于开展建立健全现代医院管理制度试点的通知》（国卫体改发〔2018〕50号）
	2019	国家卫生健康委办公厅关于印发公立医院章程范本的通知（国卫办医函〔2019〕871号）
	2021	国务院办公厅《国务院办公厅关于推动公立医院高质量发展的意见》（国办发〔2021〕18号）
护理服务	2015	国家卫生计生委办公厅　国家中医药管理局办公室印发《关于进一步深化优质护理、改善护理服务的通知》（国卫办医发〔2015〕15号）
	2018	国家卫生健康委、国家发展和改革委员会、人力资源和社会保障部等十一部门联合印发《关于印发促进护理服务业改革与发展指导意见的通知》（国卫医发〔2018〕20号）

续　表

分类	发文年份	文件名称
医院评审	2020	《国家卫生健康委关于印发三级医院评审标准（2020年版）的通知》（国卫医发〔2020〕26号）
药品保供稳价与药事管理	2018	国务院办公厅印发《关于完善国家基本药物制度的意见》（国办发〔2018〕88号）
	2019	国务院办公厅关于印发《国家组织药品集中采购和使用试点方案的通知》（国办发〔2019〕2号）
	2019	国务院办公厅印发《关于进一步做好短缺药品保供稳价工作的意见》（国办发〔2019〕47号）
	2021	《国务院办公厅关于推动药品集中带量采购工作常态化制度化开展的意见》（国办发〔2021〕2号）
	2021	国务院办公厅印发《关于全面加强药品监管能力建设的实施意见》（国办发〔2021〕16号）
合理医疗合理用药	2019	国家卫生健康委办公厅印发《国家卫生健康委办公厅关于做好医疗机构合理用药考核工作的通知》（国卫办医函〔2019〕903号）
	2020	国家卫生健康委印发《关于印发加强医疗机构药事管理促进合理用药的意见的通知》（国卫医发〔2020〕2号）
	2020	国家卫生健康委印发《关于进一步规范医疗行为促进合理医疗检查的指导意见》（国卫医发〔2020〕29号）
综合监管制度	2018	《国务院办公厅关于改革完善医疗卫生行业综合监管制度的指导意见》（国办发〔2018〕63号）
健康中国建设规划	2016	中共中央　国务院印发《"健康中国2030"规划纲要》
	2018	国家卫生健康委员会　国家中医药管理局印发《关于坚持以人民健康为中心推动医疗服务高质量发展的意见》（国卫医发〔2018〕29号）
	2019	《国务院关于实施健康中国行动的意见》（国发〔2019〕13号）

续　表

分类	发文年份	文　件　名　称
	2019	《国务院办公厅关于印发健康中国行动组织实施和考核方案的通知》（国办发〔2019〕32号）
	2019	健康中国行动推进委员会印发《健康中国行动（2019—2030年）》
	2019	2019年12月29日第十三届全国人民代表大会，常务委员会，第十五次会议通过《中华人民共和国基本医疗卫生与健康促进法》

　　医改模式从较早的医疗、医药或医保的单一领域，逐渐探索"三医联动"模式。2015年国务院办公厅印发《关于推进分级诊疗制度建设的指导意见》（国办发〔2015〕70号），之后家庭医生签约和医疗联合体（简称医联体）、医疗卫生共同体（简称医共体）相关政策也陆续出台，这些医改政策显现国家对基层医疗服务能力的提升与医疗公平可及的重视，也可以解决城乡医疗资源分配不均及三甲医院医务人员长期超负荷工作的问题。医改政策除了有全面性（如医院评审）、大区域（如省、市），也细化到医院的现代管理制度，可谓巨细靡遗、面面俱到。为了规范医疗行为以及减轻民众看病用药的负担，国家层面还制定了合理医疗、合理用药、药品保供稳价与药事管理的相关政策。建立严格规范的医疗卫生行业综合监管制度，是全面建立中国特色基本医疗卫生制度、推进医疗卫生治理体系和治理能力现代化的重要内容。

　　"健康中国"是一个伟大宏观的国家发展战略，为了加快推动卫生健康工作理念、服务方式从"以治病为中心"转变为"以人民健康为中心"，建立健全健康教育体系，普及健康知识，引导群众建立正确健康观，加强早期干预，形成有利于健康的生活方式、生态环境和社会环境，延长健康寿命，为全方位全周期保障人民健康、建设健康中国奠定坚实基础。国务院2019年印发《国务院关于实施健康中国行动的意见》，国家层面出台《健康中国行动（2019—2030年）》，为进一步推进健康中国建设规划新的"施工图"。这一中长期行动聚焦当前主要健康问题和影响因素，围绕疾病预防和健康促进两大核心，将开展15个重大专项行动，努力使群众不生病、少生病。

第二节　医保制度改革引领

我们首先以时间轴的方式列举近年来医保相关政策，图1-1 ～图1-4显示医保政策一路走来的发展路径与趋势。下文将逐项做简析。

2016年国务院印发《关于整合城乡居民基本医疗保险制度的意见》	2017年国务院办公厅印发《关于进一步深化基本医疗保险支付方式改革的指导意见》	2018年国家医疗保障局办公室印发《关于申报按疾病诊断相关分组付费国家试点的通知》	2019年国家医疗保障局办公室印发《关于印发疾病诊断相关分组（DRG）付费国家试点技术规范和分组方案的通知》

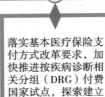

确定"健康中国"建设主要指标、强化覆盖全民的公共卫生服务、提供优质高效的医疗服务、加强重点人群健康服务、推动健康科技创新，以及建设健康信息化服务体系等	推行按病种付费、开展按疾病诊断相关分组付费试点、完善按人头付费、按床日付费等支付方式，以及强化医保对医疗行为的监管等	落实基本医疗保险支付方式改革要求，加快推进按疾病诊断相关分组（DRG）付费国家试点，探索建立DRG付费体系	逐步形成有中国特色的DRG付费体系、贯彻落实标准，做好基础数据质量控制，制定国家医疗保障DRG分组与付费技术规范、国家医疗保障DRG（CHS-DRG）分组方案

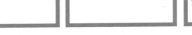

图1-1　以时间轴方式列举医保相关政策（一）

2020年中共中央　国务院印发《关于深化医疗保障制度改革的意见》	2020年国家医疗保障局办公室印发《关于印发医疗保障疾病诊断相关分组（CHS-DRG）细分组方案（1.0版）的通知》	2020年国务院办公厅印发《关于推进医疗保障基金监管制度体系改革的指导意见》	2020年国家医疗保障局办公室印发《关于印发区域点数法总额预算和按病种分值付费试点工作方案的通知》

完善公平适度的待遇保障机制、健全稳健可持续的筹资运行机制、建立管用高效的医保支付机制、健全严密有力的基金监管机制、协同推进医药服务供给侧改革，以及优化医疗保障公共管理服务等	落实要求：应用统一的CHS-DRG分组体系、规范基础数据使用和采集工作、稳妥推进模拟运行，完善试点配套政策	建立健全监督检查制度、智能监控制度、举报奖励制度、信用管理制度，以及综合监管制度，并完善社会监督制度等	以地级市统筹区为单位，报名申请区域点数法总额预算和按病种分值付费试点城市，并规定相关选择办法及实施步骤等

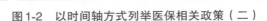

图1-2　以时间轴方式列举医保相关政策（二）

2020年国家医疗保障局办公室印发《关于印发国家医疗保障按病种分值付费（DIP）技术规范和DIP病种目录库（1.0版）的通知》

2020年国家医疗保障局办公室印发《关于印发2021年度疾病诊断相关分组（DRG）付费国家试点专家组固定联系分组名单的通知》

2020年国家医疗保障局办公室印发《关于建立区域点数法总额预算和按病种分值付费（DIP）专家库的通知》

2021年医疗保障基金使用监督管理条例

高度重视，统筹部署安排、加强监管，完善配套政策、结合实际，制定本地病种目录库、统一标准，做好历史数据报送工作

公布2021年度DRG付费国家试点专家组固定联系分组名单

公布区域点数法总额预算和按病种分值付费（DIP）专家库名单（2021年度）

为了加强医疗保障基金使用监督管理，保障基金安全，促进基金有效使用，维护公民医疗保障合法权益，根据《中华人民共和国社会保险法》和其他有关法律规定，制定本条例

图1-3　以时间轴方式列举医保相关政策（三）

2021年国家医保局、国家卫生健康委、国家发展改革委、财政部、人力资源社会保障部、市场监管总局、国家中医药局、国家药监局关于印发《深化医疗服务价格改革试点方案》的通知

2021年国务院办公厅关于印发《"十四五"全民医疗保障规划》的通知

2021年国家医疗保障局发布《关于印发DRG/DIP支付方式改革三年行动计划的通知》

2021年国务院深化医药卫生体制改革领导小组印发《国务院深化医药卫生体制改革领导小组关于深入推广福建省三明市经验深化医药卫生体制改革的实施意见》

深化医疗服务价格改革是推进医疗保障和医疗服务高质量协同发展的重要举措。按照党中央、国务院关于深化医疗保障制度改革任务部署，为加快建立科学确定、动态调整的医疗服务价格形成机制，持续优化医疗服务价格结构

为进一步推进医疗保障高质量发展，保障人民健康，促进共同富裕，依据《中华人民共和国国民经济和社会发展第十四个五年规划和2035年远景目标纲要》和《中共中央国务院关于深化医疗保障制度改革的意见》，制定本规划

明确了从2022—2024年分期分批完成DRG/DIP付费改革任务与工作需求，到2025年底，DRG/DIP支付方式覆盖所有符合条件的开展住院服务的医疗机构，基本实现病种、医保基金全覆盖

坚持近年来学习推广三明医改经验明确的改革路径和基本要求，持之以恒狠抓落实，巩固改革成果，确保新机制良性运行

图1-4　以时间轴方式列举医保相关政策（四）

第三节 公立医院绩效考核发力

2019年我国开始了一年一度三级公立医院绩效考核评价工作，俗称"国考"，国考是检验三级公立医院改革发展成效的重要标尺。为进一步深化公立医院改革，推进现代医院管理制度建设，加强三级公立医院绩效考核工作，国务院办公厅于2019年印发《关于加强三级公立医院绩效考核工作的意见》，并附带三级公立医院绩效考核指标（含三级分类、计算方法和指标来源等），共计55个指标，见图1-5，同年在全国启动三级公立医院（含三级公立中医医院）绩效考核工作，2020年基本建立较为完善的三级公立医院绩效考核体系。三级公立医院是老百姓眼中的"大医院"，与之有关的每一项改革都牵动人心。如何让政策转化为医院和医务人员的自觉行动并产生预期效果？绩效考核是最关键有效的手段之一，见图1-6。

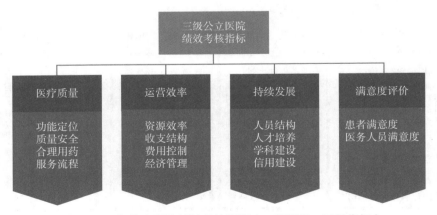

图1-5 三级公立医院绩效考核指标（一级指标、二级指标）

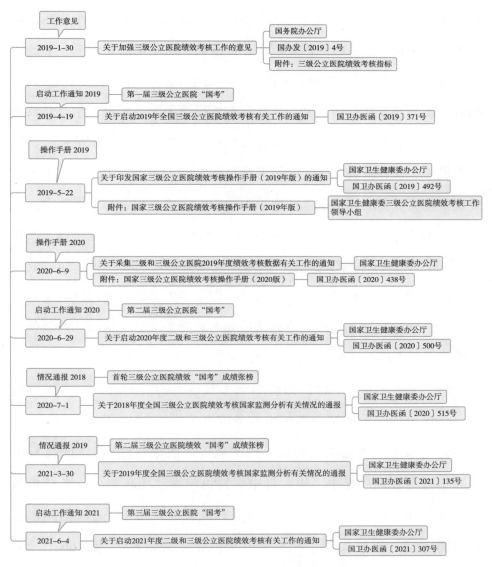

图1-6　三级公立医院绩效考核政策时间表

而后，国家卫生健康委三级公立医院绩效考核工作领导小组在保证三级公立医院绩效考核工作规范化、标准化、同质化的要求下，于2019年编写了《国家三级公立医院绩效考核操作手册（2019年版）》以明确绩效考核所涉及指标的释义。次年，在上操作手册基础上，结合最新政策文件，组织专家研究，并在部分医院针对调整内容进行试填报后，修订形成《国家三级公立医院绩效考核操作手册（2020版）》。医院采集住院病案首页数据后，依据工作通知中关于病案填报规定与上传要求，在规定时间内，使用统一的接口标准上传到指定的信息采集平台。2020年7月首轮三级公立医院绩效"国考"成绩张榜。2021年第二届的成绩（2019年数据）公布。2021年6月4日，国家卫生健康委办公厅发布关于启动2021年度二级和三级公立医院绩效考核有关工作的通知，三级公立医院需按要求填报相关内容，进行第三届三级公立医院的"国考"。

　　图1-7是三级公立中医医院绩效考核政策的时间表，与西医类同步。三级公立中医院绩效考核由国务院办公厅于2019年1月发布《关于加强三级公立医院绩效考核工作的意见》而揭开序幕。同年4月由国家中医药管理局接手，出台具中医特色的绩效考核指标。考核指标分为医疗质量、运营效率、持续发展和满意度评价4个一级指标，包括功能定位、质量安全、合理用药等14个二级指标，涵盖66个三级指标，见图1-8。三级公立中医医院、中西医结合医院考核应采用全部考核指标。三级公立民族医医院、中医专科医院考核可根据医院特点选用部分考核指标。4月19日发出启动工作通知，6月公告操作手册。2020年6月公布2018年度绩效考核的结果与分析报告，这也是国家

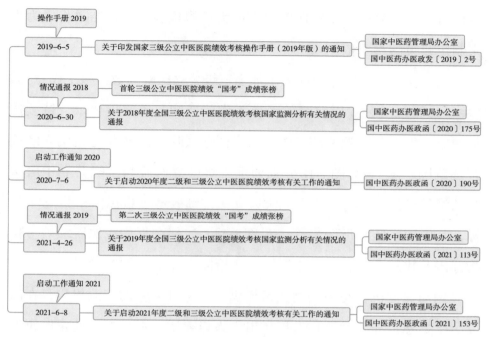

图1-7　三级公立中医医院绩效考核政策时间表

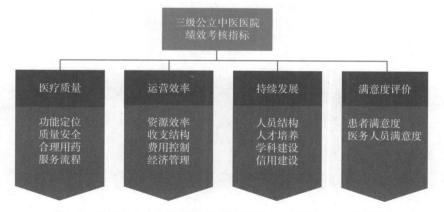

图1-8　三级公立中医医院绩效考核指标（一级指标、二级指标）

层面首次对三级公立中医医院开展的大规模检验，考核结果将成为未来制定政策的重要依据。

为落实《国务院办公厅关于加强三级公立医院绩效考核工作意见》《关于加强二级公立医院绩效考核工作的通知》等文件要求，持续推动国家公立医院绩效考核工作，二级公立医院从2020年起也纳入绩效考核范围。图1-9与图1-10分别列示二级公立医院与二级公立中医医院的绩效考核政策时间表。二级公立医院绩效考核指标体系共28个指标，其中国家监测指标21个，见图1-11。二级公立中医医院绩效考核指标体系共34个指标，其中国家监测指标23个，见图1-12。

妇幼保健机构是为妇女儿童提供医疗保健服务的专业机构，在减少孕产妇死亡和儿童死亡、提高出生人口素质、促进妇女儿童健康发

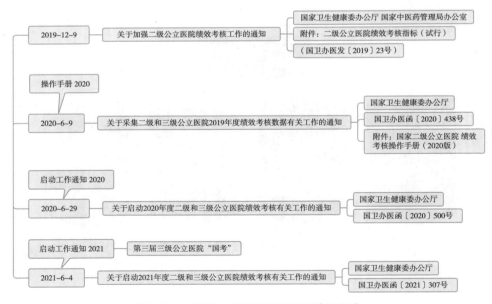

图1-9　二级公立医院绩效考核政策时间表

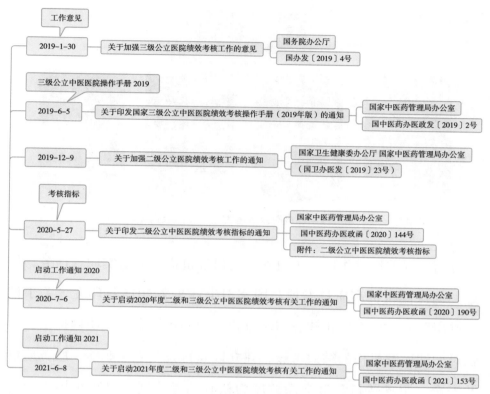

图1-10　二级公立中医医院绩效考核政策时间表

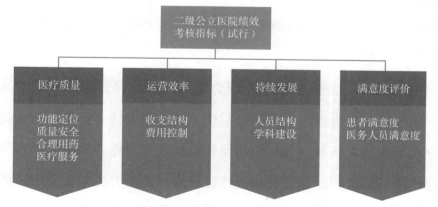

图1-11　二级公立医院绩效考核指标（试行）（一级指标、二级指标）

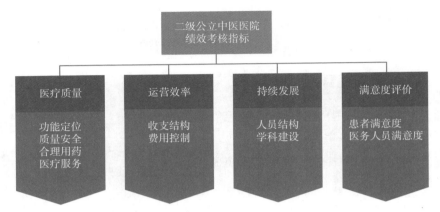

图1-12　二级公立中医医院绩效考核指标（一级指标、二级指标）

展方面发挥着重要作用。为引导妇幼保健机构全面落实职责任务，促进妇幼保健机构高质量发展，国家卫生计生委2015年印发《关于妇幼健康服务机构标准化建设与规范化管理的指导意见》明确提出，加强对妇幼保健机构的绩效考核，建立以履行公共卫生职能、服务质量及安全、服务数量和群众满意度为核心的考核制度。2020年出台的《国家卫生健康委办公厅关于印发妇幼保健机构绩效考核办法的通知》可作为深化医改重点工作任务。2021年在全国全面启动妇幼保健机构绩效考核工作，按照属地化管理原则，将各级妇幼保健机构全部纳入绩效考核范围。

到2023年，我国基本建立较为完善的妇幼保健机构绩效考核体系。以绩效考核为抓手，维护公益性，调动积极性，推进妇幼保健机构全面落实职责任务，引导妇幼保健机构进一步提升服务能力和管理运行水平，促进妇幼保健机构持续健康发展，努力为妇女儿童提供安全、有效、便捷、温馨的妇幼健康服务。考核对象为《妇幼保健机构管理办法》所规定的各级妇幼保健机构。图1-13列示妇幼保健机构的绩效考核政策时间表，而图1-14是其绩效考核办法中的部分简要

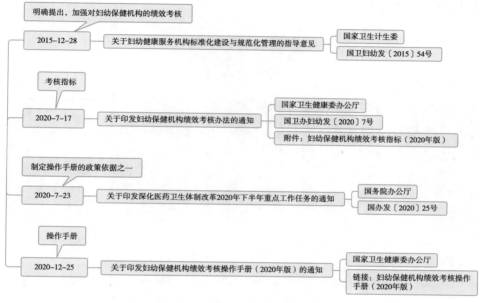

图1-13 妇幼保健机构绩效考核政策时间表

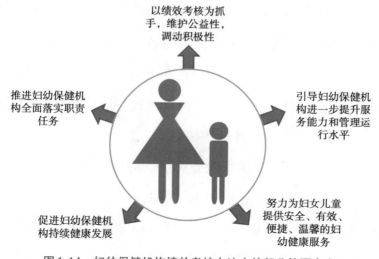

图1-14 妇幼保健机构绩效考核办法中的部分简要内容

内容。妇幼保健机构绩效考核指标体系中，包含一级指标5个、二级指标13个、三级指标56个（定量50个，定性6个），一级指标和二级指标如图1-15所示。

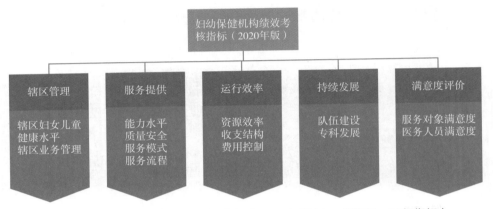

图1-15　妇幼保健机构绩效考核指标（2020年版）（一级指标、二级指标）

绩效国考影响到医院"面子"和发展"路子"，在医院发展方式上由规模扩张型转向质量效益型，在医院管理模式上由粗放的行政化管理转向全方位的绩效管理，促进收支分配更科学、更公平，实现效率提高和质量提升，促进公立医院综合改革政策落地见效。

基层医疗机构作为我国医疗卫生服务体系的重要组成部分，其绩效考核体系的建设值得被关注，《关于加强基层医疗卫生机构绩效考核的指导意见（试行）》（国卫办基层发〔2020〕9号）明确基层医疗卫生机构绩效考核指标体系由服务提供、综合管理、可持续发展和满意度评价等4个方面42项指标构成，见图1-16。

2019年国家卫生健康委会同中医药局印发《关于推进紧密型县域医疗卫生共同体建设的通知》（国卫基层函〔2019〕121号）。2020

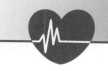

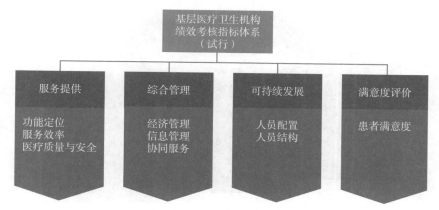

图 1-16 基层医疗卫生机构绩效考核指标体系（试行）（一级指标、二级指标）

年 8 月 31 日国家卫生健康委办公厅、国家医保局办公室、国家中医药局办公室印发《关于印发紧密型县域医疗卫生共同体建设评判标准和监测指标体系（试行）的通知》（国卫办基层发〔2020〕12 号），鼓励各地先行先试，确定山西、浙江为试点省，北京市西城区等 567 个县（市、区）为试点县；明确了紧密型县域医共体建设的评判标准和监测指标。其中，评判标准由责任共同体、管理共同体、服务共同体、利益共同体 4 个维度 11 条评判标准构成；监测指标体系由有序就医格局基本形成、县域医疗卫生服务能力提升、医疗卫生资源有效利用、医保基金使用效能提升 4 个方面 26 条指标构成。

第四节　医院等级评审驱动

医院等级评审可引导医院管理转型，见图 1-17。2020 年 12 月 21 日，国家卫生健康委出台《关于印发三级医院评审标准（2020 年版）的通知》（国卫医发〔2020〕26 号），下文简称《标准》，共 3 个部

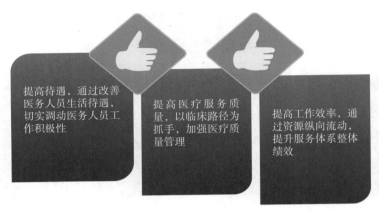

提高待遇，通过改善医务人员生活待遇，切实调动医务人员工作积极性

提高医疗服务质量，以临床路径为抓手，加强医疗质量管理

提高工作效率，通过资源纵向流动，提升服务体系整体绩效

图1-17　医院等级评审可引导医院管理转型

分101节，设置448条标准和监测指标。修订内容主要体现以下几个方面。

一是充分融入新颁政策和医改要求，体现时代性。《标准》在保持2011年版标准延续性的基础上，融入《基本医疗卫生与健康促进法》《医疗纠纷预防与处理条例》《医疗质量管理办法》《医疗技术临床应用管理办法》与《医疗质量安全核心制度要点》等近年来颁布实施的法律、条例、规章相关内容，以及分级诊疗体系建设、现代医院管理制度等改革要求，增加了新冠肺炎疫情常态化防控相关要求。

二是由主观定性向客观定量转变，增强科学性。《标准》增加了医院资源配置、质量、安全、服务、绩效等指标监测以及DRG评价、单病种质控和重点医疗技术等日常监测数据的比重，指导各地由以现场检查、主观定性、集中检查为主的评审形式转向以日常监测、客观指标、现场检查、定性与定量相结合的评审工作模式。一方面，引导医疗机构重视日常质量管理和绩效，减少突击迎检行为；另一方面，尽量减少主观偏倚，增强评审结果的客观性。

三是梳理整合并简化实地评审条款，提升操作性。《标准》现场检查部分共24节183条，较2011年版标准的66节354条有大幅度压缩。一方面，全面梳理整合原标准中的重复条款，提高工作效率；另一方面，对原标准中操作性不强，或者可以用日常数据监测替代现场检查的条款进行了剔除或调整，提高标准的可操作性。

四是注重借鉴国际、国内先进理念和经验，体现兼容性。《标准》充分借鉴了国际上部分医院评价机构的工作方法和标准，采纳了国内一些省市好的经验和做法，与国际国内评审评价管理先进理念更加契合和兼容。

本《标准》中引用的疾病名称来源于ICD-10编码采用国家卫生健康委印发的《疾病分类与代码国家临床版2.0》（国卫办医函〔2019〕371号）。手术名称来源于ICD-9-CM-3编码采用国家卫生健康委印发的《手术操作分类代码国家临床版2.0》（国卫办医函〔2019〕371号）。

参 考 文 献

［1］新华社. 医保支付方式如何改？——人社部有关负责人答记者问［N］. 中央人民政府官网，2017. http://www.gov.cn/zhengce/2017-06/28/content_5206555.htm.
［2］作者不详. 卫计委：今年建立五项基本医疗卫生制度［N］. 上海证券报·中国证券网，2017. http://news.cnstock.com/event，2017lh-2017lhzb-201703-4047081.htm.
［3］中央人民政府. 图表：国务院办公厅印发《国家组织药品集中采购和使用试点方案》：新华社，2019. http://www.gov.cn/xinwen/2019-01/17/content_5358782.htm.
［4］秦永方. 2019国务院医改重磅：三级医院绩效考核发力［EB/OL］. 健康界，2019. https://www.cn-healthcare.com/articlewm/20190130/content-1045451.html.

［5］秦永方．医改新时代赋能医院加强精益运营绩效管理［EB/OL］．健康界，2019．
https://www.cn-healthcare.com/articlewm/20191213/content-1078437.html．

［6］国家中医药管理局．重磅！三级公立中医医院绩效考核指标发布：国家中医药管理局网
站，2019．http://www.satcm.gov.cn/hudongjiaoliu/guanfangweixin/2019-04-24/9658.html．

［7］秦永方．重磅：中央深改委通过《关于进一步规范医疗行为促进合理医疗检查》［EB/
OL］．健康界，2020．https://www.cn-healthcare.com/articlewm/20200902/content-1142587.
html．

［8］人民健康网．首次全国三级公立医院绩效考核亮出成绩单［N］．人民网，2020．
http://health.people.com.cn/n1/2020/0701/c14739-31766536.html．

［9］中央人民政府．《关于加强公立医院运营管理的指导意见》解读：国家卫生健康委官
网，2020．http://www.gov.cn/zhengce/2020-12/26/content_5573494.htm．

［10］国家卫生健康委印发《关于印发三级医院评审标准（2020年版）的通知》（国卫医发
〔2020〕26号）．

［11］金牌护士．护理相关重大政策最新盘点，每一项都关系护士的未来［EB/OL］．健康
界，2020．https://www.cn-healthcare.com/articlewm/20200904/content-1143156.html．

［12］人民日报．抓牢"现代化最重要的指标"［N］.（人民论坛）：人民网，2021．https://
baijiahao.baidu.com/s?id＝1695879318329168293&wfr＝spider&for＝pc．

［13］国家卫生健康委员会财务司．《公立医院成本核算规范》解读：中国政府网，2021．
http://www.nhc.gov.cn/caiwusi/s7785t/202102/0423dbab1b8b440d995735b20144cf96.
shtml．

［14］国家卫生健康委员会财务司．《公立医院内部控制管理办法》解读：中国政府
网，2021．http://www.nhc.gov.cn/caiwusi/s7786k/202101/44f65808ca48424aa01f7d-
ca2308bd76.shtml．

［15］国家卫生健康委员会财务司．《公立医院全面预算管理制度实施办法》解读：中国政
府网，2021．http://www.nhc.gov.cn/caiwusi/s7786k/202101/ed3c6b31627d43f29b0476edd-
b8e1733.shtml．

［16］魏子柠．2021升级版"国考"来了，增加上万家二级公立医院［EB/OL］．网易（来
源：魏子柠说），2021．https://www.163.com/dy/article/GBQ005RH0514WIJ2.html．

第二章

DRG/DIP概述

本章重点对DRG/DIP进行比较，分析相似点和不同点，以及融合发展的趋势，探索对医院的挑战和冲击，研究医院精益运营绩效管理策略。

第一节　　DRG概述

一、DRG起源

关于DRG的起源，大概可以追溯到20世纪20年代，为了比较出医疗服务提供者之间服务的优劣，产生了"病例组合"（case-mix，CM）的概念。"病例组合"将临床过程相近和/或资源消耗相当的病例分类组合成为若干个组别，组与组之间制定不同的"权重"（weight）反映各组的特征，见图2-1。

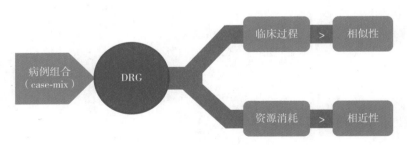

图2-1　病例组合的概念

DRG正式诞生于20世纪60年代末的美国。第一代DRG系统于1967年由美国耶鲁大学Robert B.Fetter及其团队开发（称为"Yale DRG"）。20世纪70年代，为了科学地进行医疗评价，耶鲁大学卫生研究中心通过对169所医院70万份病例的分析研究，提出了一种新型的住院病人病例组合方案，并首次定名为DRG。后来，联邦政府卫生财政管理局（HCFA）基于付费的需要，对该项研究进行资助，并研制完成了第二代DRG。1983年，美国国会立法，老年医疗保险（medicare）应用基于DRG的预付费制度（DRG-PPS），试行3年后取得显著成效，见图2-2。

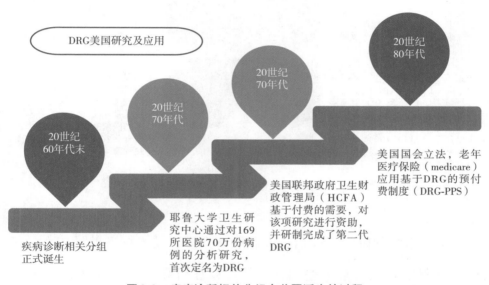

图2-2 疾病诊断相关分组在美国诞生的过程

从本质上讲，DRG既能用于支付管理，也能用于预算管理，还能用于质量管理，是一套"医疗管理的工具"。随后，DRG陆续被欧洲、大洋洲和部分亚洲国家引进，应用于这些国家的医疗服务管理当中。

二、我国DRG改革发展进程

国内20世纪80年代末就出现了DRG相关的介绍，并开始了DRG的初步研究，认为国内病例承载的数据已经基本满足DRG需要，见图2-3。

北京医疗保险协会委托北京大学开展《建立医疗信息平台和引进DRGs进行PPS的探索和医疗评估研究》项目，研发后已应用到12个省市，主要侧重于费用支付，兼顾医疗质量评价，充分反映了医保管理诉求

国家卫生健康委医政医管局和北京市卫生健康委信息中心联合制定，目前应用到29个省市，主要侧重于医疗服务绩效评价和质量监管，并应用于部分城市费用支付，充分反映临床实际和需求

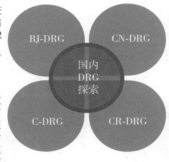

国家卫生健康委卫生发展研究中心的C-DRG，目前在8个省市进行试点，创新覆盖了全部疾病谱的临床诊断术语和CCHI为分组工具，由医生依据中国疾病谱制定分组，1400余家医院成本和费用数据测算权重，住院患者收付费一体化

国家卫生健康委基层卫生司，目前应用到7省18市县，主要面向地市级和县级医院，充分反映了基层疾病谱的特点和市县级的医院和医保管理能力，适用于新农合和城乡居民的支付和管理

图2-3　国内对DRG的探索始于20世纪80年代末

国家医疗保障局成立后，面临版本众多，技术标准差异较大，运行情况和成效也有较大差别，于是在以往研究开发的BJ-DRG、CN-DRG、CR-DRG以及C-DRG基础上编制更加优化、更加稳定，更可作为管理工具要求的《医疗保障疾病诊断分类及代码（ICD-10）》《医疗保障手术操作分类与编码（ICD-9-CM3）》等相关技术标准，配套出版并向全国推广。国家医疗保障局组织专家团队形成了医保DRG支付方式改革分组标准与技术规范，图2-4显示DRG发展之初的指导思想。

有助于激励医院加强医疗质量管理，迫使医院主动降低成本，缩短住院天数，减少诱导性医疗费用支付，有利于费用控制

有利于降低医保部门的管理难度和费用

有利于宏观预测和控制医疗费用

有利于为医疗质量的评估提供了一个科学的、可相互比较的分类方法

医保DRG指导思想

通过统一的疾病诊断分类定额支付标准的制定，达到医疗资源利用标准化

图2-4　医保DRG指导思想

实施后，可望实现医－保－患三方共赢的局面（图2-5），而且DRG可促使医院精益管理的变革，见图2-6。

国家医疗保障局、财政部、国家卫生健康委、国家中医药局《关于印发按疾病诊断相关分组付费国家试点城市名单的通知》（医保发

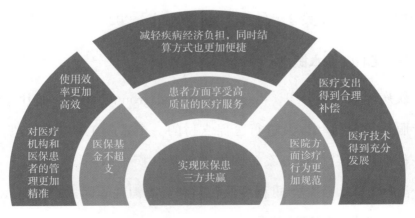

图2-5　DRG可实现医－保－患三方共赢的局面

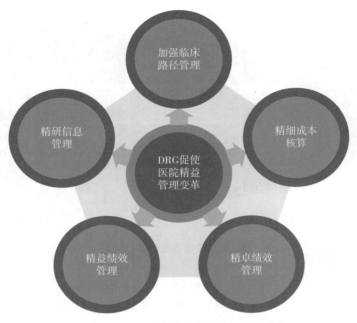

图2-6　DRG可促使医院精益管理的变革

〔2019〕34号）指出：各试点城市及所在省份要在国家DRG付费试点工作组的统一领导下，按照"顶层设计、模拟测试、实际付费"三步走的思路，确保完成各阶段的工作任务，确保2020年模拟运行，确定31个按疾病诊断相关分组付费国家试点城市，2021年启动实际付费。

三、DRG基本概念

疾病诊断相关分组（diagnosis related group，DRG）是用于衡量医疗服务质量效率以及进行医保支付的一个重要工具。DRG实质上是一种病例组合分类方案，即根据年龄、疾病诊断、合并症、并发症、治疗方式、疾病严重程度及转归和资源消耗等因素，将病人分入若干诊断组进行管理的体系。

疾病诊断相关组－预付费（DRG-PPS）是对各疾病诊断相关组制定支付标准，预付医疗费用的付费方式。在DRG付费方式下，依诊断、治疗手段和病人特征的不同，每个病例会对应进入不同的诊断相关组。在此基础上，保险机构不再是按照病人在院的实际费用（即按服务项目）支付给医疗机构，而是按照病例所进入的诊断相关组的付费标准进行支付。

四、DRG付费适用范围

DRG是以划分医疗服务产出为目标（同组病例医疗服务产出的期望相同），其本质上是一套管理工具，只有那些诊断和治疗方式对病例的资源消耗和治疗结果影响显著的病例，才适合使用DRG作为风险调整工具，较适用于急性住院病例（acute inpatients）。不适用于以下情况，应作"除外"处理：①门诊病例；②康复病例；③需要长期住院的病例；④某些诊断相同，治疗方式相同，但资源消耗和治疗结果变异巨大病例（如精神类疾病）。

五、CHS-DRG需要的基础信息

CHS-DRG是基于国家医保版疾病分类与代码和手术及操作分类与代码进行编制的。CHS-DRG需要的基础信息包括病情严重程度和复杂性、治疗方式、医疗结果及资源消耗等多个维度的信息。考虑到信息的准确性和可获得性，CHS-DRG各个维度的数据均来自参保病人出院时的《医疗保障基金结算清单》。具体见表2-1。

表2-1　CHS-DEG方案的数据要求

分类轴心	方案的数据需求
数据来源	《医疗保障基金结算清单》
编码系统	《医疗保障疾病诊断分类与代码》ICD-10 《医疗保障手术操作分类与代码》ICD-9-CM3
病情严重程度及复杂性	主要诊断、其他诊断、个体因素（如性别、新生儿的出生体重等）
治疗方式	手术室手术、非手术室手术、其他辅助的医疗和护理服务（如呼吸机使用等）
医疗结果	离院方式（死亡、医嘱离院、非医嘱离院、转院等）
资源消耗	医疗费用、住院时间

六、疾病诊断相关分组（DRG）

CHS-DRG细分组依据《国家医疗保障局办公室关于印发医疗保障疾病诊断相关分组（CHS-DRG）细分组方案（1.0版）的通知》（医保办发〔2020〕29号），针对376组核心DRG（ADRG）进一步细化，是DRG付费的基本单元，共618组，其中229个外科手术操作组，26个非手术室操作组及363个内科诊断组。各试点城市要参考CHS-DRG细分组的分组结果、合并症并发症/严重合并症并发症表（CC&MCC表）、分组规则、命名格式等，制定当地的DRG细分组。根据实际情况，试点城市也可直接使用CHS-DRG细分组开展当地的DRG付费国家试点工作。

CHS-DRG细分组是在2019年10月公布的《关于印发疾病诊断相关分组（DRG）付费国家试点技术规范和分组方案的通知》（医保办发〔2019〕36号）与《国家医疗保障疾病诊断相关分组（CHS-

DRG）分组方案（核心组ADRG）》的基础上，根据国家医疗保障信息业务编码标准的更新，对核心疾病诊断相关分组方案进行了微调后制订的。随着医疗技术的发展，以及相关信息业务编码标准的不断更新，分组方案也会不断调整和完善。

七、CHS-DRG分组策略与方法

（一）分组理念

DRG采用病例组合（case-mix，CM）思想，疾病类型不同，应该通过诊断区分开。同类病例但治疗方式不同，亦应通过操作区分开同类病例同类治疗方式，但病例个体特征不同，还应该通过年龄、并发症与合并症、出生体重等因素区分开，最终形成DRG，见图2-7。

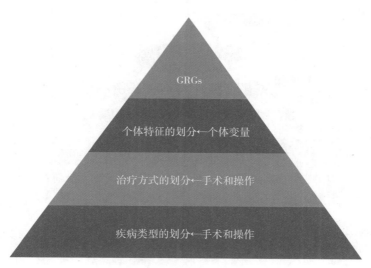

图2-7 DRG分组理念

（二）分组思路

1. 以病案首页的主要诊断为依据，以解剖和生理系统为主要分类特征，参照ICD-10将病例分为主要诊断大类（major diagnostic categories，MDC）。

2. 在各大类下，再根据治疗方式将病例分为"手术""非手术"和"操作"3类，并在各类下将主要诊断和/或主要操作相同的病例合并成核心疾病诊断相关组（ADRG），在这部分分类过程中，主要以临床经验分类为主，考虑临床相似性，统计分析作为辅助。

3. 综合考虑病例的其他个体特征、合并症和并发症，将相近的诊断相关分组细分为诊断相关组，即DRG，这一过程中，主要以统计分析寻找分类节点，考虑资源消耗的相似性，见图2-8。

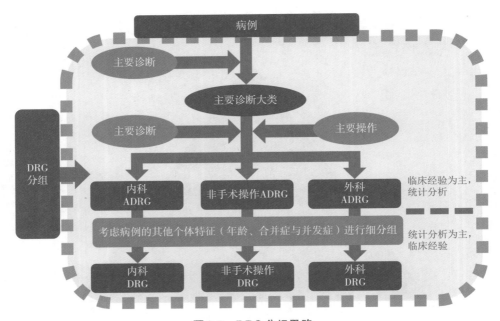

图2-8　DRG分组思路

（三）病组命名和编码规则

CHS-DRG病组的中文名称结合临床习惯制定，并由国家医疗保障局组织相关专家审定。CHS-DRG病组的代码由4位码构成，均以英文A～Z和阿拉伯数字0～9表示。DRG代码各位编码的具体含义如下：

第一位表示主要诊断大类（major diagnostic category，MDC），根据病案首页的主要诊断确定，进入相应疾病主要诊断大类，用英文字母A～Z表示。

第二位表示DRG病组的类型，根据处理方式不同分为外科部分、非手术室操作部分（接受特殊检查，如导管、内镜检查等）和内科部分。用英文字母表示。其中，A、B、C、D、E、F、G、H、J共9个字母表示外科部分；K、L、M、N、P、Q共6个字母表示非手术室操作部分；R、S、T、U、V、W、X、Y、Z共9个字母表示内科部分。

第三位表示ADRG的顺序码，用阿拉伯数字1～9表示。

第四位表示是否有合并症和并发症或年龄、转归等特殊情况。用阿拉伯数字表示。其中"1"表示伴有严重并发症与合并症；"3"表示伴有一般并发症与合并症；"5"表示不伴有并发症与合并症；"7"表示死亡或转院；"9"表示未作区分的情况；"0"表示＜17岁组；其他数字表示其他需单独分组的情况。举例见图2-9。

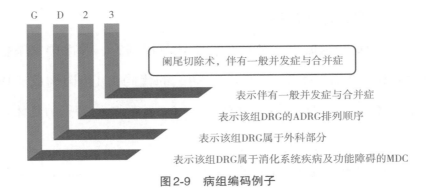

图2-9　病组编码例子

（四）主要诊断大类（MDC）确定原则与方法

图2-10显示主要诊断大类（MDC）确定原则与方法。

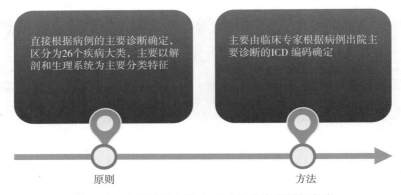

图2-10　主要诊断大类（MDC）确定原则与方法

（五）细分的方法

1. 细分过程　CHS-DRG主要依据疾病组内病例的资源消耗是否相近，通常将住院费用或住院时间作为衡量资源消耗的指标。根据国内外比较认可的标准，若疾病组内住院费用或住院时间的变异系数＜1，可认为组内资源消耗的一致性高，疾病组可作为一个DRG。反之，若疾病组内住院费用或住院时间的变异系数≥1，可认为组内病例消耗的资源不同，应该按照影响的因素（年龄、合并症和并发症等）进一步细分，直到组内的变异系数＜1为止。

当主要因素都考虑以后，疾病组内病例住院费用或住院时间的变异系数仍然≥1时，需通过临床医生和专家讨论判断确定DRG，见图2-11。

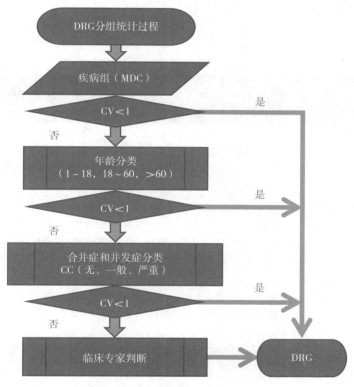

图2-11　DRG细分过程

2. 权重方式　在分组过程中，将每个患者的CC编码根据其对医疗资源消耗程度赋一个严重程度权重，即一个CC水平（CCL），在内科疾病中CCL值域为1～3，在外科疾病中CCL值域为1～4。

因为同一个患者可能有多个次要诊断，这样就会出现多个CC，将资源消耗近似的并发症/合并症进行归类，得出代表疾病严重程度的指标即病人临床复杂水平（patient's clinical complexity level，PCCL），PCCL的值域为0～4，PCCL是澳大利亚AR-DRG分组过程中的一个重要变量。

具体细分DRG计算步骤如下（表2-2）。

表2-2　DRG计算步骤及其说明

序号	DRG计算步骤	说　明
1	计算目标疾病组每个并发症/合并症发生的频率	从筛选出的患者出院次要诊断中，合并同类疾病中同质性较高的信息，将目标疾病组患者的CC情况按照从频数高到低的顺序依次排列。由于数据量有限，很多CC只发生于个别病例，因此将频数＜5的CC合并为其他
2	统计病例并发症/合并症有无情况	建立患者CC情况数据库，数据库中包含患者姓名、床位号、年龄、主要诊断、次要诊断和费用信息。根据每份病历中的次要诊断信息，依次统计每位患者的并发症/合并症情况。例如，患者主要诊断为肺部感染，次要诊断为高血压，则将有无高血压作为一个新的变量
3	计算各并发症/合并症的权重系数	以患者合并症/并发症情况（如高血压、胃肠炎等）作为自变量，患者住院费用作为因变量，建立多重线性回归模型。逐项评估每个CC对于住院费用的影响程度。所得的系数即为并发症/合并症的权重系数，表示该项CC对医疗资源的影响程度。若疾病所对应的系数为负值或经检验$P＞0.05$，则表示该合并症/并发症对医疗资源的消耗未造成影响，在计算CC分值时将这些疾病的权重值作为0来处理
4	计算每个病例的组合CC分值	对于仅患有一种合并症/并发症的病例，该CC的权重系数即为该病例的组合CC分值；对于患有两种或多种并发症/合并症的病例，该病例的组合CC分值即为所患有的并发症/合并症权重系数加和
5	病例组合	将所得到的组合CC分值，以及年龄等分组因素作为自变量，患者住院费用作为因变量，运用SPSS19.0建立决策树模型，进行病例分组。考虑组合CC分值与年龄等分组因素之间的分组效果，并对不同组的患者费用进行非参数检验，看组间差异是否具有统计学意义，判断细分组是否合适

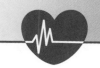

八、DRG 相对权重（RW）

（一）概念与内涵

DRG 相对权重（relative weight，RW）是对每一个 DRG 依据其资源消耗程度所给予的权值，反映该 DRG 的资源消耗相对于其他疾病的程度。

（二）CHS-DRG 基础权重的计算公式

某DRG组的权重＝该DRG中病例的例均费用÷所有病例的例均费用

（三）CHS-DRG 组病例例均费用数据来源

1. 历史数据法　采用前 3 年住院病例的历史费用或成本数据计算权重，各 DRG 组权重是每一 DRG 组的平均住院费用与全部病例的平均住院费用之比。由于医疗费用数据比医疗成本数据更易获取，目前大多数 DRG 方案均采用医疗费用历史数据法计算基础权重。

2. 作业成本法　由于当前医疗服务定价不合理，医疗服务收费价格不能很好地体现医务人员技术劳务价值，当前实际住院费用的结构并不能真实地反映医疗服务的成本结构，因此，作业成本法按照医疗服务的过程，将住院费用按"医疗""护理""医技""药耗"（药品耗材）、"管理"分为 5 类，参考临床路径或专家意见确定每个 DRG 各部分比例，进行内部结构调整，提高 DRG 权重中反映医务人员劳动价值部分比例，并相对降低物耗部分比例，然后再使用调整后的费用均值计算 DRG 权重值，因而能比历史数据法更好地反映出医疗服务的真实成本结构。

九、CHS-DRG付费与结算

完成了DRG分组后，付费标准测算首先根据各DRG组内例均住院费用与所有病例的例均住院费之比计算并调整各DRG权重，然后以调整后DRG权重为基础，根据历史数据测算各类试点医院预计DRG出院病人数和总权重，并根据医保年度预算基金额度和预期支付比例推算出年度医保病人总费用，再以总权重为系数将年度病人总费用分配到每一权重上，即计算出各类医院的费率。最后根据各DRG组的权重和各类医院的费率即可计算出各类医院某DRG组的付费标准。

（一）测算流程（图2-12）

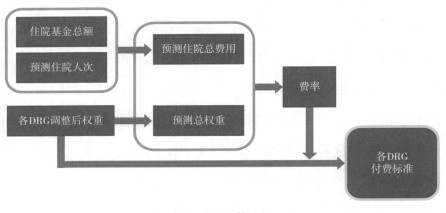

图2-12 测算流程

（二）测算方法

在DRG权重调整的基础上，各DRG付费标准的测算简单而言就是将住院基金预算作为总量，反算为住院总费用后分配到每一权重上，得到费率，各DRG依据费用乘以自身权重获得相应的付费标准。主要计算步骤如下。

1. 年度住院基金预算 各地根据实际情况确定进行支付方式改革的医疗机构当年预留的住院基金总量，以此作为总预算。如果当地医保部门有基金预决算科室，则以其基金预算结果为准。如无预算，则用以下公式计算年度住院统筹基金预算。

年度住院统筹基金预算＝本年度基金累计筹集总额（本年度基金筹集总额＋上年度结余基金）－风险金－门诊统筹基金－其他基金（包括住院分娩、门诊大病以及门诊慢病等）

2. 年度住院人次预测 以试点医院前3年住院人次的平均增长率预测改革当年的总住院人次：

预测住院人次＝上1年住院总人次×（1＋前3年住院人次的平均增长率）

3. 预测住院总费用 住院总费用的预测，根据不同的情况主要有两种计算方法。

（1）若当地医保报销没有目录外的自费项目，则以实际的住院起付线和报销比例为依据，在住院基金总预算和预测住院人次的基础上预测改革当年的住院总费用：

$$住院基金总预算 = \frac{当年预测住院总费用}{报销比例} + 预测住院人次 \times 起付线$$

如果参与DRG付费改革的不同医疗机构报销政策不一致，则分别预测各类报销政策下医疗机构住院总费用，再将各医疗机构预测住院总费用相加得到实施区域内预测住院总费用。

（2）若当地医保报销有目录外的自费项目，则根据各地的实际补偿比预测住院的总费用：

$$当年预测住院总费用 = 住院基金总预算 \div 上1年医保住院实际补偿比$$

4. 计算总权重　总权重的计算不仅要考虑各DRG的病例数，还要考虑各DRG的权重，其实际上是各DRG内病例数的加权求和。先计算改革当年各DRG的病例数：

$$各DRG预测例数 = 当年预测住院人次 \times \frac{上年各DRG例数}{上年总住院人次}$$

5. 计算费率　费率即为分配到每一权重上的可能消耗的住院费用，按以下公式计算：

$$当年DRG费率 = \frac{当年预测住院总费用}{预测DRG总权重}$$

6. 计算付费标准　费率乘以每一DRG组权重即为每一DRG组付费标准。

各DRG付费标准＝当年DRG费率×各DRG调整后权重

（三）CHS-DRG结算细则制定与实施

DRG费率和付费标准规定了每个DRG组给定的费用水平，这个费用水平是包括目录外费用、起付线等自付费用、住院统筹基金支付费用等在内的所有费用，而医保基金对于协议医疗机构实际支付只体现为住院统筹基金支付费用，而这个支付费用如何计算，又如何支付给协议医院，需要各地医保经办机构在DRG结算细则或办法中予以明确。

1. 病案数据上传时间及结算流程　结算细则应对出院病例的病案数据上传时间及流程做出规定。一般规定定点医疗机构在医保病人出院后（一般3日内）及时完成病案审核，并及时向医疗保险经办机构上传参保人住院病案首页等相关数据信息，医疗保险经办机构实时反馈DRG入组情况，如有异常病案，定点医疗机构可在10个工作日对异常病案数据信息进行修改，数据传输及修改工作须在参保人出院结算医疗费用后10个工作日内完成。

2. 普通DRG入组患者基金支付费用计算方法　对于普通DRG入组患者，医疗保险经办机构按照DRG分组结果进行定点医疗机构住院费用结算，具体计算公式为：

医保基金DRG应支付住院费用=∑〔（参保人员住院所属DRG组的支付标准-全自费费用-先自付费用-起付线）×政策规定的基金支付比例〕

其中，全自费费用为医疗保险药品目录、诊疗项目和医疗服务设施范围外的医疗费用；先自付费用是指某些高值材料或项目，按照当地医保政策规定，须先个人支付一部分（一般为10%），其他部分才计入医保支付范围；起付线是指当地医保政策规定政策范围内先应由个人支付的部分；政策规定支付比例为当地医保规定的政策范围内的支付比例。

此公式为基本结算公式。医保经办机构与医疗机构实际结算过程中，不需要规定一个总体的政策支付比，而是在计算机结算程序中直接用"该患者所属DRG组的付费标准"替代该患者的"住院总费用"，应用给病人减免结算的所有政策与流程进行DRG支付金额的计算即可。

如上述公式计算DRG应支付结果≤0，则按0计算。

3. 特殊病例基金支付费用计算方法 为了鼓励医院收治疑难重症，防止推诿病人和低标准入院等情况的出现，DRG结算细则对未入组病例、极高费用病例、极低费用病例、低住院时间病例等的认定标准、程序与具体结算办法做出规定。此部分病例是医保基金监管的重点，需重点审查。

（1）未入组病例：医院初次提交病案未能入组的病例，须由医院对病案重新审核后，在规定的时间内再次提交给分组器进行分组。如仍然不能进入DRG分组，则需查明不能入组原因。如属于现行DRG分组方案暂未包括的参保人住院病案，在确定新的分组前对其住院医疗费用按项目付费方式进行结算。

（2）费用极高病例：参保病例能入组，但住院总费用高于DRG支付标准规定倍数的（一般规定三级医院超过3倍，二级医院超过2倍，各地可自行规定），定义为费用极高病例。为了保证急重症病人得到及时有效地治疗，鼓励医院收治危重患者，此类患者按项目付费方式进行结算。但费用超高结算人次不得超出当期本院出院人次5%。如超过5%，则按照住院总费用高于DRG支付标准的差额从高到低进行排序，取排序在前5%的人次所对应的费用按项目付费方式结算。

（3）费用极低病例：参保病例能入组，但住院总费用低于DRG支付标准规定倍数的（一般规定为30%，各地可自行规定），定义为费用极低病例。为保证医保基金的使用效率，费用极低病例同样按项目付费方式结算。

（4）其他特殊申请按项目付费患者：定点医疗机构可根据临床需要，向医保经办机构申请部分特殊患者按项目付费，但须严格控制按项目付费的患者数量，按月考核按项目付费的患者数，不得超过总出院人次的3%。拟按项目付费的患者，定点医院须逐例申报，医保经办机构审核通过后方可按项目付费结算。可特殊申请按项目付费结算的参保患者，仅包含以下4种情况：①急诊入院的危急症抢救患者。②已在医保经办备案的新技术项目。可暂先按项目付费执行1年后，再根据数据进行测算，修订该病种分组的支付标准。③住院天数过长或住院费用过高等特殊情况。④经医保经办机构核准可申请按项目付费的其他情况。

此外，对于住院天数远低于该地平均住院日的低住院天数患者（一般≤4天），为提高基金的使用效率，各地也可自行根据天数选用按比例结算等结算方式。

4. 医保基金拨付与清算　医疗保险经办机构与定点医疗机构按照"年度预算、月度预拨、季度考核结算、年终清算"的方式进行医疗费用结算。

（1）试点定点医疗机构实行年度预算管理，按照试点定点医疗机构近年各季费用发生规律，分配各季预算额度。

（2）医疗保险经办机构每季前两月按定点医疗机构当年月度预算额的90%进行预拨。

（3）医疗保险经办机构每季度按照当地《基本医疗保险DRG付费考核表》，对定点医疗机构DRG付费运行情况进行考核。再根据考核情况，按照支付标准和细则对定点医疗机构的住院费用进行结算，结算时按定点医疗机构DRG结算费用的10%预留质量保证金。

具体计算公式为：

定点医疗机构DRG结算费用＝（医疗保险基金DRG应支付的住院
费用＋医疗保险基金项目支付的住院费用）

定点医疗机构DRG质量保证金＝定点医疗机构DRG结算费用×10%

（4）医疗保险经办机构根据DRG付费季度和年度考核结果，对定点医疗机构进行年终清算，年终清算可与第四季度结算一并进行。

年终清算金额可以根据考核分值按比例扣除。

十、DRG监管考核

DRG监管考核是对DRG试点医疗机构的行为，以及DRG实施的过程和结果进行的监督和管理，是确保医疗机构产生期望的医疗行为改变、保证医疗服务质量和合理支付的重要手段。DRG监管考核指标主要内容包括组织管理和制度建设、病案质量、医疗服务能力、医疗行为、医疗质量、资源效率、费用控制和患者满意度等。

（一）组织管理和制度建设

通过组织管理和制度建设考核以反映医疗机构是否积极参与到DRG付费中，并制定相应的措施以保障DRG付费的顺利开展和有效运行。管理制度建设包括病案管理、临床路径管理、成本核算管理、绩效考核制度建设等配套措施的建立情况的考核。

（二）病案质量

由于病案的质量直接影响DRG分组和付费标准测算的准确性，也能反映实施DRG付费的医疗机构诊疗规范情况，因此，需从病案首页完整性、主要诊断选择准确率等方面对病案首页质量进行评价。

（三）医疗服务能力

通过对收治病例覆盖的DRG组数、病例组合指数值（CMI值）、住院服务量、转县外住院病人比例等的考核，可反映医疗机构的服务能力，也可作为实施DRG付费的不同医疗机构间进行比较的重要指标。

（四）医疗行为

从分解住院率、按照医疗原则收治病人、因病施治、规范住院收费行为等方面考核可能出现的选择轻病人、推诿重病人和让患者在住院前或者住院期间到门诊交费的现象。

（五）医疗质量

从入出院诊断符合率、30天内返住率、医院感染发生率和平均住院日等方面考核可能出现的升级诊断、服务不足和效率不高等现象。

（六）资源使用效率

从不同医疗机构间DRG的时间消耗指数、资源消耗指数比较来反映各医疗机构资源消耗的差异。

（七）费用控制

从药占比、次均住院费用、实际补偿比和自费项目费用比例等方面考核实施DRG付费后，医疗机构是否主动控制成本，减少不合理的用药和检查，医药费用不合理上涨是否得到遏制，参保居民受益水平是否得到提高。

（八）患者满意度

从患者对医疗行为和医疗质量的满意度方面的调查，考核DRG实施后，医疗机构是否存在医疗行为改变、医疗服务质量下降等情况直接导致的参保居民满意度下降。各地具体指标体系可根据当地实际情况对上述指标进行丰富和组合，以达到考核和激励的作用。指标体系具体内容还应实时针对实施过程中反映出的具体问题来调整，以保证支付方式改革正常推进。

<h2 style="text-align:center">第二节　DIP概述</h2>

一、DIP起源

由图2-13可以看出医保支付方式的演进，医保始于按项目支付医疗费用，而现今的主流是依病种分值付费。从后付制向预付制过渡，但万变不离其宗，医保支付仍坚守总额预算管理和总额控制。

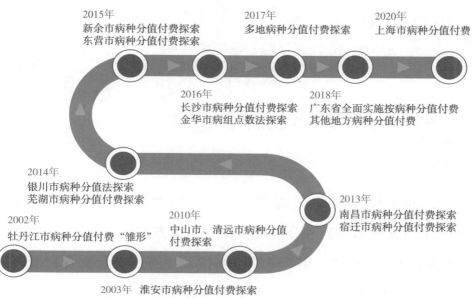

图2-13　我国按病种分值付费的改革历程

二、DIP 发展

2020年是DIP发展中重要的一年，见图2-14，2020年7月12日下午，由国家医疗保障局指导，首都医科大学国家医疗保障研究院主办的基于大数据的病种（dig data diagnosis-intervention packet，DIP）分值付费专家论坛，采用线下现场与线上直播相结合的方式在北京举行。

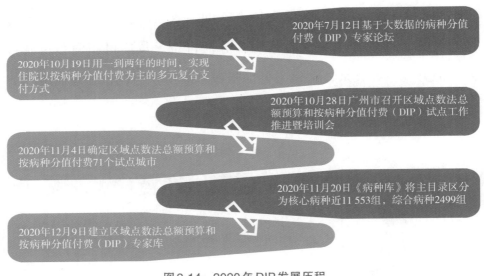

2020年7月12日基于大数据的病种分值付费（DIP）专家论坛

2020年10月19日用一到两年的时间，实现住院以按病种分值付费为主的多元复合支付方式

2020年10月28日广州市召开区域点数法总额预算和按病种分值付费（DIP）试点工作推进暨培训会

2020年11月4日确定区域点数法总额预算和按病种分值付费71个试点城市

2020年11月20日《病种库》将主目录区分为核心病种近11 553组，综合病种2499组

2020年12月9日建立区域点数法总额预算和按病种分值付费（DIP）专家库

图2-14　2020年DIP发展历程

2020年10月19日，《国家医疗保障局办公室关于印发区域点数法总额预算和按病种分值付费试点工作方案的通知》（医保办发〔2020〕45号）明确：用1～2年的时间，将统筹地区医保总额预算与点数法相结合，实现住院以按病种分值付费为主的多元复合支付方式。建立起现代化的数据治理机制，形成数据采集、存储、使用的规

范和标准。逐步建立以病种为基本单元，以结果为导向的医疗服务付费体系，完善医保与医疗机构的沟通谈判机制。

2020年11月4日，国家医疗保障局办公室关于印发区域点数法总额预算和按病种分值付费试点城市名单的通知（医保办发〔2020〕49号），确定了区域点数法总额预算和按病种分值付费71个试点城市。

三、DIP定义

按病种分值付费（diagnosis-intervention packet，DIP）是利用大数据优势所建立的完整管理体系，发掘"疾病诊断＋治疗方式"的共性特征对病案数据进行客观分类，在总额预算机制下，根据年度医保支付总额、医保支付比例及各医疗机构病例的总分值计算分值点值。医保部门基于病种分值和分值点值形成支付标准，对医疗机构每一病例实现标准化支付，不再以医疗服务项目费用支付，见图2-15。

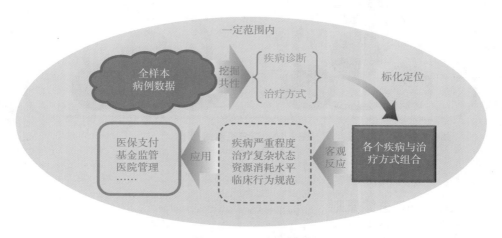

图2-15 DIP定义简图

四、DIP 机制

DIP 通过组别定位及付费标准建立了统一的标准体系及资源配置模式，增进了管理的透明度与公平性，使政府、医保、医院各方在统一标准框架下建立沟通渠道，以有效合作取代相互博弈。基于资源消耗及结构合理的支付标准，能促进医保、医疗、医药协同联动，激发医疗服务供给侧治理动能，促使医疗机构以适宜的方法、合理的成本满足社会需求。提升医保基金使用效率，实现医保基金监管规范化、精细化和科学化，见图 2-16。

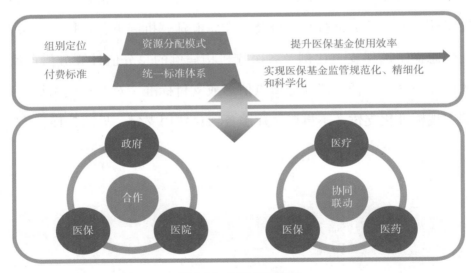

图 2-16　DIP 机制简图

五、DIP 总体原则

图 2-17 列举 5 个 DIP 总体原则。

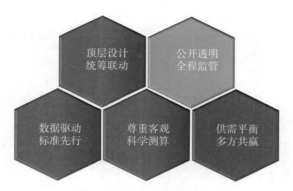

图2-17　DIP总体原则简图

六、应用基础

DIP应用体系，基于"随机"与"均值"的经济学原理和大数据理论，通过真实世界的海量病案数据，发现疾病与治疗之间的内在规律与关联关系，提取数据特征进行组合，并将区域内每一病种疾病与治疗资源消耗的均值与全样本资源消耗均值进行比对，形成DIP分值，集聚为DIP目录库。DIP目录库是完整的、系统的应用，根据数据特征聚类可分为主目录与辅助目录，以主目录为基础、以辅助目录为修正，共同构建既能反映疾病共性特征又能兼顾个体差异的客观标准目录体系，具体框架如图2-18所示。

主目录以大数据形成的标准化方法凝练疾病与治疗方式的共性特征，反映诊断与治疗的一般规律，是DIP的基础，可基于病例数收敛形成核心病种与综合病种，并以共同数据特征逐层聚合形成分级目录，支撑从微观支付、监管到宏观预估、调配的完整应用体系；辅助目录以大数据提取诊断、治疗、行为规范等的特异性特征，其与主目录形成互补，对临床疾病的严重程度、并发症/合并症、医疗行为规范所发

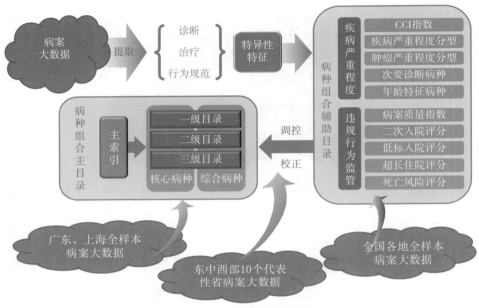

图2-18　DIP目录库总体框架

生的资源消耗进行校正，客观拟合医疗服务成本予以支付，见图2-19。

本规范重点从DIP目录库的建立与实施入手，明确DIP与智能监

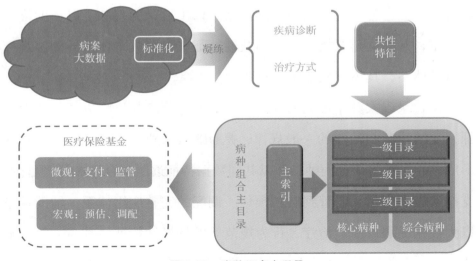

图2-19　病种组合主目录

管的一体化应用方法，做实科学疾病分组的基础作用、支付标准的核心作用以及过程控制的关键作用，为全国有序推进以按病种付费为主的多元复合式医保支付方式改革奠定技术基础，见图2-20。

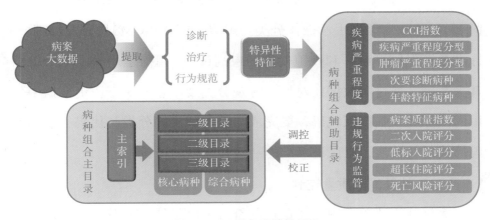

图2-20　病种组合辅助目录

七、适用范围

DIP医疗费用结算适用范围如图2-21所示。

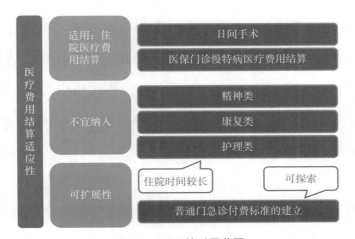

图2-21　DIP的适用范围

八、DIP实施质量要求

（一）基础代码统一

国家医保版《医疗保障疾病诊断分类及代码（ICD-10医保V1.0版）》和《医疗保障手术操作分类与编码（ICD-9-CM3医保V1.0版）》标准是医保结算统一和规范使用的疾病诊断和手术操作编码，DIP以其为基础，通过大数据比对形成客观分类及组合。对于历史数据中采用的国标版、临床版代码，要完成与医保版疾病分类与代码、手术编码的映射与转换，以保证标准的一致和结果的可比。

（二）结算清单质量控制

医保结算清单管理及质量控制符合《医保结算清单填写规范》等有关要求，医保结算清单中常用的标量、称量等数据项应当使用国家和医保、卫生行业等相关标准。其中，诊疗信息数据指标填报主要来自于住院病案首页数据，医疗收费信息数据指标填报口径应与财政部、国家卫生健康委员会、国家医疗保障局统一的"医疗住院收费票据"信息一致。西医疾病诊断代码统一使用《医疗保障疾病诊断分类及代码》（ICD-10医保V1.0版），手术和操作代码应当统一使用《医疗保障手术操作分类与编码》（ICD-9-CM3医保V1.0版），中医病症诊断代码统一使用《医疗保障中医病症分类与代码》（中医病症分类与代码医保V1.0），日间手术病种代码统一使用《医保日间手术病种分类与代码》。填写疾病诊断、手术及操作项目时应当同时填写名称及代码。各应用地区加快推进医保结算清单的落地使用，做好基础信息质量控制，提高数据管理能力，使医保结算清单数据质量满足DIP应用要求。病案管理及质量控制符合《病历书写基本规范》《医疗机构病历管理规范》《住院病案首页数据填写质量规范（暂行）》和《住院病案首页数据质量管理与控制指标（2016版）》等有关要求，病案首页信息填写完整，主要诊断和其他诊断填写正确，手术和操作填写规范。应用地区各定点医疗机构应建立病案质量控制制度，借助信息化技术进行病案首页质控，提升病案质控的效率，使病案质量满足DIP应用要求。

（三）诊疗流程规范

基于国家所发布的疾病诊治、药品应用等指南和规范，实施医疗服务全程管理，坚持合理用药、合理检查。有条件的应用地区需进一步提高临床路径管理水平和实施效果，保障医疗质量与安全。

九、实施DIP数据准备与数据变量

图2-22显示实施DIP的数据采集与数据变量的大致情况。

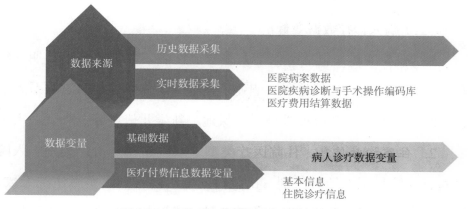

图2-22　实施DIP的数据采集与数据变量

（一）基础数据

DIP需要的基础数据包括疾病的编码系统、资源消耗、治疗方式、病情严重程度及医疗状态等多个维度的信息。考虑到数据的准确性和可获得性，各个维度的数据均来自参保人出院时的《医疗保障基金结算清单》，具体如表2-3所示。

表2-3　DIP的数据需求表

组合轴心	信息/数据
数据来源	医疗保障基金结算清单
编码系统	《医疗保障疾病诊断分类及代码（ICD-10）》 《医疗保障手术操作分类与编码（ICD-9-CM3）》
资源消耗	医疗费用（医保药品、耗材、医疗服务项目分类与代码）、住院天数
治疗方式的属性	保守治疗、诊断性操作、治疗性操作、相关手术
疾病严重程度及特异性特征	其他诊断、个体因素（如年龄、性别等）等
肿瘤严重程度	肿瘤转移、放化疗等，疾病发展阶段
医疗状态	出院状态（死亡、医嘱出院、非医嘱出院、转院）
医疗付费	医保支付、个人支付、支付方式

（二）病人诊疗数据变量

1. **基本信息**　包括医保个人编号、姓名、性别、出生日期、年龄、国籍、民族、证件号码、职业、住址、工作单位信息、联系人信息、医保类型、特殊人员类型、参保地、新生儿信息等。

2. **住院诊疗信息**　住院医疗类型、入院途径、治疗类别、入院时间、入院科别、转科科别、出院时间、出院科别、实际住院天数、门（急）诊诊断、出院诊断、入院病情、诊断代码计数、手术及操作信息、麻醉方式、术者及麻醉医师信息、手术及操作代码计数、呼吸机使用时间、重症监护病房类型、进出重症监护室时间、输血信息、护理信息、离院方式、再住院计划、主诊医师信息等。

（三）医疗付费信息数据变量

业务流水号、票据代码、票据号码、结算期间、金额合计、医保统筹基金支付、其他支付、大病保险支付、医疗救助支付、公务员医疗补助、大额补充、企业补充、个人自付、个人自费、个人账户支付、个人现金支付、医保支付方式等。

十、DIP目录策略与方法

见图2-23，DIP是将医疗服务产出由不可比变为可比的一种工具，其把疾病诊断类同、临床过程相近的病例组合在一起，以疾病的一次

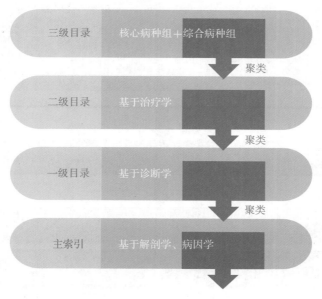

图2-23　DIP目录策略与方法简图

治疗的过程为研究单元。DIP利用全样本数据中疾病诊断与治疗方式的共性特征进行挖掘，聚类形成基于大数据的客观分组，组内差异度小，更便于拟合不同DIP的成本基线，对医疗服务产出形成客观的综合评价，支撑按病种分值的预算、支付、监管以及医院的管理与发展。

（一）DIP中主目录的具体方法（图2-24）

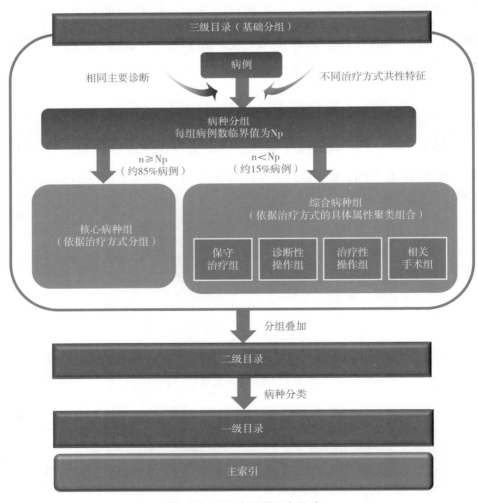

图2-24　DIP主目录组合思路

（二）核心病种的划分定组

确定病种组合例数需要兼顾病例入组率、病种变异系数（coefficient of variation，CV）与应用的便捷性、可比性之间的平衡，通过研究不同病种组合的分布规律，确定在具体病种下面以例数临界值的方式区分核心与综合病种，临界值之上的病种作为核心病种直接纳入DIP目录库，而处于临界值之下的作为综合病种再次收敛。在具体应用过程中，临界值的确定需结合当地的病案数量进行测算，见图2-25。

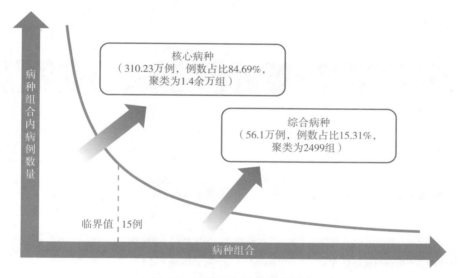

图2-25　病种组合长尾现象示意

（三）综合病种的划分定组

目前通过大数据确定的治疗方式属性包括保守治疗、诊断性操作、治疗性操作、相关手术4个分类，在实际应用中为简化分组方法，可按照如下方式对综合病种进行分组（图2-26），表2-4是疾病严重程度辅助目录。

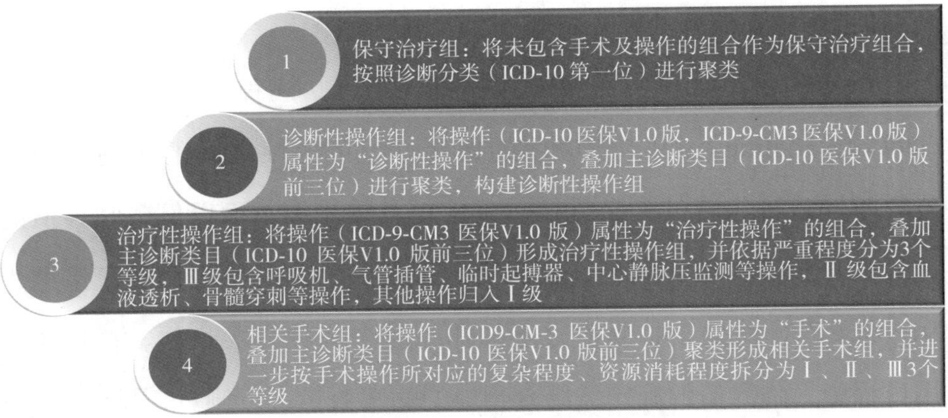

1 保守治疗组：将未包含手术及操作的组合作为保守治疗组合，按照诊断分类（ICD-10第一位）进行聚类

2 诊断性操作组：将操作（ICD-10医保V1.0版，ICD-9-CM3医保V1.0版）属性为"诊断性操作"的组合，叠加主诊断类目（ICD-10医保V1.0版前三位）进行聚类，构建诊断性操作组

3 治疗性操作组：将操作（ICD-9-CM3医保V1.0版）属性为"治疗性操作"的组合，叠加主诊断类目（ICD-10医保V1.0版前三位）形成治疗性操作组，并依据严重程度分为3个等级，Ⅲ级包含呼吸机、气管插管、临时起搏器、中心静脉压监测等操作，Ⅱ级包含血液透析、骨髓穿刺等操作，其他操作归入Ⅰ级

4 相关手术组：将操作（ICD9-CM-3医保V1.0版）属性为"手术"的组合，叠加主诊断类目（ICD-10医保V1.0版前三位）聚类形成相关手术组，并进一步按手术操作所对应的复杂程度、资源消耗程度拆分为Ⅰ、Ⅱ、Ⅲ3个等级

图2-26　对综合病种进行分组的4种方式

表2-4　疾病严重程度辅助目录

辅助目录	等　　级
CCI指数	极严重
	严重
	一般
	无
疾病严重程度分型辅助目录	死亡病例（Ⅳ）级
	重度病例（Ⅲ）级
	中度病例（Ⅱ）级
肿瘤严重程度分型辅助目录	死亡病例（Ⅵ）级
	放化疗病例（Ⅴ）级
	转移病例（Ⅳ）级
	重度病例（Ⅲ）级
	中度病例（Ⅱ）级
次要诊断病种辅助目录	住院3天以上
	住院3天及3天以下
年龄特征病种辅助目录	18岁以下病例
	65岁以上病例

（四）DIP目录的分级管理

DIP目录库在国家层面以"统一标准、统一目录、统一方法、统一规范"完成基于大数据的顶层架构设计，将复杂的算法、模型以信息技术封装成目录库，形成适应各地区应用的工作流程、工作制度及工作模式，降低各应用地区信息系统改造与临床应用培训的难度与成本，提高实施效率（图2-27）。

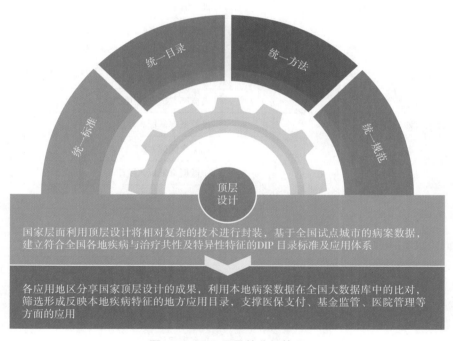

图2-27　DIP目录的分级管理

十一、DIP违规行为监管（表2-5）

表2-5　违规行为监管辅助目录

辅助目录	指　标
病案质量指数辅助目录	合规性指数
	编码套高指数
	编码套低指数
二次入院评分辅助目录	极低概率二次入院组
	低概率二次入院组
	中低概率二次入院组
	中高概率二次入院组
	高概率二次入院组
低标入院评分辅助目录	极低概率低标入院组
	低概率低标入院组
	中低概率低标入院组
	中高概率低标入院组
	高概率低标入院组
超长住院评分辅助目录	极低概率超长入院组
	低概率超长入院组
	中低概率超长入院组
	中高概率超长入院组
	高概率超长入院组
死亡风险评分辅助目录	极低风险死亡组
	低风险死亡组
	中低风险死亡组
	中高风险死亡组
	高风险死亡组

十二、DIP病种分值的形成

（一）DIP分值

DIP病种分值是依据全样本数据病例平均医药费用测算，反映疾病的严重程度、治疗方式的复杂与疑难程度。是反映不同病种组合资源消耗程度的相对值，数值越高，反映该病种的资源消耗越高，反之则越低。计算方法如下。

1. 计算每个病种组合的平均费用。一般而言，病种越严重、所采用的技术越先进，平均医药费用越高。

2. 计算本地所有出院病例的平均费用。

3. 计算病种分值，即某病种组合平均医药费用与所有出院病例平均医药费用的比值。具体计算公式为：

$$RW_i = m_i \div M$$

M：全部病例平均住院费用。

m_i：第i类病种组合内病例的平均住院费用，为综合反映历年疾病及费用的发展趋势，以近3年的往期数据按照时间加权的形式计算该费用均值，如当前年度为2019年，则采用前3年历史数据，按照2016年：2017年：2018年＝1：2：7的比例进行测算。

（二）药品和耗材分值

病种分值的计算思路与方法，可快速推广至细分的医药费用结构，形成针对每一病种组合中药品及耗材的标化单位，对资源消耗进行结构评价。具体包括：

1. DIP药品分值　DIP药品分值（drugs related weight，dRW）依据全样本数据病例平均药品费用测算，是反映不同病种组合中药品消耗程度的相对值，数值越高，反映该病种的药品消耗越高，反之则越低，具体公式如下：

$$dRW_i = dm_i \div dM$$

dM：全部住院病例平均药品费用。

dm_i：第i类病种组合内病例的平均药品费用，可用3年往期数据的加权平均数反映历年疾病及费用的发展趋势。

2. DIP耗材分值　DIP耗材分值（medical consumables related weight，cRW）依据全样本数据病例平均耗材费用测算，是反映不同病种组合中耗材消耗程度的相对值，数值越高，反映该病种的耗材消耗越高，反之则越低，具体公式如下：

$$cRW_i = cm_i \div cM$$

cM：全部住院病例平均耗材费用。

cm_i：第i类DIP内病例的平均耗材费用，可用3年往期数据的加权平均数反映历年疾病及费用的发展趋势。

十三、DIP付费与结算

图2-28显示DIP付费的基本方法，让DIP付费优点"一览无余"。

DIP的分值点值根据数据来源和适用场景分为预算点值和结算点值。DIP预算点值在每年年初确定，基于该支付方式覆盖的住院总费

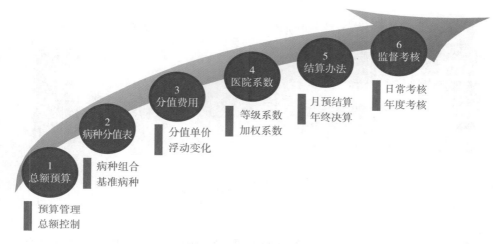

图2-28　DIP付费基本方法

用，建立医保资金的预估模型、支撑医保基金全面预算管理，是定点医疗机构落实医保过程控制的重要指标；DIP结算点值在每年年终或第二年年初确定，以医保总额预算为前提，用于计算支付标准，与定点医疗机构进行年度清算。

（一）预算点值计算

见图2-29，基于前几年（通常为3年）的住院总费用，同时考虑区域服务人口、区域疾病谱以及医保总额资金可能出现的变化，计算预算阶段的分值点值均值，并以优质区间测算的方法精准测算预算点值，形成预估支付标准，作为预算编制的基础、过程控制的标准以及预付预扣的参考。

预算点值计算方法如下：

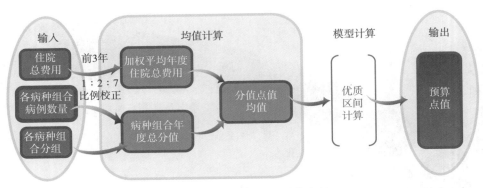

图2-29　DIP预算点值测算流程

$$预算分值点值均值＝加权平均年度住院总费用÷\sum（DIP分值×对应病种病例数量）$$

其中年度住院总费用采用加权平均的方式计算，与DIP分值的计算过程相似，前3年住院总费用的权重仍为1∶2∶7。

（二）结算点值计算

$$结算分值点值均值＝（当年医保基金可用于DIP付费总额÷医保报销比例）÷\sum（DIP分值×对应病种病例数量）$$

（三）基金支付费用的计算

1. 病组支付标准计算方法　病组支付标准是在DIP目录库、分值点值的基础上所形成的可用于对定点医疗机构进行清算的医保费用标准，每一个病种组合均有对应的病组支付标准，依据DIP分值计算并结算费用，具体计算公式如下：

$$病组支付标准＝DIP分值×结算点值$$

2. 医保支付费用计算方法　对于一般病种分组住院患者，医疗保险经办机构按照DIP结果进行定点医疗机构住院费用结算，具体计算公式为：

医保基金按DIP应支付给定点医疗机构的总住院费用＝∑［（参保人员住院所属DIP组的病组支付标准－自费费用－特定自付费用－起付线）×医保报销比例］－∑建议扣减费用

其中：自费费用为医疗保险药品目录、诊疗项目和医疗服务设施范围外的医疗费用；特定自付费用是指某些高值材料或项目，按照当地医保政策规定，须先个人支付一部分（一般为10%），其他部分才计入医保支付范围；起付线是指当地医保政策规定政策范围内先应由个人支付的部分；医保报销比例为当地医保规定的政策范围内的支付比例；建议扣减费用是指基于违规行为监管辅助目录所发现的异常费用。

医保经办机构与医疗机构的结算，基于以上公式对每一个病例据实计算，并累计形成医保应支付给定点医疗机构的总额。上述公式计算中，如出现极端现象，如自费费用大于病组支付标准与特定自付费用、起付线的差值，会造成DIP应支付结果≤0，则按0予以支付。

（四）年预清算

年预清算主要是指与医疗机构核对数据及正式清算前进行的数据预处理，包括DIP各项指标的计算以及对医疗机构医保考核情况的评估。年预清算的主要指标计算如下。

主要包括病种分值结算点值、各定点医疗机构年度分值、各定点医疗机构基于疾病严重程度辅助目录的校正费用总额、各定点医疗机构基于违规行为监管辅助目录的扣减费用总额、各定点医疗机构年度统筹基金预清算支付总额、各定点医疗机构年度统筹基金清算支付金额、各定点医疗机构年度统筹基金应偿付总额。

（五）年度清算

年度清算是指与医疗机构的数据核对，确定最终清算结果，完成年度结算。

1. 数据核对（2月底前完成） 将DIP业务的预清算数据反馈给定点医疗机构核对，收集处理定点医疗机构的反馈意见。

2. 确定清算结果（3月底前完成） 一是完成DIP业务年度分值总和、结算点值、疾病严重程度校正总额、违规行为监管扣减总额、预决算支付总额、调节金、决算支付总额等数据的计算，形成最终清算结果。二是完成年度清算应付款项的数据汇总工作，汇总数据提交财务部门。三是完成年度清算应付款项的拨付。

十四、DIP监管与绩效评价

（一）DIP监管考核的目的与意义（图2-30）

在实施DIP的过程中，为了保障该付费方式能够可持续地良性运行，避免实施过程中可能出现的医疗机构选择轻症病人住院、推诿重症病人、组别高套和良性竞争不足等现象，医保经办机构应建立相应

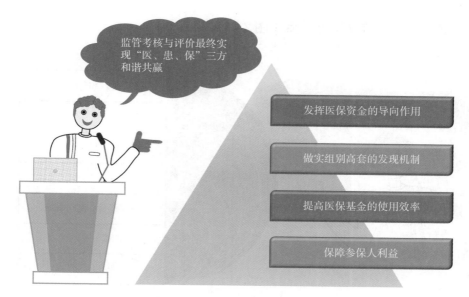

图2-30　监管考核的目的与意义

的DIP监管考核制度。DIP监管考核应该是对DIP试点医疗机构的行为，以及DIP实施的过程和结果进行的监督和管理。不仅监管结果，也监管过程，包括事前、事中、事后的全流程监管以及应用信息化手段进行的智能监管，有助于促进支付方式改革由一般性购买转型为战略性购买，最终实现"医、患、保"三方和谐共赢。

（二）DIP监管指标体系（图2-31）

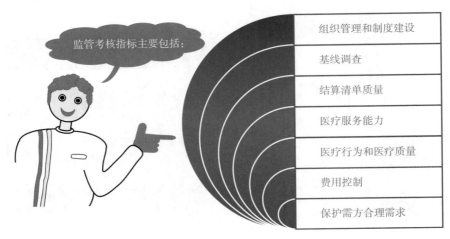

图2-31　监管考核的指标体系大类

第三节　DRG/DIP 的联系

国家医疗保障局在推进DRG试点的同时，基于大数据的病种（DIP）分值付费异军突起，DRG与DIP"双雄逐鹿"，究竟是"鹿死谁手"，还是"和谐共处"，还是"整合归一"，需要时间和实践的验证，但DRG与DIP"双雄"医保支付制度改革已成大趋势。

一、DRG焦点和难点

推行DRG优点"数不胜收"，好处多多，但是焦点和难点也很多，主要焦点和难点有哪些？表2-6指出DRG焦点和难点。

表2-6　DRG焦点和难点

	DRG焦点和难点	说　明
1	对分组挑战高	医院特点差异，特别是不同地区诊疗规范、治疗方法的差异，以及我国的中医、专科医院的问题等，统一的DRG分组挑战付费难度大
2	对病案质量要求较高	DRG分组的来源主要是病案首页，对病案首页质量要求较高，对于高级别医院来说，病案规范性和质量较高，级别越低医院的病案规范性和质量较薄弱，如临床规范、医院管理、信息系统等方面都有待完善，对DRG入组和分组都提出较大的挑战
3	对新技术应用	DRG是基于目标付费模式，对于新技术和开展新项目开展和应用，出现推诿危急重症以及合并症和并发症较高的患者，因为这些疾病治疗费用较高，影响医疗技术进步
4	对成本核算挑战较大	DRG组的费用权重是该DRG组医疗费用的平均值，不是真实的成本，由于目前的医疗收费价格严重不合理，特别是医疗技术服务价格不能体现医务人员的价值，相同的疾病诊断，由于药品和耗材使用厂家不同，以及过度医技检查，导致医疗费用差异较为突出。由于当前医院成本核算主要是科室成本核算，缺乏病种成本核算数据资料，历史数据法无法区分财政补贴和发改委基建已经投入的成本，导致不同医院之间的不公平竞争
5	对分级诊疗制度推行的挑战	DRG是基于以治疗为中心的付费控制，谁的医疗服务能力强谁的支付率就高，稳定和固化了现有的大医院虹吸的局面，不利于强基层和分级诊疗制度推行
6	对患者费用负担的挑战	DRG适用于住院患者，为了控费医院会更多引导患者自费承担，同时对门诊患者和门诊特殊疾病不适用，容易导致门诊费用增加
7	对医保基金风险控制的挑战	在缺乏总额控制的情况下，DRG仍然不一定能够控制总体费用，对医保基金安全风险带来较大的冲击和挑战
8	对预防少生病的挑战	DRG依然停留在"治疗、控费"阶段，注重通过疾病治疗而给予报酬，与"预防少生病"关联度不高，忽视疾病预防和健康促进的支付理念

二、DRG优点

（一）医保药患共赢

DRG从医保角度、医院角度、药企角度、患者角度来看，四者都满意，实现皆大欢喜，见图2-32～图2-35。

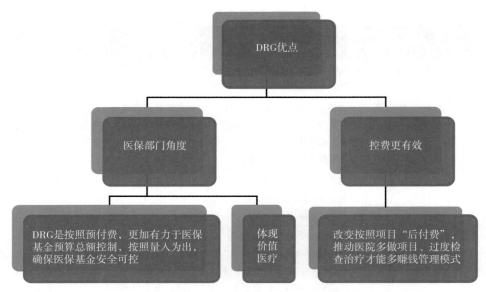

图2-32 从医保部门角度看DRG优点

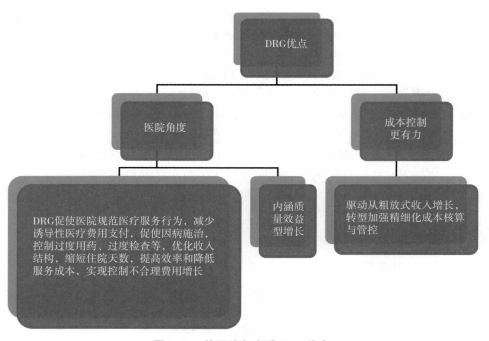

图2-33 从医院角度看DRG优点

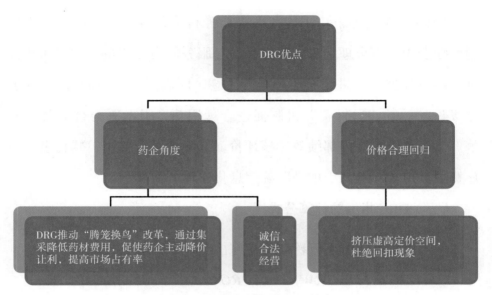

图2-34 从药企角度看DRG优点

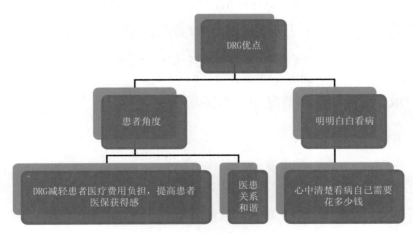

图2-35 从患者角度看DRG优点

（二）DRG作用

DRG的作用如下：①规范医疗服务行为，减少医疗纠纷。②控制医疗费用的不合理上涨。③提高医疗服务能力和质量。④"病案首页"结算凭据，促进病案质量提升。⑤"同病同治同质同价"，促进分级诊疗。⑥"预付费"机制促进合理用药，引发医药行业公平竞争。⑦有利于医院内部绩效考核评价。⑧降低医疗费用，减轻患者医疗费用负担。⑨有利于推进医院信息化建设。

（三）DRG指标的计算公式

$$入组率＝入组病历数÷（病例总数－排除病例数）×100$$

$$某DRG的权重（RW）＝该DRG病例的平均费用或成本÷$$
$$本地区所有病例的平均费用或成本$$

$$总权重＝\sum（某DRG费用权重×该医院该DRG病例数）$$

$$病例组合指数（CMI）＝\sum（某DRG费用权重×该医院该DRG病例$$
$$数）÷该医院全体病例数$$

DRG指标的使用情况如图2-36所示。

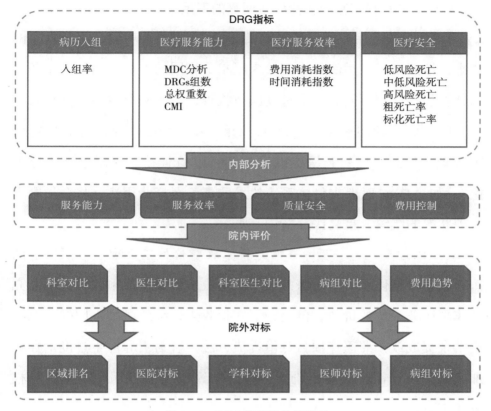

图2-36　DRG指标的使用情况

三、DRG的不足

DRG优点数不胜数，但是也存在自身的局限性和不足，需要引起高度关注。医保部门是战略购买方，医疗机构是医疗服务供给方，二者之间也存在长期博弈的过程，由于医院成本测算工作滞后，我国DRG采取医疗费用作为成本角度研究出发，特别是我国医疗服务定价的不合理，以及历史医疗费用的不准确，也就埋下了许多隐患。

（一）DRG权重基于医疗费用测算的不足

DRG组的费用权重是该DRG组医疗费用的平均值，不是真实的成本，按照医疗费用的平均值较为粗犷，相同的疾病诊断，由于药品和耗材使用厂家不同，以及过度医技检查，导致医疗费用差异较为突出。既然医疗费用多少决定DRG权重大小，但是由于医疗收费定价不合理，导致"以药补医、以材补医、以检查补医、以过度治疗补医"，如果DRG医保支付体系依然采取基于医疗费用法，将会加剧不合理状况的继续，推高医疗费用上涨。

1. 以过度治疗补医——医疗技术收费价格不合理　按照目前的医疗收费价格体系，由于医疗技术服务收费价格低成本收费，不能充分体现医务人员的价值，倒逼为了获得收入，绩效激励也同样采取收支结余提成或按照医疗项目点值提成方法，容易引导医生过度治疗增加收入。由于医疗收费定价不合理，导致DRG按照医疗费用计算权重的不合理。

2. 以药补医——药品成本不合理　由于药品虚高定价问题、药品回扣等，药品费用不是真实的成本，DRG医保支付参照目前药品费用，不是真实的药品成本。

3. 以材补医——耗材成本不合理　由于病种使用卫生材料额度较大，在控制药占比的同时，卫生材料占比异军突起，DRG医保支付中如何充分考虑卫生材成本，同样存在虚高定价和回扣问题。DRG医保支付参照目前耗材费用，同样不是真实成本。

4. 以检查补医——检查价格不合理　由于医疗技术劳动收费价

格偏低，医技检查作为物化劳动来说，定价相对容易，医院为了追求效益，以及为了防范医疗风险和防止药占比超标，防御性医技检查占比较高，不能真实反映诊疗性检查的真实成本。

5. 管理费用不合理　由于医院历史因素导致，医院管理费用过高，按照什么方法分摊管理费用是病种成本核算真实性的关键。

（二）DRG的局限性

1. 因控费影响医疗技术进步　医院有可能为了控制费用，可能会慎用新技术和开展新项目，出现推诿危急重症以及合并症和并发症较高的患者，因为这些疾病治疗费用较高，影响医疗技术进步。

2. 编码准确性难题　DRG付费模式下，为了提高医保支付率，会对病案首页做文章，小病变大病，并发症及合并症提高，高套编码。

美国在实施DRG的最初十年，每当对DRG系统做一次修订之后，就会出现新一轮的高编码。西尔弗曼（Silverman）和斯金纳（Skinner）也论证过高编码风险广泛存在的问题，发现在25%的非营利性医院和32%营利性医院中存在高编码风险问题。但也有研究显示许多医院都发生错误编码的现象主要集中在"编码过低"（under-coding），为此导致医院费用补偿不足，但在这方面医院比"编码过度"更为关心。因此，加强编码准确性的方法，如编码人员持续教育和培训等，需要明显加强。

3. 医疗质量安全风险提高　DRG付费，医院为了控费，尽量缩短住院日，提前让患者出院，或通过分解手术等方式，医疗质量和安全受到影响。由于DRG支付方案的具体实施方法是按照每位病人所属的DRG类型，而不是按他的实际费用统计。如何防范从过度医疗转向过少医疗，导致医疗安全隐患和患者不满。

根据Reinhard Busse等（2011）对美国和欧洲国家的文献以及实践的梳理发现，不同国家引入DRG之后，质量的变化呈现两个相反的情况：一方面由于DRG支付增加了供方之间的竞争，从而刺激医疗机构为了吸引更多患者必须提高质量；另一方面，医疗机构也确实存在可能通过降低提供给患者服务质量的办法来达到控制成本的目的。Langenbrunner JL.（2009）的研究也发现，DRG会导致供方减少平均住院日，让病人提早出院，病人的状态更具有不稳定性。

4. 患者费用负担提升较快　DRG适用于住院患者，为了控费医院会更多引导患者自费承担，容易导致门诊费用增加。

5. 医疗供给不足问题　DRG影响部分科室的收入下降，例如小儿、传染病、ICU等公益性科室，由于这些科室社会效益强经济效益差，DRG支付不能充分体现倾斜，容易导致医院对这些科室的投入减少，引发供给不足的社会难题。

6. 不利于分级诊疗制度推行　DRG是基于以治疗为中心的付费控制，谁的医疗服务能力强、管理性高，谁的支付率就高，稳定和固化了现有的大医院虹吸的局面，不利于强基层和分级诊疗制度推行。

四、DRG风险防范及改进

DRG付费趋势已定，充分认识任何事物都有两面性，有利就有弊，应该过多地关注局限和不足，做好风险防范，及时改进提升，少走弯路。

（一）医共体医保基金预算管理

基于区域医保基金总量，与区域医疗体改革推进相配套，打包总额支付医共体，医共体内部分配总量预算，所有外转患者就医费用从总额中扣除，降低外转率，倒逼医共体为了留住患者，提高医疗服务能力。

（二）DRG实行同病同价

DRG付费，应基于"同病同价"，不应该考虑医院分级定价，突破目前的分级诊疗瓶颈，通过经济杠杆，引导和分流患者就医。谨防随着基层医院医疗服务能力提升，新一轮的达标升级，医疗费用提升对医保基金带来更大的冲击。

（三）DRG融入病种分值

借用DRG分组原理，引入内部人竞争控制原理，采取病种分值与DRG点数相结合，对DRG分组支付更加精准付费，确保医保基金安全可控，促使医院精细化管理运行，满足人们不断提升的医疗需求。

（四）DRG绩效考核同步行

针对DRG付费的局限和不足，设定严格的绩效考核内容，通过绩效考核决定医保支付率和财政补助的水平。

（五）DRG要发挥社会监督功能

DRG付费，不仅仅是医保部门一家的事情，涉及千家万户，涉及社会的和谐安定，是最大的民生，需要充分发挥社会各界监督的功能。

总之，DRG付费是大趋势，也是世界各国医保控费的主流工具，DRG虽然前景光明，但是道路依然曲折漫长，上有政策、下有对策，面对DRG的局限和不足需冷静思考与分析，扬长避短，未雨绸缪，减少推行过程的中博弈成本，一切为了人民健康大局考虑，让人们获得更加满意的医疗服务，医疗费用负担水平降低，才是检验真理的唯一标准。

五、DRG风险监测工具构建

（一）DRG结构量表监测

为了减少欺诈或高编码风险，构建DRG试点地区DRG量表，将区域病种结构变化量化比较，见表2-7。

表2-7　DRG结构量表

医疗机构名称	ICD编码	今年同期患者数量	上年同期患者数量	差异率	病种结构综合指数
合计					

（二）DRG评价模型

对区域所有DRG分组与主诊断，其他诊断（并发症和合并症）的关系以及对应的平均住院日、权重关系等，构建评价模型，见表2-8。

表2-8　DRG评价表

医疗机构 名称	DRG 组编码	今年同期 入组数量	今年同期 入组平均费用	今年同期 CC／MCC	今年同期 平均住院日	DRG综合 指数

（三）DRG成本检测量表

为了弥补DRG按照医疗费用计算的不足，DRG试点地区医保部门，需要构建DRG成本检测量表，便于了解DRG成本状况，有利于DRG支付定价更合理，更好与医院协商谈判，见表2-9。

表2-9　DRG成本检测量表

医疗机构 名称	DRG 组编码	今年同期 药材指数	今年同期 药耗指数	今年同期 医疗指数	今年同期 人工指数	今年同期 其他费用指数	今年DRG 成本指数

注：成本数据来自医院《成本核算》对外报告。

（四）DRG支付调节系数

医院DRG支付调节系数＝各医院（病种结构综合指数×DRG综合指数×DRG成本指数）÷区域平均（病种结构综合指数×DRG综合指数×DRG成本指数）

医院DRG支付兑现＝医院DRG应支付金额×医院DRG支付调节系数－医保已结算支付金额

六、DIP焦点和难点

DIP虽然有优势，但也需要注意其焦点和难点。例如，病种分值确定是否合理；病种分值主要基于历史成本数据，不考虑之前的诊疗是否合理。医疗机构系数确定如何更加科学，而不是仅仅与医院级别关联，关键要与医疗服务能力相关联，因为同一病种的"平均分"乘以等级系数之积为该病种在不同级别医疗机构结算时的"分"值，容易导致医院级别越高得的钱越多，不利于分级诊疗；由于医疗服务收入价格偏低，医疗费用不合理，药占比、耗材比偏高，病种点数付费应考虑引导降低等。

（一）DIP"十大优势"

1. 区域总额预算机制 DIP医保支付改革不再细化明确各医疗机构的总额控制指标，而是把项目、病种、床日等付费单元转换为一定点数，年底根据各医疗机构所提供服务的总点数以及地区医保基金支出预算指标，得出每个点的实际价值，按照各医疗机构实际点数付费。区域总额预算机制确保医保基金风险可控。

2. 内部人竞争机制　DIP核心构建了内部竞争机制，通过区域总额预算机制，在区域医保总额管控的基础上，充分调动区域内所有医疗机构的积极性，激励医疗机构内部相互竞争，各家医疗机构都会想方设法"抢蛋糕"。这种竞争机制不仅仅是医疗机构的竞争，还有深层次的三大竞争机制：第一是病种的有限性，激励各家医院科室学科之间的竞争，推动区域学科能力提升；第二是面对有限的病源，竞争医疗机构同学科病种多，就意味着自己的患者源就少，驱动医生医疗服务能力提升；第三是区域患者有限性，外转的患者越多，意味着区域患者的流失，就诊的患者就少，医院、科室、医生的收入就低，激励与上级医院和老师的竞争，驱动减少外转上级医院和专家老师的患者，有利于促进专家下基层。

3. 内部监督制约机制　DIP不仅是导入内部竞争机制，同时还有内部监督制约机制，竞争是否公平、合理、有序，如果同行"抢患者、不诚信"等不合理的竞争，意味着"分值贬值"，影响到规范诚信的收益；内部监督不仅是医院关注，同时也会引发科室及医生的高度关注，更加有利于规范竞争秩序。

4. 区域医疗机构全覆盖　DIP与DRG不同，DRG是选择3家以上医院作为试点起点，DIP是区域医疗机构全覆盖，样本量更大，全局性更强。

5. 住院病历全覆盖　DIP医保付费是住院病例全覆盖，更加有代表性。试点城市按照本地区前三年数据进行全样本数据病例7∶2∶1医疗费用测算，确定核心病种的分值。对于综合病种、异常高值的病例，可通过病例单议、专家评审等方式确定病种分值。对于异常低值的病例，按实际费用确定病种分值。

6. 适用范围广　DIP医保支付不仅适用于住院病种付费，而且适用于项目、床日、医保门诊慢特病医疗费用结算、日间手术等付费，DIP的适应性及可扩展性可探索应用于普通门急诊付费标准的建立，也可以应用于医疗机构收费标准的改革，使用范围更广泛。

7. 医保管用高效　DIP基于"随机"与"均值"的经济学原理和大数据理论，通过真实世界的海量病案数据，发现疾病与治疗之间的内在规律与关联。利用大数据方法精确拟合成本，结合各地经济发展水平、医保筹资能力以及医疗机构的功能与定位，科学测算各应用地区分值点值，科学确定与之匹配的调节机制，确保医保支付科学合理。通过公开透明的"分值点数"，建立政府、医保、医院各方统一的价值尺度，形成基于大数据病种分值的异常费用发现机制与过程控制机制，创建"公平、公正、公开"的监管与支付生态。减少沟通成本，提高医疗机构参与医保改革的能动性。同时建立监控评价体系，规范和引导医疗机构医疗服务行为，促使精准支付和过程监管的统一。

8. 激励医院病种结构调整　DIP通过病种分值设定，推动医院进行病种结构调整，通过减少低分值病种，增加高分值病种，提高病种集中度，增加医院医保收入。有助于医院选择符合功能定位的病种，推动医疗服务能力提升。

9. 推动医院成本管控　DIP采取"均值"理论，按照区域次均医疗费用作为参考确定病种分值，对于超过"均值"费用的医院来说"压力山大"，驱动医院从追求粗放收入增长，转型成本管控内涵质量效益提升，降成本、挖潜力、提效益，成为医院重点关注。

10. 赋能医院绩效变革　DIP与按照项目后付费不同，是基于"预付费"导向设计，与项目后付费制度配套的绩效制度，主要采取"项目点值、工作量和收入提成"模式为主导，激励多收多得和多做多得的绩效核算方式提出挑战。DIP支付制度条件下，激励"多做项目、多收入"就可能出现项目做得越多，医院成本越高，医保不买单，医院还要支付绩效"双亏"的局面。为此，DIP驱动医院绩效变革潮，整合型"多维驱动"效能积分模式迎来新时代，效能包括"效率、效果、效用、效益"，通过积分管理，顺应医改新时代。

（二）DIP符合目前国情

图2-37显示DIP具有4点符合目前国情。

1. DIP与DRG相比容易落地　DRG"出道即巅峰"，对病案首页质量要求高，对医学专家依赖程度高，对临床路径实施挑战大，对信息化要求严，这也是导致在基层医疗机构落地难；DIP采取按病种付费的方式，技术难度和约束都更小，可操作性更强，是一种更务实的选择。

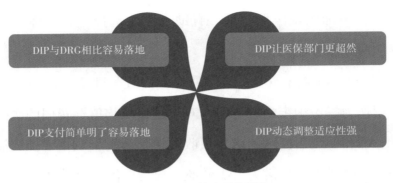

图2-37　DIP符合目前国情

2. **DIP让医保部门更超然**　DIP是对区域内所有定点医疗机构进行总额预算，而不再限制单家医疗机构的医保总额指标，医保局控费的重点不再是"分蛋糕"，与每家医院讨价还价，是通过总额预算机制，允许医疗费用合理增长，不对定点医疗机构下达总额，只对整个统筹区制定总额预算，且考虑就医人数增长和医疗价格增长设置合理增长区间，各医疗机构在预算范围内变"分蛋糕"为"抢蛋糕"，激励医院之间的相互竞争，对医保部门来说更加超然。

3. **DIP支付简单明了容易落地**　相比DRG支付方案，DIP分值付费方案对数据的要求更加简单，对病案首页及医学专家依赖程度不高，通俗易懂，公开透明，支付稳定，覆盖更广，容易接受和推行。

4. **DIP动态调整适应性强**　基于DIP的分组原理，其对编码具有极强的适应性，只要医疗机构在临床上实际使用ICD-11填写病案首页，即可基于ICD-11的病案首页数据迅速更新整个DIP病种目录，实现临床应用与医保支付的无缝衔接，有利于新技术的开展和应用。

（三）DIP十大"局限性"

任何事情都要"一分为二"，在看到DIP"十大后发优势"的同时，也要清楚看到DIP"十大不足和缺陷"。

1. 机构系数不合理问题　DIP支付制度改革颇具争议的就是"医疗机构系数"，医院等级级别越高，同样的病种在等级高的医院和等级低的医院结算价格不一致，不能体现"同病同治同质同价"，驱动医院争创达标升级。

2. 病种分值不合理问题　目前病种分值主要参考的因素是次均病种费用、药品指数、耗材指数，没有全盘考虑，未能充分考虑医疗收费不合理问题。病种分值还应该考虑过度医疗和过度检查问题，测算医疗指数和医技指数，通过压缩调整"药品指数、耗材指数、医技指数"，调高"医疗指数"，体现"价值医疗"和"价值医保"导向。

3. 无序竞争问题　DIP支付改革更多倾向在医保端，通过"抢蛋糕"的竞争机制原理设计，鼓励医疗机构相互竞争，缺乏对无序不合理竞争监控，推动"造病人"导致分值贬值过快。一个区域内有公立医疗机构，有民营医疗机构，有三级、二级和一级医疗机构，都在同等条件下合理竞争是有效率的，如何控制医疗机构无序不合理竞争以及对医疗卫生体系带来的冲击是重中之重。

4. 虹吸效益问题　大医院医疗服务能力较强，DIP支付制度改革，没有很好地解决大医院"虹吸效应"问题，容易出现"强者更强"和"弱者更弱"现象，也容易造成患者到级别高的医院就诊，加大大医院的"虹吸效应"。

5. 分值单价贬值问题　DIP医保支付制度改革不再细化明确各医疗机构的总额控制指标，实行的是区域总额预算机制，也就是"价格浮动机制"，在区域医保总额一定的条件下，支付结算价格随着病种分值总数的多少而变动。区域医疗机构竞争的结果，推动病种分值总数的增加，容易产生"分值单价贬值"问题。

6. 协商谈判"不对等"问题　DIP支付制度改革虽然明确，仍须建立健全医保经办机构与定点医药机构的协商谈判机制。由于各个医疗机构既是同行，更是竞争对手，很难形成对等谈判能力，更多的是大医院与医保局的协商谈判，中小医院的利益就很难保障，更需要建立医院主管部门代表整体医疗机构与医保局协商沟通机制，更加有利于分级诊疗和医共体建设。

7. 风险难度倾斜问题　DIP支付制度改革中疾病严重程度辅助目录包括CCI指数、疾病严重程度分型、肿瘤严重程度分型、次要诊断病种以及年龄特征病种五类辅助目录，对于主目录的疾病风险难度体现不足，相对于DRG来说，还是比较局限，不能真正体现病种风险难度系数（CMI）。

8. 医疗服务价格不合理问题　DIP医保支付体系充分考虑了"次均费用、药品指数、耗材指数"，但未能充分考虑医疗收费价格不合理问题，通过医技检查补充弥补问题，没有计算"医疗指数"和

"医技指数"，未能体现向医疗指数倾斜。

9. 对中医医院及妇幼保健院不利问题 DIP医保支付制度改革相对综合医院来说，中医院和妇幼保健院明显处于"弱势"，没有设计具有"中医和妇幼保健院"特色的病种分值，不利于中医特色和妇幼保健院发挥社会公益性。

10. 推动分级诊疗与医共体难题 DIP医保支付制度改革从设计上考虑到促进大医院尽可能做分值高的病种，减少分值低的病种，由于医院经济运营压力和患者的就医倾向，大医院很少会把患者拒之门外，就会产生"大小病通吃"充点数，不利于分级诊疗的推行，更不利于医共体的开展。

（四）DIP风险防范及改进

1. DIP下的逆向选择风险防范及改进 图2-38大略显示DIP下的逆向选择风险防范及改进，图后有详细说明。

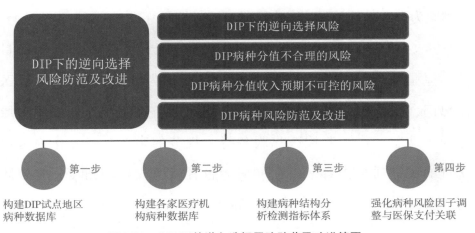

图2-38 DIP下的逆向选择风险防范及改进简图

（1）DIP下的逆向选择风险：DIP病种分值清晰明了，手术操作治疗分值高，保守治疗分值低，容易造成逆向选择手术操作治疗，导致过度医疗对人体带来的伤害，推动整个社会医疗费用负担增加，不利于中医传统的保守治疗，不能适应我国老龄化社会的现状。

（2）DIP分值不合理的风险：基于医疗费用测算的病种分值，而非根据价值或者成本，医疗价格的畸形导致了支付的非合理化，许多病种的实际医疗成本高、疾病诊断难度较高，病种分值反而低等，还有人为划定的费用区间，低于最低费用按照实际付费，超过最高费用重新计算分值，容易导致高套分值，大病分解等，导致区域疾病谱变化失真。

（3）DIP分值收入预期不可控的风险：DIP分值虽然确定，但是病种单价变动，病种收入遇到天花板，DIP对控费作用很明显，如何实现收入、成本与医疗质量的平衡关系，围绕价值医疗导向，一切以人民健康为中心，是需要关注的问题。

（4）DIP风险防范及改进：DIP对违规行为监管侧重辅助目录，但是缺乏对主目录有效的监控措施，为此，DIP试点地区医保部门，要构建病种结构检测评价大数据监控系统，加强病种风险因子调整，作为监控医疗服务行为规范的重要参考，作为医保支付的关键质控内容，站在一切为患者就医权益的角度，有效防范"内科外科化、外科手术化"带来的社会风险，此项工作"迫不及待"。

第一步，构建DIP试点地区病种数据库。与各地医保结算系统对接，采取简单外挂方式，构建病种数据仓储平台，时刻关注区域病种结构变化情况，防患于未然。

第二步，构建各家医疗机构病种数据库。对区域内各家医疗机构的病种结构变化情况，一家医院的医疗服务能力提升"非一日之功"，医院高套分值冲动不仅影响医保支付，更影响到医疗服务行为规范，病种结构变化更应该成为医保监管的"重中之重"。

第三步，构建病种结构分析检测指标体系。构建医保病种结构分析监测指标体系，先简后繁管用高效。按照ICD-10编码映射对照，监测区域内病种结构变化情况，监控各医疗机构病种结构变化情况。

第四步，强化病种风险因子调整与医保支付关联。通过监测各医疗机构病种结构变化情况，通过医院现场了解情况，进行病种风险因子调整，与医保支付关联，促进医疗服务能力提升。

2. 构建病种成本核算检测体系 DIP试点地区医保部门，要建立医院成本检测体系，逐步转变按医疗费用作为基础的测算评价制度，构建病种成本核算检测体系路径，可"先粗后细"逐步到位，见图2-39。

第一步，测算DIP病种药耗分值。按照医保系统进行病种归集，测算病种药品分值（Drugs Related Weight，dDIP）、收费耗材（Medical Consumables Related Weight，cRW）［参照病种分值付费（DIP）技术规范］。

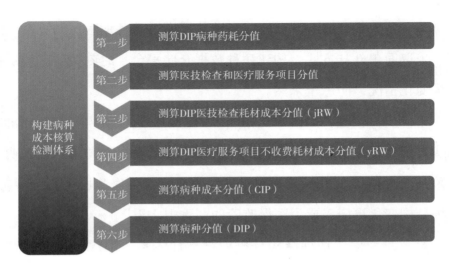

图 2-39　构建病种成本核算检测体系

第二步，测算医技检查和医疗服务项目分值。按照医保系统进行病种归集，测算医技检查费用分值和医疗服务收入项目费用分值（参照药品和收费耗材分值测算既可）。

第三步，测算DIP医技检查耗材成本分值。从财政部门共享医院财务会计成本核算报表，不要再给医院增加负担，抽取医技科室直接成本核算表中的卫生材料费既可。

医技检查耗材成本分值＝医技检查费用分值×医技检查耗材分摊率医技检查耗材分摊率＝医技检查科室住院分摊耗材成本×该病种医技检查费用分值÷∑全部病种医技检查费用分值×100%

第四步，测算DIP医疗服务项目不收费耗材成本分值（yRW），从财政部门共享医院财务会计成本核算报表，抽取住院科室直接成本核算表中的卫生材料费既可。

医疗服务项目不收费耗材成本分值＝医疗服务收入项目费用DIP

×医疗服务项目不收费耗材分摊率

医疗服务项目不收费耗材分摊率＝住院科室不收费耗材成本×

该病种医疗服务收入项目分值÷∑全部病种医疗服务项目分值×

100%

住院科室不收费耗材成本＝科室卫生材料费−科室单独收费的卫生

材料

第五步，测算病种成本分值（CIP）。结合前四步的测算情况，汇总测算病种成本分值（CIP）。

病种成本分值（CIP）＝病种药品分值（dDIP）＋病种收费耗材

（cRW）＋医技检查耗材成本分值（jRW）＋医疗服务项目不收费耗材

成本分值（yRW）

第六步，测算病种分值（DIP）。目前DIP分值是基于医疗费用原理测算，通过病种成本分值（CIP）的测算，为制定合理DIP分值提供了重要的参考依据。

病种分值（DIP）＝病种费用分值（DIP）×病种成本分值（CIP）

总之，DIP作为实施推进DRG的重要过渡，是承认历史现实的折中，对医保部门来说"管用高效"，确保了医保基金的风险可控。对各家医疗机构和医生来说，价格公开透明，如何防范卫生经济规律驱动带来"逆向选择"引发的社会风险值得高度关注。为此，加快完善DIP病种结构和病种成本监测评价体系，扎紧医保制度牢笼，对于防范医保风险和推进医保高质量发展都具有重大的意义。

七、DRG/DIP 优缺点对比

表2-10、表2-11分别列举DRG优缺点对比与DIP优缺点对比。

表2-10　DRG优缺点对比

序号	优　点	缺　点
1	目标控制法，临床相似性和费用近似性	目标与现实差异，控费效果偏离目标，不利于总额预算控制
2	医保付费相对合理	对医院信息化程度及成本数据要求高
3	体现医疗风险难度大小	诱发编码高套
4	反映医疗效率高低	容易推诿危急重症患者，分解住院
5	考虑医疗质量安全	不适宜中医、专科医院
6	有助于医保基金预算控制	缺陷医疗，医疗安全风险
7	可以作为医疗质量评价工具	支付规则不透明及不稳定，对医务人员引导性不强
8	推动提升成本管控水平	影响新技术应用
9	有利于大型三级医院，有专职编码员，病案质量较高	不利于低级别医院，编码员缺乏，病案质量不高

表2-11　DIP优缺点对比

序号	优　点	缺　点
1	现实控制法，容易测定行业病种费用平均水平，有利于医保总额预算管理，分值单价调整，确保医保基金风险可控	承认现实，不考虑历史医疗行为的不合理性
2	对病案首页及医学专家依赖程度不是很高	不能充分体现医疗技术风险难易程度
3	通俗易懂，公开透明支付相对稳定	不便于评价医疗效率高低
4	覆盖更广泛	不利于医院之间的评价比较分析
5	容易接受和推行	不利于推动分级诊疗强基层
6	可适用于中医院及专科医院	医疗机构支付系数设定不完全科学合理
7	有助于新技术应用	医疗技术服务价格低的现实未能改变
8	有助于医院之间竞争	容易诱发"挑肥拣瘦"推诿病人
9	对信息化要求不高，便于病种成本核算	不利于控制分解住院，低门槛收住院

第四节　DRG/DIP 相似点

无论DIP还是DRG付费，付费本质原理是一致的，即疾病越严重、难度越大、消耗越多，导致资源消耗程度越高，分值或权重就越高，所获得的支付费用也越高。DRG分组在先，其数据来自普通专科和临床路径相对成熟的重点专科病组，医疗保险实行打包定价、分值付费和结余留用的支付原则。DIP不先行分组，强调存在即合理，更适合评价疑难、危重程度较高和医生承担风险较大的病组，医疗保险实行开包验证、合理超支分担的支付原则。

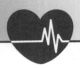

一、支付思路相同

DRG侧重"目标控制法预付费"，基于DRG目标设计付费，DIP侧重"现实控制法付费"，基于现实基础的设计付费。总之，DRG也好，DIP也好，都是基于"预付费"原理设计。无论是DRG还是DIP，主要针对住院医保住院患者，从按照项目付费转向预付费，都属于预算打包支付的范畴。不再是按照病人在院的实际费用结算，而是按照病例所进入的DRG或DIP组的付费标准进行支付。

二、控费目标一致

DRG采取目标控制法，DIP采取现实控制法，控制目标是一致的，都是基于"预付费"，寻求更加合理的医保支付模式，确保医保基金风险可控不穿底。

三、改革目标相同

无论是DRG还是DIP，改革都是以实现医、保、患三方共赢为目标，紧紧围绕以人民健康为中心，发挥医保基金战略性购买作用，更好地依托定点医疗机构为参保人提供医疗服务，提高医保基金使用绩效，提升医保精细化管理服务水平。

四、预算机理相同

无论是DRG还是DIP，都是基于区域预算，在总额预算机制下，按照其支付规则的"费率"或"点值"结算，有效防范医保基金"不穿底"风险。

五、激励竞争原理相同

无论是DRG还是DIP，不仅是供给侧改革，更是对供给侧改革的引领，激励医疗机构之间的竞争，促使医疗机构以适宜的方法、合理的成本满足社会需求，努力减轻患者疾病经济负担。

六、数据源相同

无论是DRG还是DIP，数据源都是来源于医保结算清单、住院病案首页、医疗收费结算单等。数据标准均以医保结算统一、规范使用的《医疗保障疾病诊断分类及代码（ICD-10医保V1.0版）》和《医疗保障手术操作分类与编码（ICD-9-CM3医保V1.0版）》为基础，以保证标准一致和结果可比。由于DRG利用到病案首页数据，这使得病案首页的重要性大为提升，规范与完整的病案首页将提高医保支付率。

七、测算原理相同

无论是DRG还是DIP，权重（RW）测算原理相同，都是基于3年历史医疗费用数据，用每个病种或病种组的医疗费用，与平均医疗费用水平比较计算得到。

八、结算方式相同

无论是DRG还是DIP，都是月度预拨付，年终考核后结算。

九、监管机制相同

无论是DRG还是DIP，都建立了监管和考核机制。

第五节　DRG/DIP 区别

DRG/DIP 的区别见图2-40，站在科学的角度，DRG 的分组基于医学逻辑，只要医学诊断相同，费用就趋同；而 DIP 分组与医学逻辑无关，只要诊断和费用相同，即可分组。两者之间具有许多的区别。

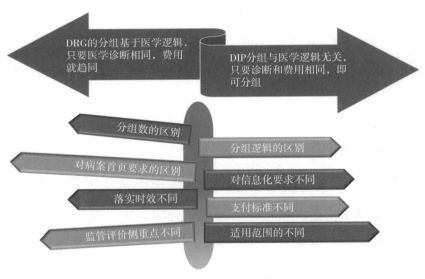

图2-40　DRG/DIP 区别的简图

一、分组数的区别

DRG分组按照MDC-ADRG-DRGs的三层逻辑，核心分组376组，细分组618组。

DIP分组将主目录区分为核心病种近11 553组，综合病种2499组。

二、分组逻辑的区别

DRG分组逻辑是基于总体的仿真、预测乃至精算模式，按照从解剖系统，到疾病治疗方式，再到病案个体特征的分层逻辑。

DIP分组逻辑是基于"随机"与"均值"的经济学原理和大数据理论，通过真实世界的海量病案数据，发现疾病与治疗之间的内在规律与关联关系，基于客观的大数据事实，即病种"存在即为合理"。

三、对病案首页要求的区别

DRG对病案首页质量要求较高，需要"一步到位"。DIP对病案首页质量要求相对较低，允许"循序渐进"。

四、对信息化要求不同

DRG对信息化要求高。DIP对信息化要求相对不很高。

五、落实时效不同

DRG实施形成需要大量的前期医学论证工作，对医学专业依赖度较高，沟通成本大，推行时效不高。

DIP实施落地时效快，基于历史数据和规则通过程序自动产生病种分组方案，论证可能仅局限于诊断与操作的对应性，将对医学专业依赖较低。

六、支付标准不同

DRG付费采取"费率法"，需要提前根据预测的住院总费用和总权重计算出基础费率，将年度医保住院统筹基金进行预分配的支付方式。若费率制定过高，仍可能导致医保基金超支风险。

DIP采取区域"点数法"，最先确定病种分值，后确定DIP的点值单价标准。点数法则是基于区域总额下的分配，避免了基金超支的风险，容易诱导医院"冲点数"引发点值贬值风险，见表2-12。

表2-12　DRG/DIP 总额预算管理差异

内容	DRG	DIP
数据源基础差异	病案首页为主	医保结算清单为主
分组原则差异	临床过程相似性和资源消耗相近性	疾病诊断与治疗方式
方法不同	目标控制，人工事前设定，规则严	基于大数据的客观分组
分组规则不一样	核心组376组，618细分组	分组多达14 000多种，灵活度高
分组依据	考虑主诊断与次诊断	主要侧重主诊断
RW计算差异	根据资源消耗结构调整、疾病诊治难易程度调整、医保政策目标调整，人为沟通成本大增	对每一病种组合中药品及耗材的标化单位，形成DIP药品分值（dRW）和DIP耗材分值（cRW），数据说话，容易达成共识

续　表

内容	DRG	DIP
年度住院统筹基金预算测算方式不同	总盘测算，按照累积筹集总额，包括上年度结余，扣除风险金和门诊统筹，以及其他基金后的金额	住院细算，只考虑年度基本医疗保险统筹基金住院费用可支出的预算额度，扣除调剂金和按项目付费额度及按床日付费额度及按单病种付费额度，以及其他住院费用测算金额
住院人次测算方法不同	前3年住院人次平均增长率	前3年住院人次费用按照1:2:7测算病种分值
付费标准差异	医保基金DRG应支付住院费用=∑〔（参保人员住院所属DRG组的支付标准-全自费费用-先自付费用-起付线）×政策规定的基金支付比例〕	预算分值点值均值=加权平均年度住院总费用÷∑（DIP分值×对应病种病例数量）
结算方式差异	定点医疗机构DRG结算费用=（医疗保险基金DRG应支付的住院费用+医疗保险基金项目支付的住院费用）	结算分值点值均值=（当年医保基金可用于DIP付费总额÷医保报销比例）÷∑（DIP分值×对应病种病例数量） 医保基金按DIP应支付给定点医疗机构的总住院费用=∑〔（参保人员住院所属DIP组的病组支付标准-自费费用-特定自付费用-起付线）×医保报销比例〕-∑建议扣减费用

七、监管评价侧重点不同

DRG监管评价侧重点是病案首页质量，从病案首页完整性、主要诊断选择准确率等方面对病案首页质量进行监管。

DIP监管评价侧重点高套编码，清算清单填写的完整性、主要诊断选择的正确性和诊疗行为的规范性等。

八、适用范围的不同

DRG适用于病案质量较高的三级医院；对中医病例、康复病例、特殊病种、MDT等病种无法纳入分组支付。

DIP使用区域内所有医疗机构，包括三级、二级、一级医疗机构；对中医病例、康复病例、特殊病种、MDT等病种可以单独分组支付。

第六节　DIP/DRG融合发展趋势

一、DIP的完善

DIP不是"十全十美"，需要认真研究和探讨，下列的"六大措施"可做好风险防范和应对。

（一）病种分值测算融入"医疗调整指数"

基于DIP分值测算，虽然考虑到"药品指数和耗材指数"，由于药品耗材集采发力，未来药品指数和耗材指数会出现下降趋势，病种分值计算也会变化，如果通过病种分值变化，需要融入调高"医疗指数"，弥补医疗收费价格较低的缺陷，另需加上"医技指数"考核。

医疗指数＝（该DIP病种次均医疗服务项目收入占比÷次均所有病种

医疗服务收入占比）×倾斜调节系数×医技指数调剂系数

（二）构建临床路径和病种成本测算机制

DIP医保支付制度需以历史医疗收费作为参数，历史成本虽然充分考虑到现实，但是"药品、耗材、医技检查"三大费用不合理因素未能有效解决，未能建立病种成本合理性评价机制，因此，需要构建临床路径为导向的病种标准成本测算机制，与现实成本做比较，提出不合理成本。

（三）取消医疗机构系数导入"分级诊疗系数"

医疗机构系数人为主管因素过多，缺乏合理的机构系数评价机制，应该围绕分级诊疗强基层为目标，结合医院功能定位，把病种分类分析设计"分级诊疗系数"，否则造成医院达标升级冲动，未来会给医保基金支付带来更大风险。

$$医疗机构"分级诊疗系数" = [（功能定位病种 \times 倾斜系数） + （非功能定位病种 \times 调减系数）] \div 2$$

（四）推行"同病同治同质同价"

DIP与DRG不同点最大的差异是同病同治同质同价，DIP支付制度改革需要充分考虑这个难题，否则同样的疾病会加速向大医院聚集效应，对强基层会产生更加不利的影响。DIP应该推行"同病同治同质同价"，对于不符合大医院功能定位的病种，不仅不能导入医疗机构系数，更应该调减支持强基层。

（五）DIP支付参考使用卫健委DRG评价数据

DIP支付制度改革，应该导入DRG医疗效率评价指标体系，作为综合衡量DIP支付的修正系数，在推行DIP的地区医保部门应该使用卫生健康委员会DRG评价参数，助推医疗服务能力提升，实现"价值医疗"和"价值医保"双赢。

总之，预付制是医保支付制度改革的大趋势，任何一种支付方式都不可能"十全十美"，都需要在实践中探索。唯一不变的就是"变"。对于医院来说，要认真学习和理解政策，才能更好地顺应医改新时代。

二、DIP 与 DRG 融合（图2-41）

推行DRG还是DIP都会面临前所未有诸多的困难和挑战，DIP作为DRG的过渡支付方式，探索DRG侧重价值驱动与DIP侧重成本管控驱动融合发展值得探析，借用DRG分组原理，引入内部人竞争控制原理，采取病种分值法（DIP），住院患者多病种分值少，住院患者少病种分值多，确保医保基金安全可控，促使医院精细化管理运行，以满足人们不断提升的医疗需求。

按DRG分组，参照病种分值结算，强调区域总额控制（预算管

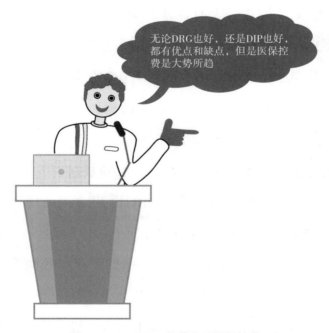

图2-41　DRG/DIP都是为了医保控费

理）和按病种（病组）计算分值，有机结合了总额控制和DRG/DIP的"权重"或"点值"概念。

按照DRG疾病或疾病诊断分组技术确定分组，给每一个疾病分组（病种）赋予相应分值，分值表示不同病种（病组）间的治疗成本的比例关系，大病、重病"分值"高，小病、轻病"分值"低。

以统筹地区为单位进行总额预算管理，年初合理确定住院费用预算，医院诊疗住院患者积累点值，月度（或季度）预结算，年末或一个医保周期末累计区域内所有点值，根据周期内预算总额，计算分值单价，年末依据其他项目的使用情况进行调整，年末清算后结余归医疗机构留用。

DRG病种分值法，按DRG分组，参照病种分值结算，强调区域总额控制（预算管理）和按病种（病组）计算分值，有机结合了总额控制和DRG/DIP的"权重"或"点值"概念。DRG/DIP取长补短，建议不能搞两套体系，建立两套分组器，否则会带来支付规则不一致的难题。融合为一，一套规则体系，一套分组器，减少培训沟通理解成本，简单明了，才最有效。

参 考 文 献

［1］简伟研，胡牧，张修梅. 诊断相关组（DRGs）的发展和应用［J］. 中华医院管理杂志，2011，27（11）：817-820.

［2］廖化. 淮安的病种分值付费法妙在哪？［EB/OL］. 中国医疗保险，2017. https://www.sohu.com/a/194883095_439958.

［3］国家医疗保障局印发《关于印发疾病诊断相关分组（DRG）付费国家试点技术规范和分组方案的通知》（医保办发〔2019〕36号），2019.

［4］国家医疗保障局印发《国家医疗保障疾病诊断相关分组（CHS-DRG）分组与付费技术规范》（医保办发〔2019〕36号），2019.

［5］孙雪娇. 国家版CHS-DRG登场，医院应该如何应对？［EB/OL］. 医有数（来源：医学界），2019. https://www.sohu.com/a/357188015_100009435.

［6］秦永方. 注意了！DRGs付费的"喜"与"忧"［EB/OL］. 华夏医界（来源：秦永方医疗卫生财务会计经济研究），2019. https://www.sohu.com/a/322107100_371584.

［7］国家医疗保障局. 速看，（CHS-DRG）细分组方案1.0版来了［EB/OL］. 中国医疗保险网站，2020. https://www.sohu.com/a/402732118_439958.

［8］国家医疗保障局办公室印发《国家医疗保障局办公室关于印发医疗保障疾病诊断相关分组（CHS-DRG）细分组方案（1.0版）的通知》（医保办发〔2020〕29号），2020.

［9］秦永方. 一文读懂|DRGs病种付费与成本核算"八步法"［EB/OL］. 医有数（来源：秦永方医疗卫生财务会计经济研究），2020. https://www.sohu.com/a/388088664_100009435.

［10］郭瀛瑞. X医院在DRG下的全成本核算方案的优化研究［D］. 郑州：郑州大学，2020.

［11］国家医疗保障局办公室印发《关于印发区域点数法总额预算和按病种分值付费试点工作方案的通知》（医保办发〔2020〕45号），2020.

［12］国家医疗保障局办公室印发《国家医疗保障局办公室关于印发国家医疗保障按病种分值付费（DIP）技术规范和DIP病种目录库（1.0版）的通知》（医保办发〔2020〕50号），2020.

［13］江西省人民政府. 南昌：病种分值付费改革，成就医保患和谐共赢［EB/OL］. 江西省人民政府网站，2020. http://www.jiangxi.gov.cn/art/2020/8/10/art_21223_2700325.html.

［14］秦永方. DRG/DIP融合支付探析［EB/OL］. 健康界，2020. https://www.cn-healthcare.com/articlewm/20201009/content-1151552.html.

［15］廖藏宜. 医保病种分值付费的前世今生及国家试点的工作重点［N］. 医药经济报，两期刊登2020-10-22和2020-10-29.

［16］作者不详. 看中国按病种分值付费发展史，读懂核心三要素［EB/OL］. 腾讯网（来源：医有数），2020. https://new.qq.com/omn/20201116/20201116A03HII00.html.

［17］廖藏宜. 中国版DRG：一文读懂医保病种分值付费［EB/OL］. 医药经济报，2020. https://www.sohu.com/a/426857557_377310.

［18］秦永方. DRG/DIP"双雄逐鹿"大趋势［EB/OL］. 健康界，2020. https://www.cn-healthcare.com/articlewm/20200913/content-1145340.html.

［19］秦永方. DRG/DIP融合支付探析［EB/OL］. 健康界，2020. https://www.cn-healthcare.com/articlewm/20201009/content-1151552.html.

［20］庄一强. 一文了解DRG/DIP的区别与联系［EB/OL］. 搜狐网（转自：秦永方医疗卫生财务会计经济研究），2020. https://www.sohu.com/a/428511884_389597.

［21］杨燕绥. DRG＋DIP可以扬长避短推进中国价值医疗发展［EB/OL］. 新浪财经（来源：第一财经日报），2020-09-17. https://baijiahao.baidu.com/s?id＝1678022696226300703&wfr＝

spider&for ＝ pc.

［22］秦永方. DRG\DIP 对医院"五大"挑战和冲击［EB/OL］. 健康界（来源：秦永方医疗卫生财务会计经济研究），2021. https://www.cn-healthcare.com/articlewm/20200913/content-1145346.html.

［23］秦永方. DRG\DIP 病种成本核算 99 讲之 2：DRG\DIP 倒逼病种成本核算［EB/OL］. 健康界，2021. https://www.cn-healthcare.com/articlewm/20210131/content-1186237.html.

［24］傅卫. 医院遇到 DRG/DIP，该如何应对？［EB/OL］. 知乎网站，2021. https://zhuanlan.zhihu.com/p/354864395.

［25］许伟明. DRG\DIP 的改革实践及发展内涵［EB/OL］. 腾讯网（来源：卫生经济研究），2021. https://new.qq.com/omn/20210118/20210118A000P000.html.

［26］于保荣. DRG/DIP 的改革实践及发展内涵［j］. 卫生经济研究杂志，卷：38 期数：2021 年 1 期页码：4-9 栏目，出版日期：2021-01-07.

［27］临床 DRG.《DRG 的乘风破浪史》之基础篇：国际疾病分类百年发展史（上）［EB/OL］. 中国网医疗频道，2021. http://med.china.com.cn/content/pid/233028/tid/1026.

第三章

病案首页与医保结算清单

将强调病案首页是"数据资产"理念，见图3-1，以及介绍医保结算清单等方面内容。DRG/DIP支付制度改革的重要依据是病案首页，医院应考虑如何将数据资产价值最大化。

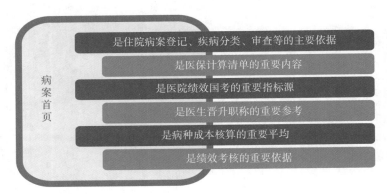

病案首页

- 是住院病案登记、疾病分类、审查等的主要依据
- 是医保计算清单的重要内容
- 是医院绩效国考的重要指标源
- 是医生晋升职称的重要参考
- 是病种成本核算的重要平均
- 是绩效考核的重要依据

图3-1　病案首页是数据资产

一、病案首页

（一）病案首页的作用

病案首页信息是一份完整的简要病历资料，高度浓缩了病案中最具有的信息，包括病人的基本信息、诊疗信息、费用信息。是医院统计、医疗管理和临床医学研究的重要原始数据来源，也是医疗纠纷、评定伤残等级、社会保险、商业保险等重要原始法律依据。对病案首页所反映的信息数据资料进行系统分析，为医院的管理和决策提供依据。

病案首页是病案集中反映，是浓缩了整份病案中重要内容，是核心，是各项医疗统计数据信息源，加强对病案首页规范化、标准化管理尤为重要。

病案首页是医务人员使用文字、符号、代码、数字等方式，将患者住院期间相关信息精练汇总在特定的表格中，形成的病历数据摘要，浓缩了整份病案中最重要内容，是病案信息的核心部分。是医院病案统计工作中的主要信息源，是保证正确进行疾病分类、汇编和数据统计的基础。

由病案首页信息提取出的数据，广泛应用于DRG、DIP、科研、教学和医疗质量管理、绩效考核等各项工作。首页质量的高低，直接影响医院各项信息统计数据的准确率，影响医院绩效国考成绩和等级评审中医疗服务能力评价，影响医保DRG/DIP支付结算，见图3-2。

公立医院绩效考核：病案首页指标9个			
从首页数据提取的绩效考核指标9个，其中7项为国家监测指标			
考核指标	指标性质	计算方法	指标来源
1. 出院患者手术占比▲	定量	出院患者手术台次数/同期出院患者总人次数×100%	病案首页
2. 出院患者微创手术占比▲	定量	出院患者微创手术台次数/同期出院患者手术台次数×100%	病案首页
3. 出院患者四级手术比例▲	定量	出院患者四级手术台次数/同期出院患者手术台次数×100%	病案首页
4. 手术患者并发症发生率▲	定量	手术患者并发症发生例数/同期出院的手术患者人数×100%	病案首页
5. Ⅰ类切口手术部位感染率▲	定量	Ⅰ类切口手术部位感染人次数/同期Ⅰ类切口手术台次数×100%	病案首页
6. 单病种质量控制▲	定量	符合单病种质量控制标准	病案首页
7. 低风险组病例死亡率▲	定量	低风险组死亡例数/低风险组病例数×100%	病案首页
8. 下转患者人次数（住院）	定量	本年度向二级医院或者基层医疗机构下转患者人次数（住院）	病案首页（参考）
9. 日间手术占择期手术比例	定量	日间手术台次数/同期出院患者择期手术总台次数×100%	病案首页（参考）

注：指标及计算方法摘自国办发〔2019〕4号《国务院办公厅关于加强三级公立医院绩效考核工作的意见》。

图3-2　9个病案首页指标

（二）病案首页质控

病案首页的过程中，如何选择正确的主要诊断和如何给主要诊断编码尤其重要，提升该项正确率，加强病案首页质控，有助于DRG及DIP试点工作的开展。

国家卫生健康委办公厅《关于印发2021年国家医疗质量安全改进目标的通知》（国卫办医函〔2021〕76号），提出10个医疗质量安全改进目标，"提高病案首页主要诊断编码正确率"就是目标之一，病案首页主要诊断填写正确，是指医师和病案管理人员按照规定，准确选择和规范填写住院病案首页中的主要诊断，并按照国家统一发布的疾病分类代码准确进行编码。

国家卫生健康委办公厅《关于印发病案管理质量控制指标（2021年版）的通知》（国卫办医函〔2021〕28号）强调，各级各类医疗机构要充分利用相关质控指标开展病案质量管理工作，不断提升病案质量管理的科学化、精细化水平和病案内涵质量。

《住院病案首页数据填写质量规范（暂行）》和《住院病案首页数据质量管理与控制指标（2016版）》（国卫办医发〔2016〕24号）强调，为进一步提高病案首页数据利用率，实现对病案首页数据的规范化、同质化管理，规范明确要求，住院病案首页应当使用规范的疾病诊断和手术操作名称。诊断依据应在病历中可追溯。疾病诊断编码应当统一使用ICD-10，手术和操作编码应当统一使用ICD-9-CM3。使用疾病诊断相关分组（DRG）开展医院绩效评价的地区，应当使用临床版ICD-10和临床版ICD-9-CM3。主要质量管理和控制指标包括住院病案首页填报完整率、主要诊断选择正确率、主要手术及操作选择正确率、其他诊断填写完整正确率、主要诊断编码正确率、其他诊断编码正确率、手术及操作编码正确率、病案首页数据质量优秀率、医疗费用信息准确率、病案首页数据上传率10个指标。

（三）病案首页必填项

见表3-1。

表3-1 住院病案首页必填项目列表

序号	项　目	信息分类	序号	项　目	信息分类
1	医疗机构	住院信息	19	（主要手术）日期	住院信息
2	组织机构代码	诊疗信息	20	（主要手术）术者	住院信息
3	第　次住院	住院信息	21	（主要手术）Ⅰ助	住院信息
4	入院途径	住院信息	22	（主要手术）Ⅱ助	住院信息
5	入院时间	住院信息	23	（主要手术）麻醉医师	住院信息
6	入院科别	住院信息	24	离院方式	住院信息
7	（入院）病房	住院信息	25	是否有31天内再次入院计划	住院信息
8	转科科别	住院信息	26	日常生活能力评定量表得分（入院）	住院信息
9	出院时间	住院信息	27	日常生活能力评定量表得分（出院）	住院信息
10	出院科别	住院信息	28	门急诊诊断	诊疗信息
11	（出院）病房	住院信息	29	门急诊诊断编码	诊疗信息
12	实际住院天数	住院信息	30	（主要出院诊断）名称	诊疗信息
13	科主任	住院信息	31	（主要出院诊断）入院病情	诊疗信息
14	主任（副主任）医师	住院信息	32	（主要出院诊断）疗效	诊疗信息
15	主治医师	住院信息	33	（主要出院诊断）编码	诊疗信息
16	住院医师	住院信息	34	损伤中毒的外部原因	诊疗信息
17	责任护士	住院信息	35	损伤中毒的外部原因编码	诊疗信息
18	编码员	住院信息	36	病理号（有一次住院多个标本的可能）	诊疗信息

续　表

序号	项　目	信息分类	序号	项　目	信息分类
37	病理诊断	诊疗信息	57	出生地（省、市、县）	患者信息
38	有无药物过敏	诊疗信息	58	籍贯	患者信息
39	ABO血型	诊疗信息	59	民族	患者信息
40	Rh血型	诊疗信息	60	身份证号	患者信息
41	（主要手术）名称	诊疗信息	61	职业	患者信息
42	（主要手术）级别	诊疗信息	62	婚姻	患者信息
43	（主要手术）切口愈合等级	诊疗信息	63	现住址（省、市、县、街道）	患者信息
44	（主要手术）麻醉方式	诊疗信息	64	现住址电话	患者信息
45	（入院前）颅脑损伤时间	诊疗信息	65	现住址邮编	患者信息
46	（入院后）颅脑损伤时间	诊疗信息	66	户口地址（省、市、县、街道）	患者信息
47	（重症监护室）名称	诊疗信息	67	户口地址邮编	患者信息
48	（重症监护室）进入时间	诊疗信息	68	工作单位及地址	患者信息
49	（重症监护室）转出时间	诊疗信息	69	工作单位电话	患者信息
50	医疗付费方式	患者信息	70	工作单位邮编	患者信息
51	病案号	患者信息	71	联系人姓名	患者信息
52	姓名	患者信息	72	联系人关系	患者信息
53	性别	患者信息	73	联系人地址	患者信息
54	出生日期	患者信息	74	联系人电话	患者信息
55	年龄	患者信息	75	住院总费用	费用信息
56	国籍	患者信息	76	自付费用	费用信息

注：必填栏不能为空项，没有可填写内容时填写"－"。

（四）病案首页数据挖掘

通过病案首页，对病种收入结构数据挖掘，开展药占比、耗材占比、医疗服务收入占比、医技检查收入占比病种收入结构分析，分析对医保支付结算率的影响，为病种结构调整提供参考依据，以及医院运营管理和绩效考核提供参数。

1. 合理用药"数据挖掘"　通过病案首页分析药占比，深度挖掘病案详细用药信息，分析抗菌素使用率、DDDs、基药使用率、集采药品使用率等信息，为合理用药提供考核依据。分析细化到病区、医疗小组、医生、病种、DRG/DIP病种组。

2. 合理用材"数据挖掘"　通过病案首页分析材占比，深度挖掘病案详细使用耗材信息，分析高值耗材、收费耗材、不收费耗材等信息，为合理使用耗材提供考核依据。分析细化到病区、医疗小组、医生、病种、DRG/DIP病种组。

3. 合理检查"数据挖掘"　通过病案首页分医技检查占比，深度挖掘病案医技检查信息，分析大型设备检查占比、医学检查占比、诊疗性检查及防御性医技检查等信息，为考核评价提供考核依据。分析细化到病区、医疗小组、医生、病种、DRG/DIP病种组。

4. 医疗服务能力"数据挖掘"　结合学科及医生病案首页信息，对诊治的病种和开展的技术，与应具备的诊治病种和关键技术的基本标准和推荐标准对照，评价学科及医生的医疗服务能力。

通过病案首页，进行数据归集和整理，按照病种医保支付费用及患者自费费用，核算病种医保支付结算收入，汇总病种医院医疗收费收入，挖掘病种成本数据，开展病种"收支保"盈亏分析，为医院学科建设及病种结构调整提供参考。

二、医保结算清单内容

国家医疗保障局办公室关于修订《医疗保障基金结算清单》《医疗保障基金结算清单填写规范》的通知（医保办发〔2021〕34号）指出，根据《国家医疗保障局办公室关于贯彻执行15项医疗保障信息业务编码标准的通知》（医保办发〔2020〕51号）等文件要求，结合应用地区实际情况，国家医保局对《医疗保障基金结算清单》（医保发〔2019〕55号）和《医疗保障基金结算清单填写规范（试行）》（医保办发〔2020〕20号）进行了修订。

（一）医保结算清单含义：医保结算清单是各级各类医保定点医疗机构开展住院、门诊慢特病、日间手术等医疗服务后，向医保部门申请费用结算时提交的数据清单。

（二）医保结算清单内容：医保结算清单数据指标共有193项，其中基本信息部分31项、门诊慢特病诊疗信息部分6项、住院诊疗信息部分58项、医疗收费信息部分98项。

（三）医保结算清单填写应当客观、真实、及时、规范，项目填写完整，准确反映患者诊疗、医疗收费等信息。

（四）医保结算清单中常用的标量、称量等数据项应当使用国家和医保、卫生行业等相关标准。其中，诊疗信息数据指标填报主要来自住院病案首页数据，医疗收费信息数据指标填报口径应与财政部、国家卫生健康委员会、国家医疗保障局统一的"医疗住院收费票据"和"医疗门诊收费票据"信息一致。

（五）西医疾病诊断代码统一使用《医疗保障疾病诊断分类与代码》，手术和操作代码应当统一使用《医疗保障手术操作分类与代码》，中医疾病诊断代码统一使用《医疗保障中医诊断分类与代码》，门诊慢特病病种代码统一使用《医疗保障门诊慢特病病种代码》，日间手术病种代码统一使用《医保日间手术病种分类与代码》。填写疾病诊断、手术及操作项目时应当同时填写名称及代码。

（六）凡栏目中有"□"的，应当在"□"内填写相对应项的序号。

（七）所有项目均为必填数据指标，有则必填，无则空项。

（八）凡栏目中有"……"的，由各统筹地区根据本地实际情况增添数据指标。原则上，增添数据指标前应向国家医疗保障局报备。

（九）门诊慢特病患者无须填报"住院诊疗信息"，住院患者无须填报"门诊慢特病诊疗信息"。

（十）清单存储及保管要求。医保部门及医疗机构应妥善保管结算清单。为保证清单的客观真实及法律效力，依据《中华人民共和国电子签名法》《关于规范电子会计凭证报销入账归档的通知》（财会〔2020〕6号）及《财政部关于修改的决定》（财政部令第104号）等文件相关规定，清单经可靠的电子签名并归档后可以电子结算清单的形式存储保管，也可以打印后加盖经办人签章，以纸质结算清单的形式存储保管。

三、医保结算清单样式

医保结算清单样式如表3-2所示：

表3-2　XX省（自治区、直辖市）XX市医疗保障基金结算清单（样式）

清单流水号＿＿＿＿＿

定点医疗机构名称＿＿＿　定点医疗机构代码＿＿＿　　　　　　　　　　　医保结算等级＿＿＿＿＿＿

医保编号＿＿＿　病案号＿＿＿　　　　　　　　　　　　　　　　　　申报时间＿＿＿年＿＿月＿＿日

一、基本信息

姓名＿＿＿＿　性别□1.男　2.女　出生日期＿＿年＿月＿日　年龄＿＿岁　国籍＿＿＿

（年龄不足1周岁）年龄＿＿＿天　民族＿＿＿　患者证件类别＿＿＿　患者证件号码＿＿＿＿＿＿＿

职业＿＿＿＿　现住址＿＿省（区、市）＿＿市＿＿县＿＿＿

工作单位及地址＿＿＿＿＿＿＿＿　单位电话＿＿＿＿＿＿＿　邮编＿＿＿＿＿

联系人姓名＿＿＿＿＿　关系＿＿＿　地址＿＿省（区、市）＿＿市＿＿县＿＿＿＿　电话＿＿＿

医保类型＿＿＿＿＿＿　特殊人员类型＿＿＿＿＿＿　参保地＿＿＿＿＿

新生儿入院类型＿＿＿＿＿　新生儿出生体重＿＿＿克　新生儿入院体重＿＿＿克

二、门诊慢特病诊疗信息

诊断科息＿＿＿＿＿＿　　　　　　　　　　　　　　　　　　　　就诊日期＿＿＿＿＿

病种名称	病种代码	手术及操作名称	手术及操作代码

三、住院诊疗信息

住院医疗类型□1.住院　2.日间手术

入院途径□1.急诊　2.门诊　3.其他医疗机构转入　9.其他

治疗类别□1.西医　2.中医（2.1中医　2.2民族医）　3.中西医

入院时间＿＿年＿＿月＿＿日＿＿时　　入院科别＿＿＿＿＿　转科科别＿＿＿＿＿

出院时间＿＿年＿＿月＿＿日＿＿时　　出院科别＿＿＿＿＿　实际住院＿＿＿天

门（急）诊诊断（西医诊断）＿＿＿＿＿　疾病代码＿＿＿＿＿

门（急）诊诊断（中医诊断）＿＿＿＿＿　疾病代码＿＿＿＿＿

出院西医诊断	疾病代码	入院病情	出院中医诊断	疾病代码	入院病情
主要诊断：			主病：		
其他诊断：			主证：		

诊断代码计数

主要手术及操作名称	主要手术及操作代码	麻醉方式	术者医师姓名	术者医师代码	麻醉医师姓名	麻醉医师代码

手术及操作起止时间	＿＿＿＿	麻醉起止时间	＿＿＿＿			
其他手术及操作名称1	其他手术及操作代码1	麻醉方式	术者医师姓名	术者医师代码	麻醉医师姓名	麻醉医师代码

手术及操作起止时间	＿＿＿＿	麻醉起止时间	＿＿＿＿			
其他手术及操作名称2	其他手术及操作代码2	麻醉方式	术者医师姓名	术者医师代码	麻醉医师姓名	麻醉医师代码

手术及操作起止时间＿＿＿＿＿　麻醉起止时间＿＿＿＿＿

……

手术及操作代码计数

呼吸机使用时间＿＿＿天　＿＿＿小时　＿＿＿分钟

续　表

颅脑损伤患者昏迷时间：入院前___天___小时___分钟			
入院后___天___小时___分钟			
重症监护病房类型 〔CCU、NICU、ECU、SICU、PICU、RICU、ICU （综合）、其他〕	进重症监护室时间 （__年__月__日__时__分）	出重症监护室时间 （__年__月__日__时__分）	合计（__时__分）
输血品种	输血量		输血计量单位

特级护理天数_____　一级护理天数_____　二级护理天数_____　三级护理天数_____

离院方式□ 1.医嘱离院　2.医嘱转院，拟接收机构名称_____ 3.转医嘱转社区卫生服务机构/乡镇卫生院，拟接收机构名称_____ 4.非医嘱离院 5.死亡　9.其他

是否有出院31天内再住院计划□ 1.无　2.有，目的_____

主诊医师姓名_____	主诊医师代码_____
责任护士姓名_____	责任护士代码_____

四、医疗收费信息

业务流水号：_____　　　　　结算时间：___年___月___日—___年___月___日
票据代码：_____
票据号码：_____

项目名称	金额	甲类	乙类	自费	其他
床位费					
诊察费					
检查费					
化验费					
治疗费					
手术费					
护理费					
卫生材料费					
西药费					
中药饮片费					
中成药费					
一般诊疗费					
挂号费					
其他费					
XX（按病种收费名称＋代码）					
金额合计					

医保统筹基金支付			个人负担	个人自付	
补充医疗保险支付	职工大额补助				
	居民大病保险				
	公务员医疗补助			个人自费	
医疗救助支付					
其他支付	企业补充		个人支付	个人账户支付	
	商业保险				
	……			个人现金支付	

医保支付方式□ 1.按项目　2.单病种　3.按病种分值　4.疾病诊断相关分组（DRG）5.按床日　6.按人头……

定点医疗机构填报部门_____　　医保经办机构_____　代码_____

定点医疗机构填报人_____　　医保机构经办人_____　代码_____

第四章

医院科室成本核算

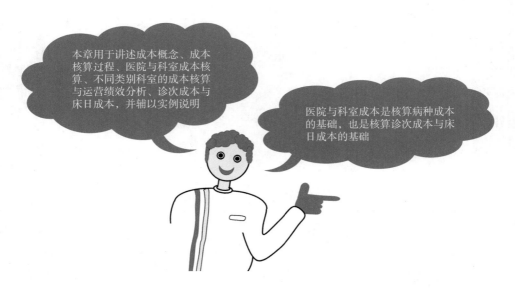

本章用于讲述成本概念、成本核算过程、医院与科室成本核算、不同类别科室的成本核算与运营绩效分析、诊次成本与床日成本，并辅以实例说明

医院与科室成本是核算病种成本的基础，也是核算诊次成本与床日成本的基础

第一节　DRG/DIP 对医院运营管理的挑战和冲击

DRG/DIP"预付费"支付制度改革，是对项目"后付费"颠覆性革命，对医院管理带来较大的挑战，对医院精益成本管控带来重大的冲击。

一、DRG/DIP 付费对医院运营管理的"颠覆"

医保 DRG/DIP 付费改革，从项目后付费到预付费转型，对医院惯性运行的业务管理带来重大的冲击，这种冲击是"颠覆性"的。

（一）"治疗为中心"的管理思维的"颠覆"

在项目后付费的制度下，以"治疗为中心"侧重的是治疗效果。DRG/DIP 强调的是对价值医疗，基于"预付费"实行"超支分担、结余留用"，赋能医疗服务行为改变，促使医院因病施治，控制过度用药、过度检查等，规范医疗服务，优化费用结构，降低服务成本，从而实现控制不合理费用增长的目标。

（二）"粗放式增长"发展模式的"颠覆"

在项目后付费制度下，医院强调的是"量效"，侧重多看患者和多做项目，医院才能获得较好的收入，管理导向是规模式增长。DRG/DIP则不同，更多地强调技术服务能力等"质效"，以医疗服务、医疗效率、医疗安全指标，作为医保支付的参考依据。

（三）"成本核算"事后核算的"颠覆"

项目后付费制度下，医院侧重科室大收大支的成本核算，关注事后成本核算结果，不重视精细化项目及病种成本核算与事前管控。DRG/DIP实行"预付费制度"，收入设定了封顶线，在有限的收入中，精准进行成本管控，强化事前成本预算核算、事中成本管控、事后成本分析评价等全流程管理，才能获得合理的收益。为此，对医院成本核算与管控挑战大增。

二、DRG/DIP付费对医院挑战和冲击

DRG/DIP医保支付制度改革大势所趋，对医院管理必将带来较大的挑战冲击，见表4-1。

表4-1　五大挑战冲击

序号	大挑战和冲击	说　明
1	收入增幅遇到"天花板"瓶颈	医保支付制度改革紧锣密鼓，DRG及DIP"预付费制度"推行，医院收入增幅受控，疫情的影响和冲击，居民收入下降，就医习惯发生变化，医院收入增幅将会遇到"天花板"瓶颈
2	病种成本核算与控制成为刚需	DRG及DIP实行"预付费制度"，收入设定了封顶线，在有限的收入中，进行收入结构调整，加强病种成本核算，精准进行成本管控，才能获得合理的收益。为此，对传统的粗放式发展模式，对医院成本核算与管控挑战大增
3	医疗服务能力提升的挑战	DRG也好，DIP也罢，基于"价值医疗"，向价值买单，病种广度和病种难度影响医保支付，原来传统的靠"以药补医、以材补医、以检查补医"时代，随着医疗行业纠风的加力，将会一去不返，对医疗服务能力提升将带来更大的挑战
4	医疗行为与合理检查	DRG/DIP"预付费"实行"超支不补、结余留用"，赋能医疗服务行为改变，促使医院因病施治，控制过度用药、过度检查等，规范医疗服务，优化费用结构，降低服务成本，从而实现控制不合理费用增长的目标
5	绩效核算方式	医改新时代，面对医保制度改革发力，面对公立医院绩效考核全面推行，面对全国公立医院"巡查"启动，医院与收入挂钩的绩效方案，政策风险丛生，内部绩效考核方案需要大调整，效能积分法绩效管理模式，实行积分制，构建符合医疗行业特点的多维绩效考核指标框架体系，适应医改新政，充分调动医务人员的积极性，实现医院发展可持续性

第二节　医院成本核算概述

下文综合国家卫生健康委《关于印发公立医院成本核算规范的通知》（国卫财务发〔2021〕4号）以及财政部关于印发《事业单位成本核算具体指引——公立医院》的通知财会〔2021〕26号文件精神，介绍医院成本核算部分重要内容。

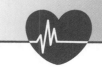

一、医院成本

医院成本的定义与构成见图4-1。

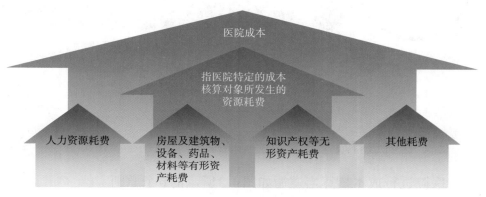

图4-1　医院成本示意

二、医院成本核算

医院成本核算的步骤包括：①明确成本核算原则和成本核算相关部门的职责，分别核算费用与收入，采集人员数量、工作量、房屋面积，设备金额等成本相关基础数据；②结合业务活动特点和管理需求，合理确定成本核算对象；③根据成本信息需求确定成本核算对象的成本项目和范围；④将直接费用归集至成本核算对象，选择科学、合理的成本动因或分配基础，将间接费用分配至成本核算对象，计算确定各成本核算对象的成本；⑤根据成本核算结果编制成本报告。详见图4-2。

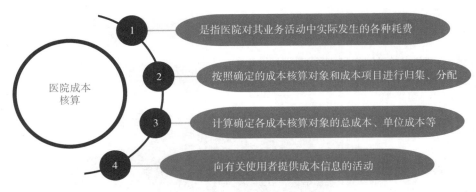

图4-2 医院成本核算的步骤

三、医院进行成本核算当遵循的原则

医院进行成本核算当遵循如图4-3所示的6个原则。

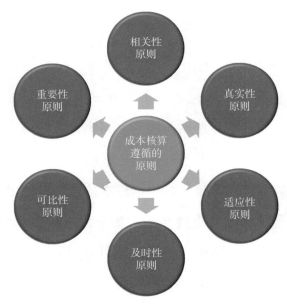

图4-3 医院进行成本核算当遵循的6个原则

（一）相关性原则

医院选择成本核算对象、归集分配成本、提供成本信息等应当与满足成本信息需求相关，有助于使用者依据成本信息作出评价或决策。

（二）真实性原则

医院应当以实际发生经济业务或事项为依据进行成本核算，确保成本信息真实可靠、内容完整。

（三）适应性原则

医院进行成本核算应当与卫生健康行业特点、特定的成本信息需求相适应。

（四）及时性原则

医院应当及时收集、处理、传递和报告成本信息，便于信息使用者及时作出评价或决策。

（五）可比性原则

相同行政区域内不同医院，或者同一医院不同时期，对相同或相似的成本核算对象进行成本核算所采用的方法和依据等应当保持连续性和一致性，确保成本信息相互可比。

（六）重要性原则

医院选择成本核算对象、开展成本核算应当区分重要程度，对于重要的成本核算对象和成本项目应当力求成本信息精确，对于非重要的成本核算对象和成本项目可以适当简化核算。

四、医院成本核算的作用

医院进行成本核算应当满足内部管理和外部管理的需求，包括但不限于以下方面，见图4-4。

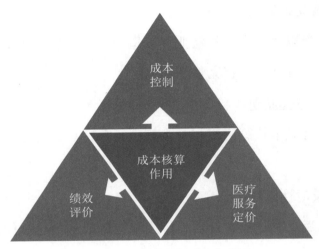

图4-4　医院成本核算的作用简图

（一）成本控制

医院应当完整、准确核算特定成本核算对象的成本，揭示成本的发生和形成过程，加强管理以便对影响成本的各种因素、条件施加影响或管控，将实际成本控制在预期目标内。促使医院合理控制成本，优化资源配置，提高管理水平。

（二）医疗服务定价

医院应当在统一核算原则和方法的基础上准确核算医疗服务成本，为政府有关部门监管医疗服务价格，为完善医保支付政策提供数据支持。

（三）绩效评价

夸实绩效管理基础医院应当设置与成本相关的绩效指标，为衡量医院整体和内部各部门的运行效率、核心业务实施效果、政策项目资金实施效果等提供成本信息。

五、医院成本核算周期

医院可根据相关部门对成本信息的需求以及成本管理的要求确定成本核算周期，并根据工作需要定期编制成本报告，全面反映医院成本核算情况。原则上，成本核算周期应当与会计核算周期保持一致，如图4-5所示。

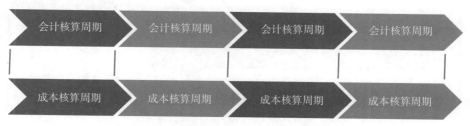

图4-5　成本核算周期应当与会计核算周期保持一致

六、医院成本核算基础

医院应当以权责发生制为基础，以财务会计数据为准进行成本核算，财务会计有关明细科目设置和辅助核算应当满足成本核算需要。

七、医院成本核算要求

医院应当确保成本数据原始记录真实完整，加强收集、记录、传递、整理和汇总等工作，为成本核算提供必要的数据基础。

八、医院成本组织保障

为保证医院成本核算工作正常有序开展，医院应当成立成本核算工作领导小组，明确承担成本核算工作的职能部门，见图4-6。

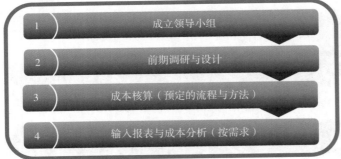

成功条件
◆ 医院文化、变革管理
◆ 院长决心、加强沟通、全员参与
◆ 信息化建设：HIS、财务管理系统、进销存系统

1 成立领导小组
2 前期调研与设计
3 成本核算（预定的流程与方法）
4 输入报表与成本分析（按需求）

领导小组
组长：院长
副院长（分管财务）
成员
财务　经管
人事　药剂
总务　器械
信息　医辅
统计　……

图4-6　医院成本核算工作的组织保障

九、医院成本核算小组

成本核算工作领导小组应当由医院主要负责人担任组长，总会计师或分管财务的副院长担任副组长，成员包括财务、医保、物价、运营管理、医务、药剂、护理、信息、人事、后勤、设备、资产、病案统计等相关职能部门负责人以及部分临床科室负责人。成本核算工作

领导小组主要负责审议医院成本核算工作方案及相关制度，明确各部门职责，协调解决成本核算相关问题，组织开展成本核算，加强成本管控，制订相匹配的绩效考核方案，提升运营效率，见图4-7。

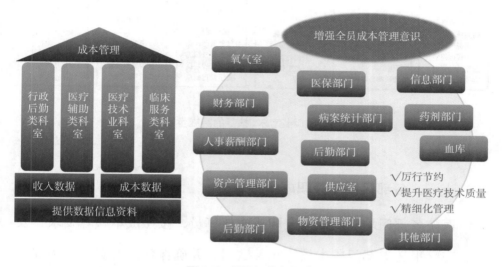

图4-7 组织机构与职责

十、医院成本核算部门

承担成本核算的职能部门（以下简称成本核算部门）是开展成本核算工作的日常机构。医院根据规模和业务量大小设置成本核算岗位。成本核算部门主要职责是：制定医院成本核算工作方案及相关工作制度等；确定成本核算对象和方法，开展成本核算；按照相关政府主管部门的规定定期编制、报送成本报表；开展成本分析，提出成本控制建议，为医院决策与运营管理提供支持和参考，见图4-8。

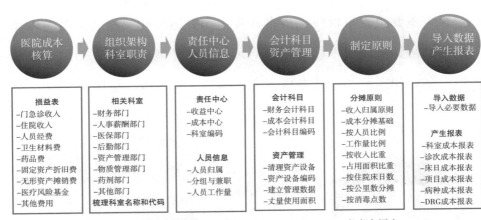

损益表	相关科室	责任中心	会计科目	分摊原则	导入数据
–门急诊收入	–财务部门	–收益中心	–财务会计科目	–收入归属原则	–导入必要数据
–住院收入	–人事薪酬部门	–成本中心	–成本会计科目	–成本分摊基础	
–人员经费	–医保部门	–科室编码	–会计科目编码	–按人员比例	**产生报表**
–卫生材料费	–后勤部门			–工作量比例	–科室成本报表
–药品费	–资产管理部门	**人员信息**	**资产管理**	–按收入比重	–诊次成本报表
–固定资产折旧费	–物质管理部门	–人员归属	–清理资产设备	–占用面积比重	–床日成本报表
–无形资产摊销费	–药剂部门	–分组与兼职	–资产设备编码	–按住院床日数	–项目成本报表
–医疗风险基金	–其他部门	–人员工作量	–建立管理数据	–按公里数分摊	–病种成本报表
–其他费用	梳理科室名称和代码		–丈量使用面积	–按消毒点数	–DRG成本报表

HIS、电子病历、财务管理系统、ERP　　　　　　考虑大用户

图4-8　科室成本核算的实施步骤

十一、各部门设立兼职成本核算员

医院各部门均应当设立兼职成本核算员，按照成本核算要求，及时、完整报送本部门成本核算相关数据，并确保数据的真实性和准确性，做好本部门成本管理和控制。

十二、提供数据信息资料

医院各部门在成本核算过程中应当提供的数据信息资料见图4-9。

1. 财务部门　各部门应发工资总额，邮电费、差旅费等在财务部门直接报销并应当计入各部门的费用；门诊和住院医疗收入明细数据。

2. 人事部门　各部门人员信息、待遇标准（包括职工薪酬、社会保障等）、考勤和人员变动情况。

3. 医保部门　与医保相关的工作量和费用。

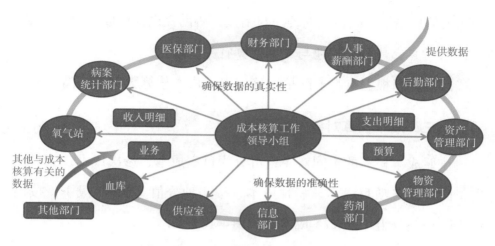

图4-9　医院各部门在成本核算过程中应当提供的数据信息资料

4. 后勤部门　各部门水、电、气等能源耗用量及费用；相关部门物业、保安、保洁、配送、维修、食堂、洗衣、污水处理等工作量和服务费用。

5. 资产管理部门　各部门固定资产和无形资产数量、使用分布与变动情况，设备折旧和维修保养、内部服务工作量和费用。

6. 物资管理部门　各部门卫生材料、低值易耗品等用量、存量和费用。

7. 药剂部门　各部门药品用量、存量和费用。

8. 供应室、血库、氧气站等部门　各部门实际领用或发生费用及内部服务工作量。

9. 病案统计部门　门诊、住院工作量，病案首页及成本核算相关数据。

10. 信息部门　负责医院成本核算系统的开发与完善，并确保其与相关信息系统之间信息的统一与衔接，协助提供其他成本相关数据。

11. 其他部门　其他与成本核算有关的数据。

医院应当根据自身实际情况确定提供成本核算数据的部门。

十三、成本核算对象

按照成本核算的不同对象，可分为科室成本、诊次成本、床日成本、医疗服务项目成本、病种成本、按病种分值（DIP）成本、按疾病诊断相关分组（DRG）成本，如图4-10所示。

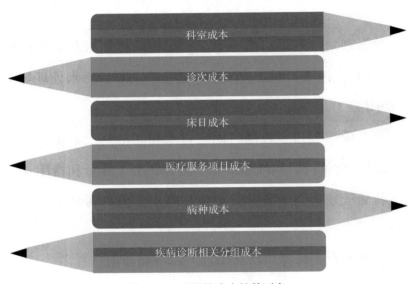

图4-10　不同的成本核算对象

十四、成本项目

医院应当根据规定，成本项目，并对每个成本核算对象按照成本项目进行数据归集。成本项目是指将归集到成本核算对象的按照一定标准划分的反映成本构成的具体项目。医院成本项目包括人员经费、卫生材料费、药品费、固定资产折旧费、无形资产摊销费、提取医疗风险基金、其他运行费用七大类。

十五、成本项目核算数据

成本项目核算数据应当与政府会计准则制度中"业务活动费用""单位管理费用"等科目的有关明细科目数据保持衔接，应当与成本核算所对应财务会计科目的明细科目或明细核算项目保持协调，并确保与财务报表数据的同源性和一致性。

十六、成本范围界定

医院成本范围的界定应当和成本核算对象相适应。

（一）当成本核算对象为全院整体时，成本范围即医院全成本。

（二）当成本核算对象为业务活动时，其成本范围包括业务活动费用、单位管理费用。

（三）当成本核算对象为医疗业务活动时，其成本范围即医疗全成本，包括业务活动成本中与开展业务活动相关的全部耗费。

十七、按照医院管理的不同需求，对成本进行分类归集

（一）按照计入成本核算对象的方式分为直接成本和间接成本

1. 直接成本　是指确定由某一成本核算对象负担的费用，包括直接计入和计算计入的成本。

2. 间接成本　是指不能直接计入成本核算对象的费用，应当由

医院根据医疗服务业务特点，选择合理的分配标准或方法分配计入各个成本核算对象。

间接成本分配标准或方法一般遵循因果关系和受益原则，将资源耗费根据动因（工作量占比、耗用资源占比、收入占比等）分项目追溯或分配至相关的成本核算对象，见图4-11。

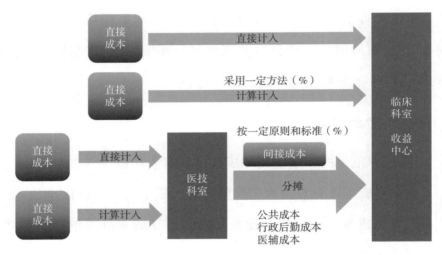

图4-11　直接成本与间接成本

同一成本核算对象的间接成本分配标准或方法一旦确定，在各核算期间应当保持一致，不得随意变动。

（二）按照成本属性分为固定成本和变动成本

1．固定成本　是指在一定期间和一定业务范围内，成本总额相对固定，不受业务量变化影响的成本。

2．变动成本　是指成本总额随着业务量的变动而成相应比例变化的成本，见图4-12。

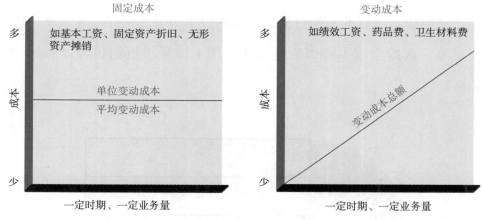

图4-12　固定成本与变动成本

（三）按照资本流动性分为资本性成本和非资本性成本

1. 资本性成本　是指医院长期使用的，其经济寿命将经历多个会计年度的固定资产和无形资产的成本，包括固定资产折旧和无形资产摊销费用。

2. 非资本性成本　是指某一会计年度内医院运营中发生的人员经费、卫生材料费、药品费、提取医疗风险基金和其他运行费用。

（四）按业务活动和成本核算对象，选择完全成本法或制造成本法进行核算

1. 完全成本法下应当将业务活动费用、单位管理费用，均归集、分配到成本核算对象。

2. 制造成本法下应当将业务活动费用归集、分配到成本核算对象。

十八、按照成本核算的不同目的，对成本进行分类

按照成本核算的不同目的，医院的成本可分为医疗业务成本、医疗成本、医疗全成本和医院全成本，图4-13显示他们包容或从属的关系。

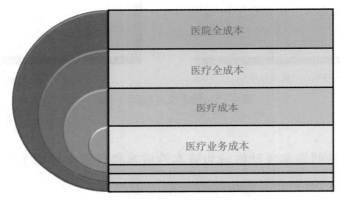

图4-13　4种成本之间的包容或从属的关系

（一）医疗业务成本

医疗业务成本是指医院业务科室开展医疗服务业务活动发生的各种耗费，不包括医院行政后勤类科室的耗费及财政项目拨款经费、非同级财政拨款项目经费和科教经费形成的各项费用。图4-14显示不同成本之间的核算过程。

医疗业务成本＝临床服务类科室直接成本＋医疗技术类科室直接成本

＋医疗辅助类科室直接成本

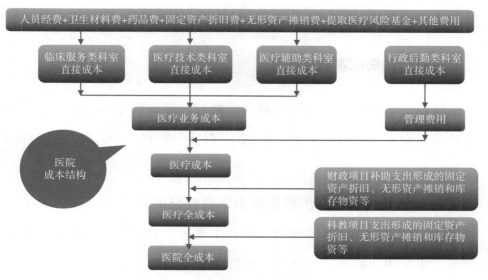

图4-14　不同成本之间的核算过程

（二）医疗成本

医疗成本是指为开展医疗服务业务活动，医院各业务科室、行政后勤类科室发生的各种耗费，不包括财政项目拨款经费、非同级财政拨款项目经费和科教经费形成的各项费用。

医疗成本＝医疗业务成本＋行政后勤类科室成本

（三）医疗全成本

医疗全成本是指为开展医疗服务业务活动，医院各部门发生的各种耗费，以及财政项目拨款经费、非同级财政拨款项目经费形成的各项费用。

（四）医院全成本

医院全成本是指医疗全成本的各种耗费，以及科教经费形成的各项费用、资产处置费用、上缴上级费用、对附属单位补助费用、其他费用等各项费用。

十九、医院成本核算单元

医院成本核算单元应当按照科室单元和服务单元进行设置。成本核算单元是成本核算的基础，根据不同的核算目的和服务性质进行归集和分类。

科室单元是指根据医院管理和学科建设的需要而设置的成本核算单元。例如消化病房、呼吸门诊、手术室、检验科、供应室、医务处等。主要用于科室成本核算、医疗服务项目成本核算、诊次成本核算、床日成本核算等。

服务单元是指以医院为患者提供的医疗服务内容类别为基础而设置的成本核算单元，例如重症监护、手术、药品、耗材等服务单元。服务单元根据功能可细化为病房服务单元、病理服务单元、检验服务单元、影像服务单元、诊断服务单元、治疗服务单元、麻醉服务单元、手术服务单元、药品供应服务单元、耗材供应服务单元等。主要用于病种成本核算、DRG成本核算等。

第三节　科室单元分类名称及编码

一、科室成本核算概念

科室成本核算是指以科室为核算对象，按照一定流程和方法归集相关费用、计算科室成本的过程。科室成本核算的对象是按照医院管理需要设置的各类科室单元。

二、科室分类

医院应当按照服务性质将科室划分为以下四大类：①临床服务类；②医疗技术类；③医疗辅助类；④行政后勤类；

（一）临床服务类科室

临床服务类科室是指直接为患者提供医疗服务，并能体现最终医疗结果、完整反映医疗成本的科室。临床服务类科室按照门诊临床科室和住院临床科室分类，见表4-2。

表4-2　临床科室单元分类名称及编码（部分）

序号	一级科室编码	一级科室名称	二级科室编码	二级科室名称	三级科室编码	三级科室名称
1	1	门诊临床科室	101	预防保健科门诊	101001	预防保健科门诊
2			102	全科医疗科门诊	102001	全科医疗科门诊
3			103	内科门诊	103001	呼吸内科门诊
4					103002	消化内科门诊
5					103003	神经内科门诊
6					103004	心血管内科门诊
7					103005	血液内科门诊
8					103006	肾病学门诊
9					103007	内分泌门诊
10					103008	免疫学门诊
11					103009	变态反应门诊
12					103010	老年病门诊
13					103099	内科其他门诊

续　表

序号	一级科室编码	一级科室名称	二级科室编码	二级科室名称	三级科室编码	三级科室名称
14			104	外科门诊	104001	普通外科门诊
15					104002	肝脏移植门诊
16					104003	胰腺移植门诊
17					104004	小肠移植门诊
18					104005	神经外科门诊
19					104006	骨科门诊
20					104007	泌尿外科门诊
21					104008	肾病移植门诊
22					104009	胸外科门诊
23					104010	肺脏移植门诊
24					104011	心脏大血管外科门诊
25					104012	心脏移植门诊
26					104013	烧伤外科门诊
27					104014	整形外科门诊
28					104015	介入科门诊
29					104099	外科其他门诊
30			105	妇产科门诊	105001	妇科门诊
…	…	…	…	…	…	…

　　临床服务类科室下也可以按照医护分开成本核算，设置四级科室编码及四级科室名称。如果划分医疗小组和护理小组，可以设置五级单元编码及五级单元名称，见表4-3。

表4-3　临床科室单元分类名称及五级编码案例

序号	一级科室编码	一级科室名称	二级科室编码	二级科室名称	三级科室编码	三级科室名称	四级单元编码	四级单元名称	五级单元编码	五级单元名称
155			204	外科住院	204001	普通外科住院				
							20400101	普通外科住院医生	2040010101	A医疗小组
									2040010102	B医疗小组
									2040010103	C医疗小组
							20400102	普通外科住院护理	2040010201	A护理小组
									2040010202	B护理小组
									2040010203	C护理小组

（二）医疗技术类科室

医疗技术类科室是指为临床服务类科室及患者提供医疗技术服务的科室，见表4-4。

表4-4　医技科室单元分类名称及编码

序号	一级科室编码	一级科室名称	二级科室编码	二级科室名称	三级科室编码	三级科室名称
282	3	医技科室	301	病理科	301001	病理科
283			302	医学检验科	302001	临床体液、血液专业
284					302002	临床微生物学专业
285					302003	临床化学检验专业

续　表

序号	一级科室编码	一级科室名称	二级科室编码	二级科室名称	三级科室编码	三级科室名称
286					302004	临床免疫、血清学专业
287					302005	临床细胞分子遗传学专业
288					302099	医学检验科其他
289			303	输血科	303001	输血科
290			304	医学影像科	304001	X线诊断
291					304002	CT诊断
292					304003	磁共振成像诊断
293					304004	核医学
294					304005	超声诊断
295					304006	心电诊断
296					304007	脑电及脑血流图诊断
297					304008	神经肌肉电图
298					304009	介入放射学
299					304010	放射治疗
300					304099	医学影像科其他
301			305	功能检查科	305001	功能检查科
302			306	内镜中心	306001	内镜中心
303			307	碎石中心	307001	碎石中心
304			308	血透室	308001	血透室
305			309	激光室	309001	激光室
306			310	震波室	310001	震波室
307			311	高压氧治疗中心	311001	高压氧治疗中心
308			312	药剂科	312001	药剂办
309					312002	药库
310					312003	门诊药房
311					312004	住院药房

续 表

序号	一级科室编码	一级科室名称	二级科室编码	二级科室名称	三级科室编码	三级科室名称
312					312005	制剂室
313					312006	临床药学及实验室/GCP
314					312099	药剂其他科室
315			399	医技其他科室	399001	医技其他科室

（三）医疗辅助类科室

医疗辅助类科室是指服务于临床服务类和医疗技术类科室，为其提供动力、生产、加工、消毒等辅助服务的科室，见表4-5。

表4-5 医辅科室单元分类名称及编码

序号	一级科室编码	一级科室名称	二级科室编码	二级科室名称	三级科室编码	三级科室名称
316	4	医辅科室	401	供应室	401001	供应室
317			402	挂号室	402001	挂号室
318			403	病案室	403001	病案室
319			404	门诊收费处	404001	门诊收费处
320			405	入院接诊室	405001	入院接诊室
321			406	住院处	406001	住院处
322			407	氧气室	407001	氧气室
323			408	真空负压吸引站	408001	真空负压吸引站
324			499	医辅其他科室	499001	医辅其他科室

（四）行政后勤类科室

行政后勤类科室是指除临床服务类、医疗技术类和医疗辅助类科室之外，从事行政管理和后勤保障工作科室，见表4-6。

表4-6　行政后勤类科室单元分类名称及编码

序号	一级科室编码	一级科室名称	二级科室编码	二级科室名称	三级科室编码	三级科室名称
325	5	行政后勤	501	院长办公室	501001	院长办公室
326			502	党委办公室	502001	党委办公室
327			503	宣传处	503001	宣传处
328			504	纪检办公室	504001	纪检办公室
329			505	监查办公室	505001	监查办公室
330			506	审计处	506001	审计处
331			507	人事处	507001	人事处
332			508	绩效办公室（经管办）	508001	绩效办公室（经管办）
333			509	运营管理部	509001	运营管理部
334			510	医务处	510001	医务处
335			511	护理部	511001	护理部
336			512	院感办公室	512001	院感办公室
337			513	质量控制办公室	513001	质量控制办公室
338			514	门诊办公室	514001	门诊办公室
339			515	科研处	515001	科研处
340			516	教学处	516001	教学处
341			517	医疗保险办公室	517001	医疗保险办公室
342			518	财务处	518001	财务处
343			519	设备处	519001	设备处
344			520	保卫处	520001	保卫处
345			521	信息管理中心	521001	信息管理中心
346			522	统计室	522001	统计室
347			523	档案室	523001	档案室
348			524	工会	524001	工会
349			525	团委	525001	团委
350			526	离退休管理办公室	526001	离退休管理办公室

序号	一级科室编码	一级科室名称	二级科室编码	二级科室名称	三级科室编码	三级科室名称
351			527	图书馆	527001	图书馆
352			528	总务处	528001	总务处
353			529	医学工程管理处	529001	医学工程管理处
354			530	基建处	530001	基建处
355			531	采购中心	531001	采购中心
357			533	电话总机室	533001	电话总机室
358			534	设施维修组	534001	设施维修组
359			535	电工组	535001	电工组
360			536	电梯组	536001	电梯组
361			537	洗衣房	537001	洗衣房
362			538	营养食堂	538001	营养食堂
363			539	职工食堂	539001	职工食堂
364			540	汽车队（班）	540001	汽车队（班）
365			541	太平间	541001	太平间
366			599	管理其他	599001	管理其他

三、设置科室单元原则

医院原则上应当按照《科室单元分类名称及编码》设置科室单元。

（一）临床服务类科室设置的专业实验室或检查室，其发生的人员经费、房屋水电费等耗费若由所属临床科室承担，则该实验室或检查室的收入和成本计入所属临床科室。

（二）各临床服务类、医疗技术类、医疗辅助类科室下设的办公室，其成本计入所属科室。

第四节　科室成本分类与核算

一、科室成本分类

医院开展科室核算时，应当将提供医疗服务所发生的全部费用，按照成本项目归集到科室单元。通过"业务活动费用""单位管理费用"等会计科目，按照成本项目归集实际发生的各种费用，据此计算确定各科室的成本，包括直接成本和间接成本。

二、科室直接成本核算

科室直接成本分为直接计入成本与计算计入成本。

（一）直接计入成本是指在会计核算中能够直接计入科室单元的费用。包括人员经费、卫生材料费、药品费、固定资产折旧费、无形资产摊销费以及其他运行费用中可以直接计入的费用。

1. 人员经费　按核算科室对全院人员进行定位，将员工发生的各项人员经费直接计入该核算科室的成本。人员经费均按支出明细项目、会计分期和权责发生制采集到人员角色。其中，工资津贴、绩效工资按计提发放项目采集到个人；社会保障缴费按养老、医疗保险等项目采集到个人；住房公积金按实际发生数采集到个人。对在同一会计期间内服务于多个核算单元的多重角色人员，应根据其工作量情况将其人员经费分摊到相应的核算单元。

2. 药品费　按药品进价计入核算科室的药品成本。以"临床开单，药房发药"信息为基础，分别按计价收费与非计价收费、西药、中成药与中草药、门诊用药与住院用药、医保病人与非医保病人等因素对药品进行分类核算，优先选择个别计价法采集各会计期间单品种药品的采购成本。

3. 卫生材料费　按各核算科室消耗的材料费用直接计入其成本；领用而未消耗的材料，视同库存管理，不计入成本。其中，对成本影响较大的低值易耗品可分期计入成本。医院应根据重要性原则，建立二级库房卫生材料管理制度（科室二级库房），分别按计价收费与非计价收费、可计与不可计量、高值与低值、植入人体与非植入人体、门诊与住院、一次性使用与可循环使用等因素对卫生材料进行分类核算，优先选择个别计价法，按单品种卫生材料采购成本和二级库房实际用量归集各科室的卫生材料成本。

4. 固定资产折旧　按会计核算方法计提固定资产折旧，不考虑预计净残值。其中，房屋类固定资产按核算科室的实际占用面积计提折旧；设备类固定资产按核算科室使用的固定资产计提折旧。医院应按规定的固定资产分类标准和折旧年限建立固定资产管理制度，按会计期间、固定资产分类和品种将固定资产折旧核算到每一个成本核算单元，房屋折旧按科室占用面积计算。

5. 无形资产摊销　医院无形资产应当自取得当月起，在预计使用年限内采用年限平均法分期平均摊销，按受益科室确认无形资产摊销费用。

6. 提取医疗风险基金　以临床、医技科室当期医疗收入的一定比例计提。

（二）计算计入成本是指由于受计量条件所限无法直接计入到科室单元的费用。医院应当根据重要性和可操作性等原则，将需要计算计入的科室直接成本按照确定的标准进行分配，计算计入到相关科室单元。对于耗费较多的科室，医院可先行计算其成本，其余的耗费再采用人员、面积比例等作为分配参数，计算计入其他科室。

1. **房屋、设备维修费**　常规维修费用按科室（房屋、设备实际占用科室）实际发生数记录；设备维保费用按维保期间分期计入（符合大型修缮标准的固定资产维修支出增加固定资产原值，计提折旧）。

2. **水电费**　按核算科室实际水、电用量计算确认费用；无实际计量的，可按照核算科室占用面积或收入等参数计算确认。

3. **办公费、印刷费**　按实际发生的办公性费用直接计入或按领用记录计量计入。

4. **卫生材料以外其他低值易耗品**　对成本影响较大的低值易耗品可分期计入成本。

5. **其他**　按核算科室的实际消耗量直接或采用一定方法计算后计入费用。例如物业管理费可以按照占用面积，洗涤、交通费用可以按照工作量，计算取得各核算科室的费用。

三、科室间接成本核算

科室间接成本应当本着相关性、成本效益关系及重要性等原则，采用阶梯分摊法，按照分项逐级分步结转的方式进行三级分摊，最终将所有科室间接成本分摊到临床服务类科室，见图4-15。具体步骤如下。

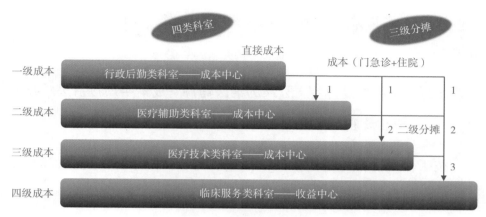

图4-15　四类科室与三级分摊

（一）一级分摊：行政后勤类科室费用分摊

将行政后勤类科室费用采用人员比例、工作量比重等分摊参数向临床服务类、医疗技术类和医疗辅助类科室分摊，并实行分项结转。

分配率＝行政后勤管理部门费用总额÷各科室分配参数之和

（例如：人员总数、业务量总数、房屋总面积、设备金额、实际占用床日数等）

临床、医技、医辅科室分摊的某项行政后勤类科室的费用＝该科室分摊率×当期行政后勤科室各项总费用

该科室分摊率＝该科室分摊参数之和÷全部科室分摊参数总和×100%

（二）二级分摊：医疗辅助类科室费用分摊

将医疗辅助类科室费用采用收入比重、工作量比重、占用面积比重等分摊参数向临床服务类和医疗技术类科室分摊，并实行分项结转。

按收入比重分摊（适用于门诊挂号收费、住院结算室等成本分摊）：

某临床科室（或医技科室）分摊的某医辅科室成本＝该科室医疗收入÷全院总医疗收入×当期某医辅科室各项总成本

按工作量分摊（适用于门诊挂号收费、住院结算、洗衣、消毒、水、电、气等保障部门，病案部门等成本分摊）：

某临床科室（或医技科室）分摊的某医辅科室成本＝该科室消耗工作量（或医疗工作量）÷某医辅科室待分摊的工作总量×当期某医辅科室各项总成本

按占用面积分摊：

某临床科室（或医技科室）分摊的某医辅科室成本＝该科室实际占用建筑面积÷全院临床、医技科室建筑总面积×当期某医辅科室各项总成本

（三）三级分摊：医疗技术类科室费用分摊

将医疗技术类科室费用采用收入比重等分摊参数向临床服务类科室分摊，分摊后形成门诊、住院临床服务类科室的成本。

某临床科室分摊的某医技科室成本＝该临床科室确认的某医技科室收入（按开单科室归集）÷某医技科室总收入×当期医技科室各项总成本

第五节　临床科室成本核算及运营绩效分析

一、临床科室业务量相关指标

临床科室业务量相关指标主要包括门诊指标、住院指标两大部分内容。

（一）临床科室门诊指标

临床科室门诊相关指标，主要包括门急诊人次、门急诊收入、门诊人次、门诊收入、急诊人次和急诊收入6个指标，见表4-7，图4-16是医疗收入分析表。

表4-7　临床科室门诊相关指标

编号	指标名称	计算公式及说明	增长率
1	门急诊人次		
101	初诊		
102	复诊		
2	门急诊收入		
201	次均门急诊收入		
202	次均门急诊药品收入		
203	次均门急诊卫生材料收入		
3	门诊人次		
301	初诊		
302	复诊		
4	门诊收入		
401	次均门诊收入		
402	次均门诊药品收入		

续　表

编号	指标名称	计算公式及说明	增长率
403	次均门诊卫生材料收入		
5	急诊人次		
501	初诊		
502	复诊		
6	急诊收入		
601	次均急诊收入		
602	次均急诊药品收入		
603	次均急诊卫生材料收入		

（二）临床科室住院业务量相关指标

临床科室住院业务量相关指标，主要包括床位数、住院人次、平均占床日、床日收入、次均住院收入5个指标，见表4-8。

表4-8　临床科室住院业务量相关指标

编号	指标名称	计算公式及说明	增长率
1	床位数		
2	住院人数		
3	住院收入		
4	次均住院患者收入		
401	次均住院费用		
402	次均住院药品费用		
403	次均住院卫生材料费用		
5	平均住院日		
501	平均床日住院费用		
502	平均床日药品费用		
503	平均床日卫生材料费用		

图 4-16　医疗收入分析表

（三）临床科室收入结构相关指标

临床科室收入结构包括药品收入、卫生材料收入、医技检查收入与医疗服务收入四大类。关于药品收入的指标有药品收入与药占比；关于卫生材料收入的指标有卫生材料收入与材占比；关于医技检查收入的指标有医技检查收入和医技检查收入占比；关于医疗服务收入的指标有医疗服务收入与医疗服务收入占比。

二、临床科室成本支出相关指标

临床科室成本支出相关指标，包括人力费用、药品费、卫生材料费、固定资产折旧、无形资产摊销、医疗风险金提取，与其他费用等成本项目，分别按门诊与住院分类，进行药耗成本、直接成本、业务成本与全成本核算，见表4-9。

表4-9　临床科室成本支出相关指标

序号	成本项目	门诊				住院				合计	
		药耗成本	直接成本	业务成本	全成本	药耗成本	直接成本	业务成本	全成本	金额	增长率
1	人力费用										
2	药品费										
3	卫生材料费										
4	固定资产折旧										
5	无形资产摊销										
6	医疗风险金提取										
7	其他费用										
8	合计										

三、临床科室次均成本相关指标

临床科室次均成本相关指标，包括门诊次均成本、住院次均成本、平均床日成本3大指标，分别按照药耗成本、直接成本、业务成本、全成本核算，见表4-10。

表4-10　临床科室次均成本相关指标

序号	项目	药耗成本	直接成本	业务成本	全成本
1	门诊次均成本				
2	住院次均成本				
3	平均床日成本				
4	合计				

四、临床科室成本核算报表

表4-11列举6种标准的临床科室成本核算报表，实际案例见图4-17～图4-22。

表4-11　6种标准的临床科室成本核算报表

序号	编号	报表名称	报表类型
		科室成本报表	
1-1	科室01表	医院科室直接成本表（医疗成本）	对外报表
1-2	科室02表	医院科室直接成本表（医疗全成本和医院全成本）	对内报表
1-3	科室03表	医院临床服务类科室全成本表（医疗成本）	对外报表
1-4	科室04表	医院临床服务类科室全成本表（医疗全成本和医院全成本）	对内报表
1-5	科室05表	医院临床服务类科室全成本构成分析表	对外报表
1-6	科室06表	医院科室成本分摊汇总表	对内报表

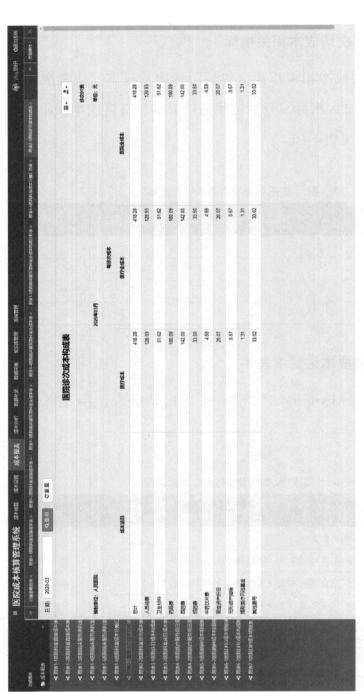

图 4-17　医院诊次成本构成

图4-18　医院科室诊次成本

医院成本核算管理系统

成本核算　成本设置　成本报表　成本分析　数据归集　数据归集　知识管理　系统管理

日期：2020-03　Q查询　C重置

核算单位：人民医院

医院床日成本构成表

2020年03月

核算项目：无

单位：元

成本项目	医疗成本	每床日成本	
		医疗全成本	医药全成本
总计	1,115.48	1,115.48	1,115.48
人员经费	568.20	568.20	568.20
卫生材料	135.82	135.82	135.82
药品费	267.38	267.38	267.38
固定资产	257.95	257.95	257.95
无形资产	9.29	9.29	9.29
中药饮片费	0.14	0.14	0.14
提取医疗风险基金	49.20	49.20	49.20
无形资产摊销	1.24	1.24	1.24
提取医疗风险基金	3.35	3.35	3.35
其他费用	84.18	84.18	84.18

图4-19　医院床日成本构成

医院科室床日成本表

2020年03月

科室编码	科室名称	服务量	医疗成本	每床次成本	
				医疗全成本	医院全成本
100101	神经内科病房	1,049	804.01	804.01	804.01
100201	肿瘤内科病房	1,050	943.40	943.40	943.40
100301	心内科病房	1,610	1,039.42	1,039.42	1,039.42
100401	内分泌一科病房	0	0.00	0.00	0.00
100501	内分泌二科病房	0	0.00	0.00	0.00
100601	消化内科病房	693	1,136.38	1,136.38	1,136.38
100701	呼吸内科病房	1,139	1,135.01	1,135.01	1,135.01
100801	肾内科病房	305	1,155.42	1,155.42	1,155.42
100901	血液肿瘤内科病房	330	1,200.70	1,200.70	1,200.70
101001	老年病科病房	1,452	816.05	816.05	816.05
101101	普外科病房	1,062	1,023.89	1,023.89	1,023.89
101201	肝胆外科病房	774	1,019.09	1,019.09	1,019.09
101301	胸心外科病房	416	1,230.03	1,230.03	1,230.03
101401	神经外科外科病房	625	1,396.42	1,396.42	1,396.42
101501	泌尿外科病房	946	807.24	807.24	807.24
101601	妇血管外科病房	3,153	666.47	666.47	666.47
101701	神经外科病房	811	1,475.29	1,475.29	1,475.29
101801	整形外科病房	0	0.00	0.00	0.00
101901	烧伤科病房	308	514.93	514.93	514.93

图 4-20　医院科室床日成本

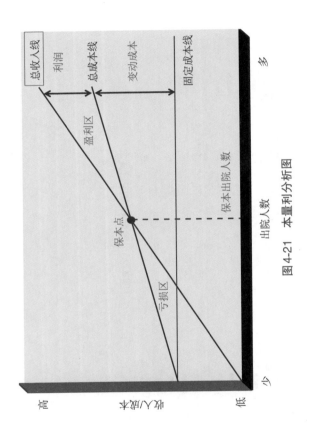

图4-21　本量利分析图

序号	科室代码	科室名称	工作量项目编码	工作量项目名称	工作量	单位收入	单位变量成本	单位收益	固定成本	实现成本	保本工作量	保本收入
1	100101	神经内科病房	MJZRC	门诊诊人次	0	0.00	0.00	0.00	0.00	1,752,898.58	1	1.00
2	100102	神经内科门诊	MJZRC	门诊诊人次	2,255	268.04	371.32	-103.28	0.00	837,324.99	1	1.00
3	100201	肿瘤内科病房	MJZRC	门诊诊人次	0	0.00	0.00	0.00	0.00	1,402,266.88	1	1.00
4	100202	肿瘤内科门诊	MJZRC	门诊诊人次	756	544.65	759.38	-214.73	0.00	575,612.64	1	1.00
5	100301	心内科病房	MJZRC	门诊诊人次	0	0.00	0.00	0.00	0.00	3,601,558.34	1	1.00
6	100302	心内科门诊	MJZRC	门诊诊人次	3,198	380.76	487.17	-106.41	0.00	1,557,968.73	1	1.00
7	100401	内分泌一科病房	MJZRC	门诊诊人次	0	0.00	0.00	0.00	0.00	619,911.58	1	1.00
8	100402	内分泌一科门诊	MJZRC	门诊诊人次	0	0.00	0.00	0.00	0.00	852,854.41	1	1.00
9	100501	内分泌二科病房	MJZRC	门诊诊人次	0	0.00	0.00	0.00	0.00	802,017.75	1	1.00
10	100502	内分泌二科门诊	MJZRC	门诊诊人次	0	0.00	0.00	0.00	0.00	736,315.24	1	1.00
11	100601	消化内科病房	MJZRC	门诊诊人次	0	0.00	0.00	0.00	0.00	1,706,553.99	1	1.00
12	100602	消化内科门诊	MJZRC	门诊诊人次	2,069	336.95	519.19	-182.24	0.00	1,074,204.08	1	1.00
13	100701	呼吸内科病房	MJZRC	门诊诊人次	0	0.00	0.00	0.00	0.00	2,329,345.82	1	1.00
14	100702	呼吸内科门诊	MJZRC	门诊诊人次	3,027	280.05	195.24	84.81	0.00	590,982.74	1	1.00
15	100801	肾内科病房	MJZRC	门诊诊人次	0	0.00	0.00	0.00	0.00	697,311.23	1	1.00

图4-22　本量利分析

五、临床科室医疗结余核算

临床科室医疗结余核算可以精细到医疗小组，甚至是医生个人，见表4-12。表4-13显示临床科室收支结余贡献相关指标。

表4-12　临床科室医疗结余核算

编号	临床科室名称	医疗小组	医生	医疗收入	医疗成本支出		医疗收支结余	
					直接成本	间接成本	贡献毛益	净贡献
							医疗收入-直接成本	贡献毛益-间接成本

表4-13　临床科室收支结余贡献相关指标

序号	项目	边际结余贡献	直接结余贡献	业务结余贡献	全成本结余贡献
1	门急诊收支结余贡献	门诊收入-门诊变动成本	门诊收入-门诊直接成本	门诊收入-门诊医疗成本	门诊收入-门诊医疗全成本
2	次均门诊收支结余贡献	次均门诊收入-次均门诊边际成本	次均门诊收入-次均门诊直接成本	次均门诊收入-次均门诊医疗成本	次均门诊收入-次均门诊医疗全成本
3	次均门诊收支结余贡献率	次均门诊边际结余贡献÷次均门诊收入	次均门诊直接结余贡献÷次均门诊收入	次均门诊医疗业务结余贡献÷次均门诊收入	次均门诊净贡献÷次均门诊收入
4	住院收支结余贡献	住院收入-住院变动成本	住院收入-住院直接成本	住院收入-住院医疗成本	住院收入-住院医疗全成本
5	次均出院病人收支结余贡献	次均住院收入-次均住院边际成本	次均住院收入-次均住院直接成本	次均住院收入-次均住院医疗成本	次均住院收入-次均住院医疗全成本
6	次均出院病人收支结余贡献率	次均住院边际结余贡献÷次均住院收入	次均住院直接结余贡献÷次均住院收入	次均住院医疗业务结余贡献÷次均住院收入	次均住院净贡献÷次均住院收入

六、科室运营管理绩效评价与分析

（一）床位合理性分析与评价

统计科室床位总数量的相关指标，主要包括编制床位数、床位数、床位使用率、床位周转率等指标，另可加上"实有床位数同比增长率"指标。

（二）固定资产评价与分析

以下为固定资产评价与分析的两个指标及其计算公式：

$$医疗设备收益率＝医疗收入÷平均医疗设备资产净值$$
$$坪效＝医疗收入÷平均房屋固定资产净值$$

（三）人员效率

以下为人员效率指标及其计算公式：

$$执业医师日均担负诊疗人次＝诊疗人次总数÷实际执业医$$
$$师人数÷251（工作日）$$
$$执业医师人均门急诊收入＝门急诊收入总数÷实际执业医师人数$$
$$执业医师日均担负住院床日数＝实际占用总床日数÷实际执业医师$$
$$人数÷365（全年）$$
$$执业医师人均住院收入＝住院收入总数÷实际执业医师人数$$

第六节　医技科室成本核算及运营绩效分析

一、医技科室业务量相关指标

医院可依据以下两类指标进行绩效分析。

（一）医技科室业务量相关指标

表4-14列举医技科室的名称及4个业务量相关指标。

表4-14　医技科室名单与4个业务量相关指标

编号	医技科室名称	检查人次数	项目数	医技检查收入	增长率
301	病理科				
302	医学检验科				
303	输血科				
304	医学影像科				
305	功能检查科				
306	内镜中心				
307	碎石中心				
308	血透室				
309	激光室				
310	震波室				
311	高压氧治疗中心				
合计					

（二）医技科室次均检查费用及项目

表4-15列举医技科室的名称及其次均检查费用及项目相关指标。

表4-15　医技科室次均检查费用及项目相关指标

编号	医技科室名称	次均医技检查费用			次均医技检查项目数		
		门诊人次	住院人次	住院床日	门诊人次	住院人次	住院床日
301	病理科						
302	医学检验科						
303	输血科						
304	医学影像科						
305	功能检查科						
306	内镜中心						
307	碎石中心						
308	血透室						
309	激光室						
310	震波室						
311	高压氧治疗中心						
合计							

二、医技科室成本支出相关指标

表4-16列举医技科室成本项目及成本支出相关指标。

表4-16　医技科室项目及成本支出相关指标

序号	成本项目	成本支出			
		药耗成本	直接成本	业务成本	全成本
1	人力费用				
2	药品费				
3	卫生材料费				
4	固定资产折旧				
5	无形资产摊销				
6	医疗风险金提取				
7	其他费用				
8	合计				

三、医技科室次均成本支出相关指标

表4-17显示医技科室名称及其次均相关指标。

表4-17　医技科室名称及其次均相关指标

编号	医技科室名称	次均门诊医技检查成本				次均床日医技检查成本				次均住院病人医技检查成本			
		药耗成本	直接成本	业务成本	全成本	药耗成本	直接成本	业务成本	全成本	药耗成本	直接成本	业务成本	全成本
301	病理科												
302	医学检验科												
303	输血科												
304	医学影像科												
305	功能检查科												
306	内镜中心												
307	碎石中心												
308	血透室												
309	激光室												
310	震波室												
311	高压氧治疗中心												
合计													

四、医技科室收支结余贡献

医院可利用表4-18进行医技科室收支结余贡献分析，而表4-19显示相关指标。

表4-18　医技科室收支结余贡献分析

| 编号 | 医技科室名称 | 医技检查收入 | | | 医技检查成本 | | | | | 医技检查科室结余 | | | | 成本合计 |
		门诊	住院	医技收入合计	药耗成本	其他直接成本	分摊医辅费用	分摊管理费用	成本合计	边际结余贡献	直接结余贡献	业务结余贡献	净结余贡献	
合计														

表4-19　医技科室收支结余贡献相关指标

序号	项目	边际结余贡献	直接结余贡献	业务结余贡献	全成本结余贡献
1	门急诊医技收支结余贡献				
2	次均门诊医技收支结余贡献				
3	次均门诊医技收支结余贡献率				
4	住院医技收支结余贡献				
5	次均出院病人医技收支结余贡献				

续　表

序号	项目	边际结余贡献	直接结余贡献	业务结余贡献	全成本结余贡献
6	次均出院病人医技收支结余贡献率				
7	床日医技收支结余贡献				
8	床日医技收支结余贡献率				

五、医技科室运营管理绩效评价与分析

（一）固定资产评价与分析

以下为医技科室固定资产评价与分析的两个指标及其计算公式：

$$医技检查设备收益率＝医技检查收入÷平均医技检查设备资产净值$$

$$坪效＝医技检查收入÷平均房屋固定资产净值$$

（二）人员效率

下列为医技科室人员效率的两个指标及其计算公式：

$$人均医技检查人次＝医技检查人次总数÷医技科室人数$$

$$人均医技检查收入＝医技检查收入总数÷医技科室人数$$

第七节　医辅科室成本核算及运营绩效分析

一、医辅科室业务量相关指标

表4-20列举医辅科室名称及其业务量相关指标。

表4-20　医辅科室名称及其业务量相关指标

二级科室编码	二级科室名称	相关业务量指标			
401	供应室	消毒包数	对内供应收入	对外供应收入	
402	挂号室	挂号人次	挂号收入		
403	病案室	病例数			
404	门诊收费处	收费票据张数	医保划卡	现金收入	网上支付
405	入院接诊室	入院人数			
406	住院处	预交费票据张数	出院结算票据张数	现金收入	网上支付
407	氧气室	氧气供应数	氧气收费		

二、医辅科室成本支出相关指标

表4-21列举医辅科室成本支出相关指标。

表4-21　医辅科室成本支出相关指标

序号	成本项目	成本支出		
		直接成本	分摊成本	成本合计
1	人力费用			
2	药品费			
3	卫生材料费			
4	固定资产折旧			
5	无形资产摊销			
6	医疗风险金提取			
7	其他费用			
8	合计			

三、医辅科室成本分析

表4-22可用于医辅科室成本支出分析。

表4-22　医辅科室成本支出分析

二级科室编码	二级科室名称	人员数	人均直接成本	人均分摊成本	人均全成本	次均门急诊担负成本	平均床日担负成本	医疗收入分摊成本率
401	供应室							
402	挂号室							
403	病案室							
404	门诊收费处							
405	入院接诊室							
406	住院处							
407	氧气室							

第八节　行政后勤成本核算及运营绩效分析

一、行政后勤科室业务量相关指标

行政后勤没有直接的业务工作量，可通过全院工作量作为行政后勤宏观业务量，见表4-23。

表4-23　行政后勤相关业务量

序号	业务量指标	计算公式及说明
1	门急诊人次	
2	门急诊收入	

续 表

序号	业务量指标	计算公式及说明
3	门急诊成本	
4	门急诊收支结余贡献	
5	门急诊收支结余贡献率	
6	入出院人数	
7	实际占用床日数	
8	住院收入	
9	住院成本	
10	住院收支结余贡献率	
11	总收入	
12	总支出	
13	医院收支结余	
14	医院收支结余率	

二、行政后勤效率分析

分析并有效管控行政后勤各效率指标可望降低医院的运营成本，表4-24列举常见的6个效率指标。

表4-24 行政后勤效率分析

序号	效率指标名称	计算公式及说明
1	管理费用占支出比	管理费用占支出比＝管理费用÷医院支出合计
2	管理费用占医疗收入比	管理费用占医疗收入比＝管理费用÷医院医疗收入合计
3	行政后勤人均成本	行政后勤人均成本＝管理费用÷行政后勤人数
4	每门急诊人次负担管理费用	每门急诊人次负担管理费用＝门诊负担管理费用÷门急诊人次
5	每床日负担管理费用	每床日负担管理费用＝住院负担管理费用÷实际占用总床日
6	人均负担管理费用	人均负担管理费用＝管理费用÷全院职工人数

第九节　诊次床日成本核算及敏感系数分析

一、诊次成本核算

诊次成本核算是指以诊次为核算对象，将科室成本进一步分摊到门急诊人次中，计算出诊次成本的过程。

（一）诊次药品成本核算

$$诊次药品成本 = 门诊药品收入 \div 门急诊人次$$

（二）诊次耗材成本核算

$$诊次耗材成本 = 门诊卫生材料费 \div 门急诊人次$$

（三）诊次直接成本核算

$$诊次直接成本 = （门诊药品成本 + 门诊耗材成本 + 临床科室直接成本 + 医技科室直接成本）\div 门急诊人次$$

（四）诊次业务成本核算

$$诊次业务成本 = （门诊药品成本 + 门诊耗材成本 + 临床科室其他直接成本 + 医技科室直接成本 + 分摊医辅科室成本）\div 门急诊人次$$

（五）诊次全成本核算

$$诊次全成本 = （门诊药品成本 + 门诊耗材成本 + 临床科室其他直接成本 + 医技科室直接成本 + 分摊医辅科室成本 + 分摊管理费用）\div 门急诊人次$$

诊次成本有全院与科室之分，采用三级分摊后的临床门急诊科室总成本，计算出诊次成本。

$$全院平均诊次成本＝（\textstyle\sum 全院各门急诊科室成本）÷$$
$$全院总门急诊人次$$
$$某临床科室诊次成本＝某临床科室门急诊成本÷$$
$$该临床科室门急诊人次$$

二、诊次绩效分析

表4-25列举诊次绩效分析的计算公式。

表4-25 诊次绩效分析与其计算公式

序号	核算或分析项目	计算公式或说明
1	诊次收入核算	诊次收入＝门诊收入÷门急诊人次 医保诊次收入＝门诊医保收入÷门急诊医保人次 非医保诊次收入＝门诊非医保收入÷门急诊医保人次
2	诊次收入结构分析	诊次药占比 诊次材占比 诊次医技检查收入占比 诊次医疗服务收入占比
3	诊次结余贡献分析	诊次边际贡献＝诊次收入－诊次药耗成本 诊次边际贡献率＝诊次边际贡献÷诊次收入 诊次直接贡献＝诊次收入－诊次直接成本 诊次直接贡献率＝诊次直接贡献÷诊次收入 诊次毛贡献＝诊次收入－诊次业务成本 诊次毛贡献率＝诊次毛贡献÷诊次收入 诊次净贡献＝诊次收入－诊次全成本 诊次净贡献率＝诊次净贡献÷诊次收入

三、床日成本核算

（一）床日成本核算概念

床日成本核算是指以床日为核算对象，将科室成本进一步分摊到住院床日中，计算出床日成本的过程。

（二）床日成本核算

1. 床日药品成本核算　床日药品成本＝住院药品收入÷全院实际占用总床日数

2. 床日耗材成本核算　床日耗材成本＝住院卫生材料费÷全院实际占用总床日数

3. 床日直接成本核算　床日直接成本＝（住院药品成本＋住院耗材成本＋临床科室直接成本＋医技科室直接成本）÷全院实际占用总床日数

4. 床日业务成本核算　床日业务成本＝（住院药品成本＋住院耗材成本＋临床科室其他直接成本＋医技科室直接成本＋分摊医辅科室成本）÷全院实际占用总床日数

5. 床日全成本核算　床日全成本＝（住院药品成本＋住院耗材成本＋临床科室其他直接成本＋医技科室直接成本＋分摊医辅科室成本＋分摊管理费用）÷全院实际占用总床日数

采用三级分摊后的临床住院科室总成本，计算出床日成本，一样有全院和科室之分。

$$全院平均实际占用床日成本＝（\sum 全院各住院科室成本）÷全院实际占用总床日数$$

某临床科室实际占用床日成本＝某临床住院科室成本÷该临床住

院科室实际占用床日数

四、床日绩效分析

以下分类列出床日收入核算、床日收入结构分析与床日结余贡献分析。

（一）床日收入核算

$$床日收入＝门诊收入÷门急诊人次$$

$$医保床日收入＝门诊医保收入÷门急诊医保人次$$

$$非医保床日收入＝门诊非医保收入÷门急诊医保人次$$

（二）床日收入结构分析

床日收入结构分析包含如下项目：①床日药占比。②床日材占比。③床日医技检查收入占比。④床日医疗服务收入占比。

（三）床日结余贡献分析

$$床日边际贡献＝床日收入－床日药耗成本$$

$$床日边际贡献率＝床日边际贡献÷床日收入$$

$$床日直接贡献＝床日收入－床日直接成本$$

$$床日直接贡献率＝床日直接贡献÷床日收入$$

$$床日毛贡献＝床日收入－床日业务成本$$

$$床日毛贡献率＝床日毛贡献÷床日收入$$

$$床日净贡献＝床日收入－床日全成本$$

$$床日净贡献率＝床日净贡献÷床日收人$$

五、报表

表4-26列出诊次成本报表与床日成本报表的编号和名称，图4-17～图4-20是相关的实际案例截图。

表4-26　诊次成本报表与床日成本报表

序号	编号	报表名称	报表类型
		诊次成本报表	
2-1	诊次01表	医院诊次成本构成表	对内报表
2-2	诊次02表	医院科室诊次成本表	对内报表
		床日成本报表	
3-1	床日01表	医院床日成本构成表	对内报表
3-2	床日02表	医院科室床日成本表	对内报表

六、科室收支平衡点敏感系数分析

医院通过对保本点的研究分析，确定医疗服务正常开展所达到的保本点业务量和保本收入总额，反映出业务量与成本之间的变动关系。

（一）收支平衡点概述

本量利分析，也称为CVP分析（cost-volume-profit analysis，CVP），是成本－业务量－利润依存关系分析的简称，是指在变动成本计算模式的基础上，以数学化的会计模型与图文来揭示单价、销售量、单位变动成本、固定成本和利润等变量之间的内在规律性的联系，为会计预测决策和规划提供必要的财务信息的一种定量分析方法。医院一般称为收支平衡点分析，或保本点，见图4-21、图4-22。

医院的收入可以分为两个部分：一部分是财政补助的拨款收入，另一部分是医院自己的医疗业务收入。医院的支出也可以分为两部分：一部分是随着业务量的变化而发生变化的支出，如药品费、卫生材料消耗等，称为"变动成本"；另一部分是不随医院的业务量变化而变化的支出，称为"固定成本"。医院的收支平衡，取决于两个可变部分的增减变化。

（二）敏感系数测定

业务量、次均收入、单位变动成本和固定成本的变化都会对收支结余的变化产生影响。敏感性分析的目的就是确定能引起这种质变的各因素变化的临界值。简单地说，就是求达到临界值的销售量和单价的最小允许值以及单位变动成本和固定成本的最大允许值。所以，这种方法也称最大最小法。敏感系数测定各因素的敏感程度，它的一般计算公式如下：

由实现目标结余的模型 $P = V(SP-VC) - FC$，可以推导出当 P 为零时有关因素最大、最小值的相关公式如下：

$$V = FC \div (SP-VC)$$

$$SP = FC \div V + VC$$

$$VC = SP - FC \div V$$

$$FC = V(SP-VC)$$

（三）案例一

某医院计划年度内预计有关数据如下：门诊业务量为50万人次，次均收入为300元，次均门诊药耗变动成本为150元；住院人次为3万人，次均收入12 000元，次均住院患者药耗变动成本为5 000元；固定成本为60 000 000元，收支结余目标为：36 000 000元。

$$P = 500\ 000 \times （300-150）+ 30\ 000 \times （12\ 000-5\ 000）- 60\ 000\ 000$$
$$= 225\ 000\ 000元$$

1. 业务量的临界值（最小值） 门诊与住院固定成本分摊比例为3:7

门诊最小业务量：

$$V = FC \div （SP-VC）= （60\ 000\ 000 \times 30\%）\div （300-150）$$
$$= 120\ 000人次$$

住院最小业务量：

$$V = FC \div （SP-VC）= （60\ 000\ 000 \times 70\%）\div （12\ 000-5\ 000）$$
$$= 6\ 000人次$$

2. 次均费用临界值（最小值）

门诊最小次均费用：

$$SP = FC \div V + VC = （60\ 000\ 000 \times 40\%）\div 120\ 000 + 150 = 350元$$

住院最小次均费用：

$$SP = FC \div V + VC = (60\,000\,000 \times 60\%) \div 60\,000 + 5\,000 = 11\,000 元$$

即门诊次均费用不能低于350元这个最小值，住院次均不能低于11 000元这个最小值，否则就会亏损。

3．次均变动成本的临界值（最大值）

门诊次均变动成本：

$$VC = SP + FC \div V = 150 + (60\,000\,000 \times 40\%) \div 120\,000 = 350 元$$

住院次均变动成本：

$$VC = SP + FC \div V = 5\,000 + (60\,000\,000 \times 60\%) \div 6\,000 = 11\,000 元$$

（四）案例二

某医院次均门诊收入280元，单位变动成本180元，全年门诊固定成本总额预计为50 000 000元，门诊人次计划为600 000人次，预计收支结余为10 000 000元。求各因素的敏感系数。求解过程：为求出敏感系数，要对各因素变动的百分比作一个假定。在本题中，假定各因素在原有基础上各增加10%，在某因素发生变动时，其他因素保持不变。以单价敏感系数的求解为例：

1．次均费用变动敏感系数测算

第一步，变动之后的单价

$$单价 = 280 \times (1 + 10\%) = 308 （元/次均）$$

第二步，单价增加10%之后结余的取值

$$结余 = (308 - 180) \times 600\,000 - 50\,000\,000 = 26\,800\,000 （元）$$

第三步，结余变动的百分比

结余率＝（26 800 000－10 000 000）÷10 000 000＝168%

第四步，次均费用的敏感系数计算

次均费用的敏感系数＝1.68%÷10%＝16.8

由此可见，次均费用每变动1%，结余就会变动16.8。

2. 业务量变动敏感系数测算

第一步，变动之后的业务量

业务量＝600 000×（1＋10%）＝660 000人次

第二步，业务量增加10%之后结余的取值

结余＝（280－180）×660 000－50 000 000＝16 000 000（元）

第三步，结余变动的百分比

结余率＝（16 000 000－10 000 000）÷10 000 000＝60%

第四步，次均费用的敏感系数计算

次均费用的敏感系数＝60%÷10%＝6

由此可见，业务量每变动1%，结余就会变动6。

3. 单位变动成本变动敏感系数测算

第一步，变动之后的变动成本

变动成本＝180×（1＋10%）＝198（元）

第二步，变动成本增加10%之后结余的取值

$$结余＝（280-198）×600\ 000-500\ 000\ 000＝-80\ 000（元）$$

第三步，结余变动的百分比

$$结余率＝（-800\ 000-10\ 000\ 000）÷10\ 000\ 000＝-108\%$$

第四步，次均费用的敏感系数计算

$$变动成本的敏感系数＝-108\%÷10\%＝-10.8$$

由此可见，单位变动成本增长1%，结余就会下降10.8。

4. 固定成本敏感系数计算

第一步，变动之后的固定成本

$$固定成本＝50\ 000\ 000×（1＋10\%）＝55\ 000\ 000（元）$$

第二步，固定成本增加10%之后结余的取值

$$结余＝（280-180）×600\ 000-55\ 000\ 000＝5\ 000\ 000（元）$$

第三步，结余变动的百分比

$$结余率＝（5\ 000\ 000-10\ 000\ 000）÷10\ 000\ 000＝-50\%$$

第四步，固定成本的敏感系数计算

$$固定成本敏感系数＝-50\%÷10\%＝-0.05$$

由此可见，固定成本增长1%，结余就会下降0.05。

结论：次均收入、业务量、单位变动成本都是强敏感因素，固定成本是弱敏感因素；次均收入、业务量与结余作同向变动，单位变动成本和固定成本同结余是反向变动关系。

第十节　科室成本控制方法与措施

一、资产分析与评价

资产分析包括资产收益率分析、资产负债率分析、流动比率与速动比率分析等4个指标，以下为这些指标的计算公式：

$$资产收益率（\%）＝净结余÷总资产×100\%$$

$$资产负债率（\%）＝负债÷总资产×100\%$$

$$流动比率（\%）＝流动资产÷流动负债×100\%$$

$$速动比率（\%）＝（流动资产－存货）÷流动负债×100\%$$

二、床位合理性配置分析与评价

统计医院床位总数量的相关指标，主要包括编制床位数、床位数（实有床位数同比增长率）、床位使用率、床位周转率4个指标。

三、人力资源合理性配置分析

（一）总数量

统计医院医疗卫生人员总数量的相关指标，主要包括卫生人员数、卫生技术人员数、医师执业数、执业（助理）医师数、注册护士数、医技人员数、药师数、麻醉医生数、儿科医生数、中医医生数、职工工资性收入11个指标，见表4-27。

表4-27　卫生人员总数量相关指标

序号	指标名称	计算公式	备注说明
1	卫生人员数	人员类别代码为在职职工的计数汇总求和	医院卫生人员同比增长率（%）=（本期卫生人员数－同期卫生人员数）÷同期卫生人员数×100%
2	卫生技术人员数	人员类别代码为卫生技术人员的计数汇总求和	医院卫生技术人员同比增长率（%）=（本期卫生技术人员数－同期卫生技术人员数）÷同期卫生技术人员数×100%
3	医师执业数	从事专业类别代码为执业医师的计数汇总求和	
4	执业（助理）医师数	从事专业类别代码为执业（助理）医师的计数汇总求和	执业（助理）医师同比增长率（%）=（本期执业（助理）医师数－同期执业（助理）医师数）÷同期执业（助理）医师数×100%
5	注册护士数	从事专业类别代码为注册护士的计数汇总求和	注册护士同比增长率（%）=（本期注册护士数－同期注册护士数）÷同期注册护士数×100%
6	医技人员数	人员类别代码为医技人员的计数汇总求和	医技人员同比增长率（%）=（本期医技人员数－同期医技人员数）÷同期医技人员数×100%
7	药师数	人员类别代码为药师的计数汇总求和	
8	麻醉医生数	人员类别代码为麻醉医生的计数汇总求和	
9	儿科医生数	人员类别代码为儿科医生的计数汇总求和	
10	中医医生数	人员类别代码为中医医生的计数汇总求和	
11	职工工资性收入	人员类别代码为在职职工的工资收入汇总求和	

（二）人员结构

统计医院医疗卫生人员结构相关指标，主要包括各类卫生人员的执业类别、学历、职称以及科室构成等指标，见表4-28。

表4-28　医疗卫生人员结构相关指标

序号	指标名称	计算公式
1	卫生人员学历构成	卫生人员学历构成（%）＝某学历水平的卫生人员数÷卫生人员总数×100%
2	卫生人员职称构成	卫生人员职称构成（%）＝某职称的卫生人员数÷卫生人员总数×100%
3	执业（助理）医师学历构成	执业医师学历构成（%）＝某学历水平的执业（助理）医师人数÷执业（助理）医师总数×100%
4	执业（助理）医师职称构成	执业（助理）医师职称构成（%）＝某职称水平的执业（助理）医师人数÷执业（助理）医师总数×100%
5	执业（助理）医师执业类别构成	执业（助理）医师执业类别构成（%）＝某类型的执业（助理）医师人数÷执业（助理）医师总数×100%
6	注册护士学历构成	注册护士学历构成（%）＝某学历水平的注册护士人数÷注册护士总数×100%
7	注册护士职称构成	注册护士职称构成（%）＝某职称水平的注册护士人数÷注册护士总数×100%
8	医技人员学历构成	医技人员学历构成（%）＝某学历水平的医技人员数÷医技人员总数×100%
9	医技人员职称构成	医技人员职称构成（%）＝某职称水平的医技人员人数÷医技人员总数×100%
10	药师学历构成	药师学历构成（%）＝某学历水平的药师人数÷药师总数×100%
11	药师职称构成	药师职称构成（%）＝某职称水平的药师人数÷药师总数×100%
12	卫生技术人员占比	卫生技术人员占比（%）＝卫生技术人员数量÷在岗职工人数×100%

（三）人力资源合理性配置分析

统计医院人员、床位配比的相关指标，主要包括医师与床位之比、护士与床位之比、医护比、医师与药师比4个指标，见表4-29。

表4-29 医院人员床位比相关指标

序号	指标名称	计算公式
1	医师与床位之比	医师与床位之比＝1∶〔年末医疗卫生机构实有床位数÷年末执业（助理）医师数〕
2	护士与床位之比	护士与床位之比＝1∶（年末医疗卫生机构实有床位数÷年末注册护士数）
3	医护比	医护比＝1∶〔年末注册护士总数÷年末执业（助理）医师总数〕
4	医师与药师比	医师与药师比＝1∶〔年末药师数÷年末执业（助理）医师总数〕

（四）执业医师效率

统计医院执业医师效率情况，主要包括执业医师日均担负诊疗人次、执业医师日均担负住院床日数、执业医师人均担负住院手术人次、执业医师担负门急诊手术人次、××科执业医师人均担负住院手术人次、××科执业医师人均担负门急诊手术人次6个指标，见表4-30。

表4-30　医院执业医师效率相关指标

序号	指标名称	计算公式
1	执业医师日均担负诊疗人次	诊疗人次总数÷实际执业医师人数÷251（工作日）
2	执业医师日均担负住院床日数	实际占用总床日数÷实际执业医师人数÷365（全年）
3	执业医师人均担负住院手术人次	住院手术总人次÷实际执业医师人数
4	执业医师人均担负门急诊手术人次	门急诊手术总人次÷实际执业医师人数
5	××科执业医师人均担负住院手术人次	本科室住院手术总人次÷本科室实际执业医师人数
6	××科执业医师人均担负门急诊手术人次	××科门急诊手术总人次÷本科室实际执业医师人数

四、医院资产合理性配置分析与评价

（一）医院总资产

医院总资产分析相关指标，主要包括总固定资产金额增减变动、总固定资产金额增长率、总资产周转率3个指标，见表4-31。

表4-31　医院总资产分析相关指标

序号	指标名称	计算公式
1	总固定资产金额增减变动	总资产金额增减变动＝期末总资产金额－期初（同期）总产金额
2	总固定资产金额增长率	总资产金额增长率＝［期末总资产金额－期初（同期）总产金额］÷期初（同期）总产金额×100%
3	总资产周转率	总资产周转率＝医疗收入÷平均资产总额

（二）医院固定资产

医院固定资产资产分析相关指标，主要包括医疗设备固定资产、一般固定资产、房屋固定资产3个指标，见表4-32。

表4-32　医院固定资产分析相关指标

序号	依据指标名称	二级指标名称	计算公式及备注说明
1	医疗设备固定资产	医疗设备固定资产净值金额增减变动＝期末医疗设备固定资产净值金额－期初（同期）医疗设备固定资产净值金额	医疗设备固定资产净值金额增减变动÷期初（同期）医疗设备固定资产净值金额×100%
		医疗设备折旧率＝医疗设备折旧总额÷医疗设备原值×100%	
		医疗设备周转率＝医疗收入÷平均医疗设备资产净值	
2	一般固定资产	一般固定资产净值金额增减变动＝期末一般固定资产净值金额－期初（同期）一般固定资产净值金额	一般固定资产净值金额增减率＝一般固定资产净值金额增减变动÷期初（同期）一般固定资产净值金额×100%
		一般固定资产折旧率＝一般固定资产折旧总额÷一般固定资产原值×100%	
		一般固定资产周转率＝医疗收入÷平均一般固定资产净值	
3	房屋固定资产	房屋固定资产净值金额增减变动＝期末房屋固定资产净值金额－期初（同期）房屋固定资产净值金额	
		房屋固定资产折旧率＝房屋固定资产折旧总额÷房屋固定资产原值×100%	
		坪效＝医疗收入÷平均房屋固定资产净值	

五、医院综合绩效指数计算指标

表4-33显示医院综合绩效与业务、成本及效率等的关系，以及计算公式。

表4-33　医院综合绩效指数计算指标

指标项	二级指标	权重	计算说明
社会效益指标（分）	门诊均次费用		（门诊均次费用－上年同期门诊均次费用）÷上年同期门诊均次费用
	均次出院病人费用		（均次均次出院病人费用－上年同期均次出院病人费用）÷上年同期均次出院病人费用
	医保患者自费率		（医保患者自费率－上年同期医保患者自费率）÷上年同期医保患者自费率
	患者满意度		医疗事故、纠纷、投诉次数
医疗服务指标（分）	医疗质量安全综合达标率		（达标率－上年同期）÷上年同期
	抗菌素使用率		（抗菌素使用率－上年同期）÷上年同期
	基本药品使用率		（基本药品使用率－上年同期）÷上年同期
	病种指数增长率		（疾病指数－上年同期）÷上年同期
综合管理（分）	人均门诊、住院服务量增长率		（人均门诊、住院服务量－上年同期）÷上年同期
	人均医疗技术收入		（人均医疗技术收入÷平均医疗技术收入）
	百元收入成本率		（成本÷医疗收入）
	每平方米面积贡献率		（每平方米贡献÷平均每平方贡献）
	医疗设备贡献率		（每单位医疗设备贡献÷平均每单位医疗设备贡献）
	单床贡献率		（每单位病床贡献÷平均每单位病床贡献）
	固定资产平均服务量		固定资产平均服务量＝（门急诊人次＋出院人数×3×本院平均住院天数）÷平均固定资产总额（万元）
可持续发展（分）	新项目		加分项
	新技术开展		加分项
	科研成果		人均科研得分÷平均科研得分
	学术论文		人均论文得分÷平均论文得分
	带教		人均带教得分÷平均带教得分

参 考 文 献

［1］国家卫生健康委，国家中医药管理局印发《关于印发公立医院成本核算规范的通知》（国卫财务发〔2021〕4号）及其附件，2021.

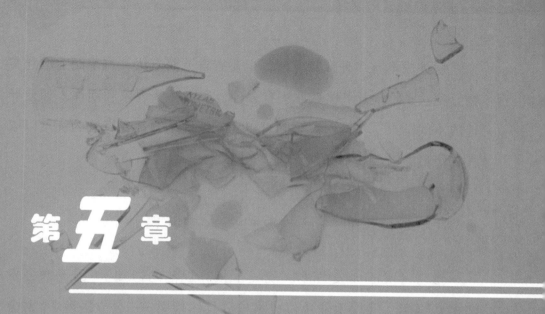

第**五**章

病种成本核算及绩效分析

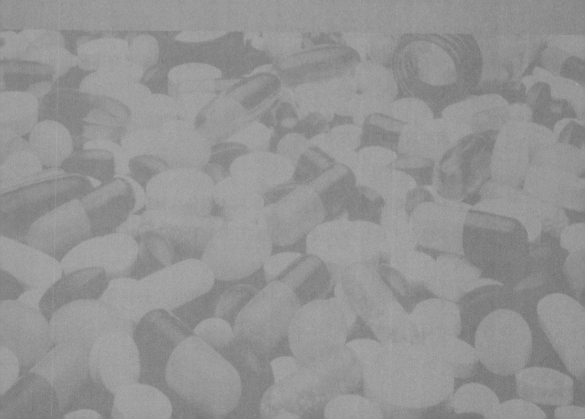

病种成本有多种核算方法，主要有自上而下法、自下而上法和参数分配法3种。由于核算方法有多种，产生一些现象和期许，如差异造成不同结果；不同医院之间难以比较；应结合都在算法的优点以取长补短最终需要一套标准算法。

第一节　病种成本核算概述

参考《关于印发公立医院成本核算规范的通知》（国卫财务发〔2021〕4号）及《事业单位成本核算具体指引——公立医院》（财会〔2021〕26号），结合实际情况对病种成本核算进行概述。

一、病种成本核算的定义

病种成本核算是指以病种为核算对象，按照一定流程和方法归集相关费用，计算病种成本的过程。医院开展的病种可参照临床路径和国家推荐病种的有关规定执行。

二、病种成本核算方法

（一）自上而下法

自上而下法即服务单元叠加法（医院不具备核算医疗项目成本条件时采用）以成本核算单元成本为基础计算病种成本。按照以下步骤开展核算。

第一步，统计每名患者的药品和单独收费的卫生材料费用，形成每名患者的药耗成本。

第二步，将成本核算单元的成本剔除所有计入患者的药品和单独收费的卫生材料费用后，采用住院天数、诊疗时间、收入等作为分配参数分摊到每名患者。

某病种患者应分摊服务单元成本＝该服务单元病种患者
分摊率×该服务单元成本总额
该服务单元病种患者分摊率＝该服务单元患者分摊参数之和/该服务单
元病种患者分摊数之和×100%

第三步，将步骤1和步骤2成本累加形成每名患者的病种成本。

第四步，将同病种患者归为一组，然后将组内每名患者的成本累加形成病种总成本，采用平均数等方法计算病种单位成本，见图5-1。

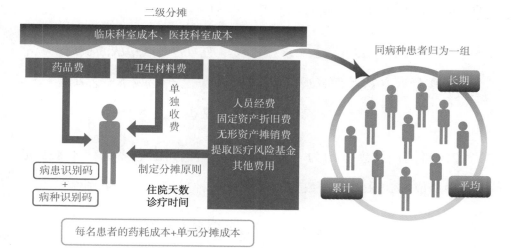

图5-1　自上而下法

$$病种总成本＝\sum 该病种每名患者成本$$

$$某病种单位成本＝该病种总成本÷该病种出院患者总数$$

（二）自下而上法

自下而上法即项目叠加法，以医疗服务项目成本为基础计算病种成本。

使用该方法时，应当根据出院患者的收费明细，将其实际耗用的医疗服务项目成本、药品成本、单独收费的卫生材料成本进行加密，得出该患者的成本。

$$某患者成本＝\sum（该患者某医疗服务项目工作量×该医疗服务项目单位成本）＋\sum 药品成本＋\sum 单独收费的卫生材料成本$$

1. 将医疗服务项目成本、药品成本、单独收费的卫生材料成本对应到每名患者后，形成每名患者的病种成本。

$$某患者病种成本＝\sum（该患者核算期间内某医疗服务项目$$
$$工作量×该医疗服务项目单位成本）＋\sum 药品成本＋\sum 单独$$
$$收费的卫生材料成本$$

2. 将同病种患者归为一组，然后将组内每名患者的成本累加形成病种总成本，采用平均数等方法计算病种单位成本，见图5-2。

$$病种总成本＝\sum 该病种每名患者成本$$
$$某病种单位成本＝该病种总成本÷该病种出院患者总数$$

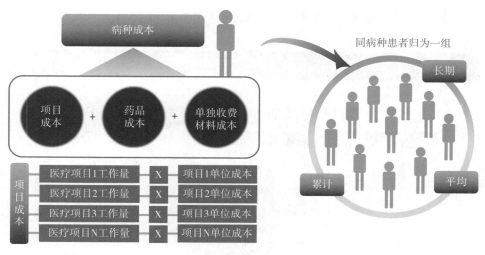

图5-2　自下而上法

（三）参数分配法（综合指数法）

使用该方法时，将出院患者实际耗用的药品成本，单独收费的卫生材料成本直接计入该患者成本，将除此以外的科室或服务单元的成本采用参数分配法分配至患者成本，参数可以选择患者的住院天数、诊疗时间等。

誉方医管在实际咨询工作中探索出综合指数法，综合法指数是通过两个综合总量对比来综合反映多个个体的总变动程度。其关键在于引入同度量因素以解决多种不同事物由于不同度量而不能加总的问题，得到一个可以加总的综合总量，然后将同度量因素固定在某一时期，使不同时期综合总量对比的结果只反映所研究指标（指数化指标）的变动。综合指数法的优势主要在于提高成本分配和分摊的科学性与合理性。主要是通过对科室成本核算结果的重新归类，与病案首页数据及 HIS 数据有效关联对接，"多维度、多参数"系统考虑，采取大数据技术简便有效的"综合指数法"进行分配、分摊成本，促使病种成本核算结果更趋真实，为精益成本管理提供准确的参数，见图5-3与图5-4。

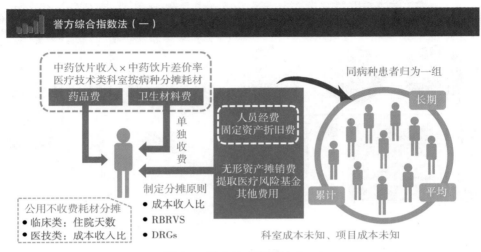

图5-3　誉方综合指数法（一）

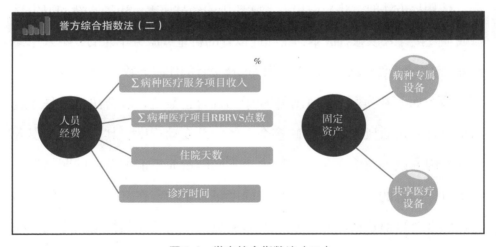

图5-4　誉方综合指数法（二）

综合指数法＝病种实际住院天数÷全部住院天数×30%＋病种疑难风

险程度（RW）÷全部病种疑难风险程度（RW）×30%＋病种医疗

服务项目（RBRVS）点值÷全部住院医疗服务项目（RBRVS）点值

×20%＋病种医疗服务项目收入÷全部住院医疗服务项目收入×20%

三、医疗服务项目成本核算方法

医疗服务项目成本核算是指以各科室开展的医疗服务项目为对象，归集和分配各项费用，计算出各项目单位成本的过程。医疗服务项目成本核算对象是指各地医疗服务价格主管部门和卫生健康行政部门、中医药主管部门印发的医疗服务收费项目，不包括药品和可以单独收费的卫生材料。医疗服务项目应当执行国家规范的医疗服务项目名称和编码，见图5-5。

医疗服务项目成本核算分两步开展：首先确定医疗服务项目总成本；其次计算单个医疗服务项目成本。应当以临床服务类和医疗技术类科室二级分摊后成本剔除药品成本、单独收费的卫生材料成本作为

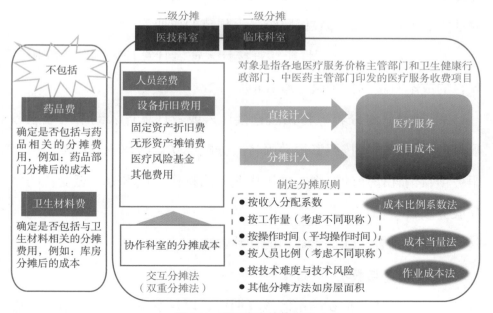

图5-5　项目成本核算方法

医疗服务项目总成本，采用作业成本法、当量系数法、成本比例系数法等方法计算单个医疗服务项目成本。

（一）作业成本法

作业成本法是指通过对某医疗服务项目所有作业活动的追踪和记录，计量作业业绩和资源利用情况的一种成本计算方法。该方法以作业为中心，以成本动因为分配要素，体现"服务消耗作业，作业消耗资源"的原则。提供某医疗服务项目过程中的各道工序或环节均可视为一项作业。成本动因分为资源动因和作业动因，主要包括人员数量、房屋面积、工作量、工时、医疗服务项目技术难度等参数。作业成本法按照以下步骤开展核算。

1. 划分作业　在梳理医院临床服务类科室和医疗技术类科室医疗业务流程基础上，将医疗服务过程划分为若干作业。各作业应当相对独立、不得重复，形成医院统一、规范的作业库。

2. 直接成本归集　将能够直接计入或者计算计入到某医疗服务项目的成本直接归集到医疗服务项目。

3. 间接成本分摊　将无法直接计入或者计算计入到某医疗服务项目的成本，首先按照资源动因将其分配至受益的作业，再按照医疗服务项目消耗作业的原则，采用作业动因将作业成本分配至受益的医疗服务项目。

医院可结合实际探索适当的计算方法。

（二）当量系数法

当量系数法是指在确定的核算期内，以科室单元为核算基础，遴选典型的医疗服务项目作为代表项目，其成本当量数为"1"，作为标准当量，其他项目与代表项目进行比较，进而得到其他项目各自的成本当量值，再计算出各项目成本的方法。成本当量法按照以下步骤开展核算。

1. 选取代表项目　确定各科室单元典型项目作为代表项目，将其成本当量数设为"1"。

2. 计算科室单元的总当量值

（1）以代表项目单次操作的资源耗费为标准，将该科室单元当期完成的所有医疗服务项目单次操作的资源耗费分别与代表项目相比，得出每个项目的成本当量值。

（2）每个项目的成本当量值乘以其操作数量，得出该项目的总成本当量值。

（3）各项目总成本当量值累加得到该科室单元的成本当量总值。

3. 计算当量系数的单位成本　*当量系数的单位成本＝该科室单元当期总成本÷该科室单元的成本当量总值*

4. 计算项目单位成本　*项目单位成本＝当量系数的单位成本×该项目的成本当量值*

（三）比例系数法

成本比例系数法是指将归集到各科室单元的成本，通过设定某一种分配参数，将科室单元的成本最终分配到医疗服务项目的计算方法。核算方法主要有收入分配系数法、操作时间分配系数法、工作量分配系数法。

1. 收入分配系数法　将各医疗服务项目收入占科室单元总收入（不含药品收入和单独收费卫生材料收入）的比例作为分配成本的比例。

2. 操作时间分配系数法　将各医疗服务项目操作时间占科室单元总操作时间的比例作为分配成本的比例。

3. 工作量分配系数法　将各医疗服务项目工作量占科室单元总工作量的比例作为分配成本的比例。

（四）加权平均法

不同科室单元开展的同一个医疗服务项目成本的确定方法：将各科室单元该医疗服务项目的核算成本通过加权平均法形成该医疗服务项目院内的平均成本。

1. 计算各个科室单元该医疗服务项目总成本　用该科室单元医疗服务项目的核算成本乘以其操作数量，得出该科室单元医疗服务项目总成本。

2. 计算医院内该医疗服务项目的成本　将各个科室单元该医疗服务项目总成本除以当期内该医疗服务项目操作总数，得到项目成本。

图5-6、图5-7分别为临床医疗服务项目成本核算案例与医技项目成本核算案例。

将采取自上而下法和自下而上法核算的病种成本通过加权平均法形成该病种的平均成本。

病种加权平均成本＝（自上而下法核算病种成本＋自下而上法核算病种成本）÷2

项目编码	项目名称	数量	人员经费	固定资产折旧费	无形资产摊销费	提职医疗风险基金	其他费用	管理费用	成本合计	单价	分类	成本	盈亏
407002	（使用百级层流手术间加收）	516	358156.5252	11683.1023	116.0819	732.411	2465.6292	42812.9705	416366.7201	150.00	手术费	806.912248255814	-656.912248255814
399119	失氧依性肺动脉切除术（中）	19	17007.6038	445.5059	3.7783	7.7416	211.9983	4016.8387	21694.4666	500.00	手术费	1141.81403157895	-641.81403157895
385941	人工气腹术	1	578.8609	224.118	0.9533	4.93	14.8197	115.8731	934.625	300.00	手术费	934.625	-634.625
402547	颈椎椎管扩大成形椎管内固定术（5节椎体以上加收）	3	2690.3064	196.7558	1.9549	4.487	41.1245	464.69	3401.1609	500.00	手术费	1133.3869666667	-633.3869666667
402537	颈椎椎管扩大成形椎管内固定术（1个椎体以上加收）	3	2685.106	193.3374	1.9408	4.487	41.1245	462.4028	3390.4985	500.00	手术费	1130.16616666667	-630.16616666667
402805	侧枕入路脑膜间向或切除术（2节以上加收）	3	894.8042	65.0494	0.6463	1.476	13.7282	154.0326	1129.7367	500.00	手术费	1129.7367	-629.7367
385798	悬小脑幕间切除术	3	2091.9557	113.5413	0	0.7186	115.8765	292.3337	2614.4258	300.00	手术费	871.4752666667	-571.4752666667
410820	正中切口运动静脉旁路移植术加血管重建术	47	42142.7017	3655.1582	36.3172	78.9876	771.3931	8033.0037	54717.5615	600.00	手术费	1164.20343617021	-564.20343617021
389425	游离皮瓣移植术	1.5	1721.0135	189.6164	1.884	2.7001	40.0171	381.089	2336.3201	1000.00	手术费	1557.54673333333	-557.54673333333
384744	面部神经吻合准增切开术(b)	1	787.8115	63.0940	0	0.4025	64.3934	137.4847	1053.1859	500.00	手术费	1053.1859	-553.1859
386530	经皮穿刺肝总动脉栓塞术	3	33739.6477	2167.0053	0	2.2289	316.8618	1309.2044	7018.7201	1800.00	手术费	2339.57336666667	-539.57336666667
386531	经皮穿刺右总动脉置管术	20	16869.2594	1093.4725	0	14.629	2711.9467	8711.7645	46764.9932	1800.00	手术费	2338.24966	-538.24966
386518	肌腱移植术	10	382.7363	32.0361	0.3183	7.3001	1055.9442	4354.8657	23380.8419	1800.00	手术费	2338.08419	-538.08419
398746	凯旋瓣手术	0.5	2881.0317	261.8368	2.6016	5.8854	6.761	71.4226	493.8597	500.00	手术费	987.7194	-487.7194
402545	颈椎椎管扩大成形椎管内固定术（5节椎体以上加收）	4	5002.1668	447.4028	4.4453	6.4158	55.2586	564.9473	3772.0918	500.00	手术费	943.02295	-443.02295
387103	经皮颈动脉内膜切除加内膜片成形术（CT）	7	34469.3469	56083.5939	103.3993	7.8509	94.4209	971.2239	6327.5106	500.00	手术费	932.501514285714	-432.501514285714
387703	硅胶乳粒加硬节合组织扩张术	79	816.5812	88.7241	0.8816	1.3339	18.7245	179.1839	111222.4401	1000.00	手术费	1407.879898607595	-407.879898607595
389035	经皮穿刺动脉关闭堵塞术	1	3373.0052	242.9082	0	1.5814	234.5715	933.7248	1105.4292	700.00	手术费	1105.4292	-405.4292
386642	腹壁切口疝成形术	2	34518.4759	362.5756	0	13.5073	2142.235	10596.2408	4785.7911	2000.00	手术费	2392.89555	-392.89555
402159	经皮冠状动脉支架置入术（1支血管以上加收）	40	15129.5284	172.7428	0	2.6744	176.7977	5310.7575	47633.0346	800.00	手术费	1190.825965	-390.825965
409680	面部瘢痕直接缝合术（5支血管以上加收）	44	25468.0659	3171.1456	31.5081	55.9341	669.246	6120.5972	20792.9008	350.00	手术费	722.55683636363	-372.55683636363
402777	后颅窝开颅血肿清除神经切除加压术（1个椎间盘以内）	31	1881.793	192.3114	1.9108	3.5419	40.5959	396.9689	35516.4969	800.00	手术费	1145.69344483871	-345.69344483871
408704	腰椎滑脱复位术（2节医保不可以上加收）	3	8142.4177	830.0774	8.2475	14.3242	175.1602	1774.9125	2517.1119	500.00	手术费	839.0373	-339.0373
409822	后颅窝切除术（2节医保不可以上加收）	13	616.654	64.6397	0.6423	1.348	13.6417	132.2259	10885.1535	500.00	手术费	837.3195	-337.3195
402733	后颅窝切除复位术（2节医保以上加收）	1	1849.9621	193.919	9.9268	4.0439	40.3251	396.6776	829.1516	500.00	手术费	829.1516	-329.1516
384965	面部瘢痕直接缝合术（5支血管以上加收）	3	14049.7818	3782.0108	3.0203	13.1412	988.2451	4044.8314	2487.4545	500.00	手术费	829.1515	-329.1515
402171	前臂动脉损伤术	25	453.8737	40.3977	0.4014	3.1128	8.5256	87.8972	22881.0306	600.00	手术费	915.241224	-315.241224
389167	颈部瘤切除加（5支血管以上加收）	1	769.0552	101.6961	1.0104	1.6173	21.4622	192.6282	592.4084	300.00	手术费	592.4084	-292.4084
387399	器官瘢痕切除加压术	1	1528.6341	224.0698	2.4807	2.6157	52.6909	445.365	1087.4694	800.00	手术费	1087.4694	-287.4694
389138	大面积烧伤切痂术	1	891.684	125.2762	1.2447	1.4457	26.4386	233.0099	2281.4562	2000.00	手术费	2281.4562	-281.4562
386924	尾部往头部瘤口包扎固定术	1	4582.0887	674.6759	6.7035	7.2395	142.3852	1278.0028	1279.0951	1000.00	手术费	1279.0951	-279.0951
384965	自体植皮游离移植术	4.5	1834.6319	64.0408	0.6363	1.1609	13.5153	127.4154	6651.0956	1200.00	手术费	1478.02124444444	-278.02124444444
387749	泡小囊切合术	1							770.9274	500.00	手术费	770.9274	-270.9274
385007	泡小囊切合术	3							3475.535	900.00	手术费	1158.51166666667	-258.51166666667

图5-6　临床医疗服务项目成本核算案例

	项目编码	项目名称	项目数量	分类	实际成本合计	收入合计	盈亏	ROWID
50	382321	血液葡萄糖(Glu)测定	1	化验费	8.07	6	-2.07	AAAUi0AAE
51	382329	血清乳酸(LA)测定	1	化验费	22.44	20	-2.44	AAAUi0AAE
52	382294	血液乳酸脱氢酶(LD)测定	1	化验费	8.45	7	-1.45	AAAUi0AAE
53	382276	血清天门冬氨酸氨基转移酶(m-AST)测定	1	化验费	14.12	20	5.87	AAAUi0AAE
54	382362	血清无机磷(P)测定	1	化验费	8.01	6	-2.01	AAAUi0AAE
55	382221	血清总蛋白(TP)测定	1	化验费	8.01	6	-2.01	AAAUi0AAE
56	382358	血清总钙(Ca)测定	1	化验费	9.36	6	-3.36	AAAUi0AAE
57	399891	乙型肝炎表面抗原定量(HBsAg)测定 (进口注册试剂)	1	化验费	38.33	60	21.66	AAAUi0AAE
58	382402	游离三碘甲状腺原氨酸(FT4)测定	1	化验费	26.37	45	18.62	AAAUi0AAE
59	382404	游离甲状腺素(FT3)测定	1	化验费	23.68	45	21.31	AAAUi0AAE
60	382367	直接胆红素(D-Bil)测定	1	化验费	8.01	6	-2.01	AAAUi0AAE
61	382333	总胆固醇(TC)测定	1	化验费	8.55	6	-2.55	AAAUi0AAE
62	382366	总胆红素(T-Bil)测定	1	化验费	19.14	40	20.85	AAAUi0AAE
63	400348	CT、核素、SPECT超过两张胶片加收	1	检查费	32.13	5	-27.13	AAAUi0AAE
64	408646	彩色多普勒超声多功能检查基未单加收	1	检查费	640.96	1100	459.03	AAAUi0AAE
65	383223	冠状动脉CT三维成像	1	检查费	335.65	100	-235.65	AAAUi0AAE
66	383151	临床血流(核数字减影)(DSA)引导	1	检查费	20.35	20	-0.35	AAAUi0AAE
67	384172	十二通道常规心电图检查	1	检查费	3.78	4	0.21	AAAUi0AAE
68	384201	无创心电监测	1	检查费	3.28	4	0.71	AAAUi0AAE
69	384205	无创血压监测	1	检查费	66.6	80	13.39	AAAUi0AAE
70	383449	心脏彩色多普勒超声	1	检查费	241.04	400	158.95	AAAUi0AAE
71	383163	胸部(达计)计算机(体层)(CT)平扫	1	检查费	50.72	65	14.27	AAAUi0AAE
72	383460	阴道多普勒显像(TDI)	1	检查费	45.67	50	4.32	AAAUi0AAE
73	383463	左心室收缩功能超声测定	1	检查费	43.84	50	6.15	AAAUi0AAE
74	383464	左心室舒张功能超声测定	1	麻醉费	145.35	40	-105.35	AAAUi0AAE
75	384494	其他费	2	其他费	260	200	-60	AAAUi0AAE
76	381901	救护车使用费 (往返30公里以内，含30公里)	1	手术费	3106.72	2200	-906.72	AAAUi0AAE
77	394960	经皮冠状动脉支架置入术	1	手术费	800	800	0	AAAUi0AAE
78	402159	经皮冠状动脉支架置入术 (1支血管以上加收)	1	手术费	993.46	100	-893.46	AAAUi0AAE
79	407004	使用干级层流手术室(间)收	9	诊查费	163.07	72	-91.07	AAAUi0AAE
80	381764	西医住院诊查费	1	诊查费	16.85	4	-12.85	AAAUi0AAE
81	401347	西医住院诊查费 (半日)	1	治疗费	13.29	10	-3.29	AAAUi0AAE
82	381809	动脉采血	1	治疗费	19.55	5	-14.55	AAAUi0AAE
83	408302	间歇氧气吸入 (小于12小时)	1	治疗费	27.6	5	-22.6	AAAUi0AAE
84	381810	静脉采血	1	治疗费	55.92	20	-35.92	AAAUi0AAE
85	381823	静脉输液	10	治疗费	205.66	100	-105.66	AAAUi0AAE
86	407241	静脉注射	4	治疗费	72.7	32	-40.7	AAAUi0AAE
87	381808	血液吸附的静脉输液	1	治疗费	16.12	3	-13.12	AAAUi0AAE
88	401657	外周静脉置管护理 (半日)	3	治疗费	47.95	7.5	-40.45	AAAUi0AAE
					9127.94	7284	-1844.31	

图 5-7　医技项目成本核算案例

四、病种成本核算基础数据

下文中将以表5-1～表5-3当作范例，分别显示用于病种成本核算中的3种基础数据。科室成本是病种成本的基础，所以我们需要收集关于科室的基本情况与直接成本明细等数据。

表5-1　出院患者医疗费用明细数据

序号	一级医疗费用类别	二级医疗费用类别	三级医疗费用明细	说明
1	药品费	西药费		
2		中成药费		
3		中草药		
4		合计		
5	卫生材料费	检查用一次性医用材料费		
6		治疗用一次性医用材料费		
7		手术用一次性医用材料费		
8		合计		
9	医技检查费	病理诊断费		
10		实验室诊断费		
11		影像学诊断费		
12		临床诊断项目费		
13		血费		
14		合计		
15	医疗服务收入项目	一般医疗服务费		
16		一般治疗操作费		
17		护理费		
18		其他费用		
19		非手术治疗项目费用		

续　表

序号	一级医疗费用类别	二级医疗费用类别	三级医疗费用明细	说明
20		手术治疗费		
21		手术治疗费其中麻醉费		
22		手术治疗费其中手术费		
23		康复费		
24		中医类总费用		
25		诊断费（中医）		
26		合计		
27	总计			

表 5-2　科室基本情况表

序号	科室类别	科室名称	员工人数	占用面积	病床数	说明
1	临床科室					
2						
3						
4						
5	合计					
6	医技科室					
7						
8						
9	合计					
10	医辅科室					
11						
12						
13	合计					
14	行政后勤					
15						

序号	科室类别	科室名称	员工人数	占用面积	病床数	说明
16						
17						
18	合计					
19	总计					

表5-3　科室直接成本明细表

序号	科室类别	科室名称	人员经费			药品费			卫生材料费		固定资产折旧			无形资产摊销	医疗风险金提取	其他费用	合计
			基本工资	绩效工资	社保费用	西药费	中成药费	中草药费	收费耗材	共用耗材	医疗设备	房屋建筑	其他				
1	临床科室																
2																	
3																	
4																	
5	合计																
6	医技科室																
7																	
8																	
9	合计																
10	医辅科室																
11																	
12																	
13	合计																
14	行政后勤																

续 表

序号	科室类别	科室名称	人员经费			药品费			卫生材料费		固定资产折旧			无形资产摊销	医疗风险金提取	其他费用	合计
			基本工资	绩效工资	社保费用	西药费	中成药费	中草药费	收费耗材	共用耗材	医疗设备	房屋建筑	其他				
15																	
16																	
17																	
18	合计																
19	总计																

五、病种成本实施流程

病种成本实施流程中将会遇到数据接口问题，此时须视有无成本系统以决定数据接口的种类，见图5-8、图5-9。

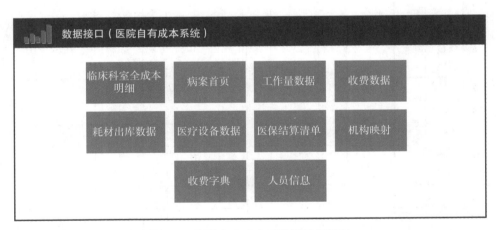

图5-8 医院自有成本系统的数据接口

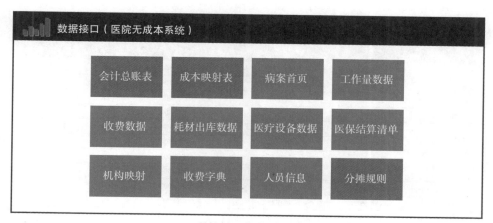

图5-9　医院无成本系统的数据接口

第二节　病种收入核算及确认

一、出院患者医疗费用

在进行病种收入核算之前，我们需要先从出院患者病案首页收集正确的相关数据。

二、病种收入核算

以患者（病案号）为数据收集的对象，并区分科室，收集与核算医院所有关于病种的费用数据，见表5-4。

表5-4　出院患者病

序号	病案号	出院科室	ICD码	诊断类型
1	12**83	放疗科二	Z51.104	1
2	13**85	放疗科二	Z51.104	1
3	13**70	放疗科二	C79.508	1
4	13**62	放疗科二	Z51.002	1
5	14**94	放疗科二	Z51.104	1
6	15**02	放疗科二	Z51.104	1
7	15**04	放疗科二	Z51.003	1
8	15**20	放疗科二	C79.500	1
9	15**17	放疗科二	Z51.003	1
10	15**99	放疗科二	C77.007	1
11	15**99	放疗科二	Z51.104	1
12	15**51	放疗科二	Z51.801	1
13	15**54	放疗科二	Z51.002	1
14	15**66	放疗科二	Z51.810	1
15	15**66	放疗科二	Z51.810	1
16	15**36	放疗科二	Z51.810	1
17	15**41	放疗科二	Z51.801	1
18	15**03	放疗科二	C78.700	1

住院总费用其中自付金额（元）	西药费（元）	中成药费（元）	中草药（元）	一般医疗服务费（元）	一般治疗操作费（元）	护理费（元）	其他费用（元）	病理诊断费（元）	实验室诊断费（元）	影像学诊断费（元）
1040.72	999.03	0.00	0.00	52.00	53.50	20.00	0.00	0.00	466.90	751.60
2605.07	3157.36	0.00	0.00	416.00	325.50	202.00	0.00	0.00	994.26	0.00
2910.25	5487.02	0.00	978.00	460.00	64.00	405.00	0.00	0.00	318.50	817.40
###	0.00	0.00	0.00	181.00	3.50	140.00	0.00	0.00	482.60	1308.40
3475.68	6096.43	0.00	0.00	52.00	110.00	30.00	0.00	0.00	252.70	1503.20
2560.54	840.95	0.00	0.00	364.00	3.50	140.00	0.00	0.00	619.66	2232.00
9921.00	3774.88	0.00	782.40	1422.60	338.50	337.00	0.00	2560.80	699.16	1576.40
###	12.58	0.00	0.00	644.00	97.00	570.00	0.00	0.00	970.32	817.40
###	6335.38	0.00	0.00	3440.00	759.50	835.00	0.00	0.00	948.30	1799.40
###	###	0.00	2753.50	2555.00	345.50	742.00	0.00	0.00	659.80	2320.60
3578.66	4122.44	0.00	0.00	156.00	216.50	83.00	0.00	0.00	252.70	0.00
7723.41	6057.52	0.00	0.00	52.00	3.50	20.00	0.00	0.00	491.06	982.00
7757.01	0.00	0.00	321.50	1012.00	3.50	880.00	0.00	0.00	252.70	817.40
143.24	5.94	0.00	0.00	92.00	41.50	0.00	0.00	0.00	0.00	0.00
212.02	6.10	0.00	0.00	73.00	48.50	25.00	0.00	0.00	324.26	0.00
116.07	6.10	0.00	0.00	73.00	45.00	25.00	0.00	0.00	0.00	0.00
2025.00	6275.45	0.00	0.00	146.00	19.00	40.00	0.00	0.00	437.40	1741.00
1838.69	8119.92	0.00	0.00	638.80	32.50	100.00	0.00	142.30	326.80	498.20
1563.76	1049.10	0.00	0.00	146.00	52.00	45.00	0.00	0.00	692.56	1503.20

案首页相关数据案例

主诊断名称	住院天数	住院总费用（元）
姑息性化疗	1	2614.09
姑息性化疗	8	5447.07
下肢骨继发恶性肿瘤	20	###
恶性肿瘤术后放射治疗	7	###
姑息性化疗	1	8443.45
姑息性化疗	7	4403.08
恶性肿瘤放射治疗	15	###
骨和骨髓继发性恶性肿瘤	28	###
恶性肿瘤放射治疗	40	###
锁骨上淋巴结继发恶性肿瘤	35	###
姑息性化疗	3	5239.54
恶性肿瘤靶向治疗	1	7723.41
恶性肿瘤术后放射治疗	44	###
肿瘤免疫治疗	1	268.50
肿瘤免疫治疗	1	607.78
肿瘤免疫治疗	1	286.53
恶性肿瘤靶向治疗	2	8832.41
肝部继发性恶性肿瘤	5	###

临床诊断项目费（元）	非手术治疗项目费用（元）	手术治疗费（元）	手术治疗费其中麻醉费（元）	手术治疗费其中手术费（元）	康复费（元）	中医类总费用（元）	血费（元）	检查用一次性医用材料费（元）	手术用一次性医用材料费（元）	诊断费（中医）（元）
0.00	0.00	0.00	0.00	0.00	83.60	0.00	0.00	0.00	187.46	0.00	0.00
30.40	0.00	0.00	0.00	0.00	167.20	0.00	0.00	0.00	154.35	0.00	0.00
0.00	5191.20	0.00	0.00	0.00	167.20	0.00	0.00	0.00	60.79	0.00	0.00
30.40	###	0.00	0.00	0.00	167.20	0.00	0.00	0.00	3.69	0.00	0.00
0.00	0.00	0.00	0.00	0.00	83.60	0.00	0.00	0.00	315.52	0.00	0.00
30.40	0.00	0.00	0.00	0.00	167.20	0.00	0.00	0.00	5.37	0.00	0.00
30.40	###	0.00	0.00	0.00	167.20	0.00	0.00	0.00	128.24	0.00	0.00
30.40	###	0.00	0.00	0.00	167.20	0.00	0.00	0.00	106.88	0.00	0.00
369.80	###	0.00	0.00	0.00	167.20	0.00	0.00	0.00	372.90	0.00	0.00
30.40	###	0.00	0.00	0.00	167.20	0.00	0.00	0.00	330.09	0.00	0.00
0.00	0.00	0.00	0.00	0.00	167.20	0.00	0.00	0.00	241.70	0.00	0.00
30.40	0.00	0.00	0.00	0.00	83.60	0.00	0.00	0.00	3.33	0.00	0.00
0.00	###	0.00	0.00	0.00	167.20	0.00	0.00	0.00	2.49	0.00	0.00
0.00	0.00	0.00	0.00	0.00	83.60	0.00	0.00	0.00	45.46	0.00	0.00
0.00	0.00	0.00	0.00	0.00	83.60	0.00	0.00	0.00	47.32	0.00	0.00
0.00	0.00	0.00	0.00	0.00	83.60	0.00	0.00	0.00	53.83	0.00	0.00
0.00	0.00	0.00	0.00	0.00	167.20	0.00	0.00	0.00	6.36	0.00	0.00
30.40	195.80	25.80	25.80	0.00	167.20	0.00	0.00	0.00	6.23	330.00	0.00
30.40	0.00	0.00	0.00	0.00	167.20	0.00	0.00	0.00	198.02	0.00	0.00

三、病种收入确认

计算医院所有病种的收入公式如下：

病种收入＝∑医院病种医疗费用收入－医保结算差额（包括可以分清病种的扣款、罚款、拒付）

第三节　病种药材费用核算及绩效分析

药材费用是指可收费的药品及卫生材料费用。按照患者核算病种药材费用，有利于归集核算病种药材费用。统计医生编号为了分析同类病种医生及医疗组或科室药材费用情况。我们需要进行病种药材费用边际贡献结余绩效分析，并核算病种药费及单独收费的卫生材料费用，见表5-5。

以下逐步说明病种药材费用的分类与分摊情况：

第一步：统计每名患者的药品和单独收费的卫生材料费用，形成每名患者的药材费用，见图5-10、表5-6与表5-7。

表5-5　病种药材费用核算数据案例

病案号	出院科室	ICD码	科主任编号	住院医生编号	主治医生编号	住院天数	住院总费用	药品					耗材		药材		边际贡献结余（元）	边际贡献结余率（%）
								西药费（元）	中成药费（元）	中草药费（元）	药品成本（元）	药占比（%）	收费耗材（元）	收费耗材占比（%）	药材费用（元）	药材费用占比（%）		
13**85	肿瘤科	Z51.104	T164*1	T455*1	T455*1	8	5447.07	3157.36	0	0	3157.40	57.96	154.35	2.83	3311.71	60.80	2135.40	39.20
13**70		C79.508	T164*1	T462*1	T462*1	20	13 949.11	5487.02	0	978.00	6318.30	46.35	60.79	0.44	6379.11	45.73	7570.00	54.27
15**02		Z51.104	T164*1	T462*1	T462*1	7	4403.08	840.95	0	0	840.95	19.10	5.37	0.12	846.32	19.22	3556.80	80.78
15**04		Z51.003	T164*1	T204*1	T204*1	15	36 718.78	3774.88	0	782.40	4439.90	12.41	128.24	0.35	4568.16	12.44	32 151.00	87.56
15**20		C79.500	T164*1	T442*1	T442*1	28	30 492.58	12.58	0	0	12.58	0.04	106.88	0.35	119.46	0.39	30 373.00	99.61
15**17		Z51.003	T164*1	T462*1	T462*1	40	66 640.68	6335.38	0	0	6335.40	9.51	372.90	0.56	6708.28	10.07	59 932.00	89.93

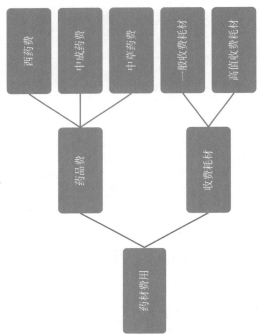

图5-10 病种药材费用分类

表 5-6　病种药材费用分摊

一级分摊项目	二级分摊项目	分摊因素	备注
药品	西药费		病种直接产生的药品费
	中成药费	追算真实成本（药品库）	
	中草药费		
耗材	收费耗材	区分高值耗材、普通耗材	病种直接产生的收费耗材
	医疗不收费耗材	床日、总费用	医疗不计价卫生材料
	医技科室不收费卫生耗材	项目收入 （耗材真实成本，可以从一级库追踪）	检验科、标本室：实验室诊断费 超声科、心电图、内镜室、放射科：影像学诊断费 病理科：病理诊断费 手术室、麻醉科：手术收入、麻醉收入 住院西药房、西药库：西药费＋中成药费 中药房：中草药费

表5-7 病种药材费用分摊实例

序号	病案号	出院科室	ICD码	诊断类型	主诊断名称	住院天数	住院总费用（元）	药材费用（元）				
								西药费	中成药费	中草药费	收费耗材	合计
1	12**83	放疗科二	Z51.104	1	姑息性化疗	1	2614.09	999.03	0	0	187.46	1186.49
2	13**85	放疗科二	Z51.104	1	姑息性化疗	8	5447.07	3157.36	0	0	154.35	3311.71
3	13**70	放疗科二	C79.508	1	下肢骨继发恶性肿瘤	20	13 949.11	5487.02	0	978.00	60.79	6525.81
4	13**62	放疗科二	Z51.002	1	恶性肿瘤术后放射治疗	7	37 570.19	0	0	0	3.69	3.69
5	14**94	放疗科二	Z51.104	1	姑息性化疗	1	8443.45	6096.43	0	0	315.52	6411.95
6	15**02	放疗科二	Z51.104	1	姑息性化疗	7	4403.08	840.95	0	0	5.37	846.32
7	15**04	放疗科二	Z51.003	1	恶性肿瘤放射治疗	15	36 718.78	3774.88	0	782.40	128.24	4685.52
8	15**20	放疗科二	C79.500	1	骨和骨髓继发恶性肿瘤	28	30 492.58	12.58	0	0	106.88	119.46
9	15***17	放疗科二	Z51.003	1	恶性肿瘤放射治疗	40	66 640.68	6335.38	0	0	372.90	6708.28
10	15***99	放疗科二	C77.007	1	锁骨上淋巴结继发恶性肿瘤	35	51 199.19	15 829.30	0	2753.50	330.09	18 912.90
11	15***99	放疗科二	Z51.104	1	姑息性化疗	3	5239.54	4122.44	0	0	241.70	4364.14
12	15**51	放疗科二	Z51.801	1	恶性肿瘤靶向治疗	1	7723.41	6057.52	0	0	3.33	6060.85
13	15**54	放疗科二	Z51.002	1	恶性肿瘤术后放射治疗	44	13 704.79	0	0	321.50	2.49	323.99
14	15**66	放疗科二	Z51.810	1	肿瘤免疫治疗	1	268.50	5.94	0	0	45.46	51.40
15	15**66	放疗科二	Z51.810	1	肿瘤免疫治疗	1	607.78	6.10	0	0	47.32	53.42
16	15**36	放疗科二	Z51.810	1	肿瘤免疫治疗	1	286.53	6.10	0	0	53.83	59.93
17	15***41	放疗科二	Z51.801	1	恶性肿瘤靶向治疗	2	8832.41	6275.45	0	0	6.36	6281.81
18	15**03	放疗科二	C78.700	1	肝脏继发恶性肿瘤	5	10 613.95	8119.92	0	0	336.23	8456.15
19	16**95	放疗科二	Z51.104	1	姑息性化疗	2	3883.48	1049.10	0	0	198.02	1247.12

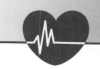

第二步：按照单病种统计归集药品和单独收费的卫生材料费用，形成单病种的药材费用，见图5-11与表5-8。

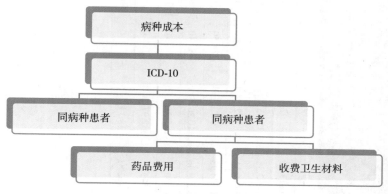

图5-11　单病种的药材费用归集

计算公式：

$$病种成本 = \sum(药品费用 \div ICD\text{-}10人数) + \sum(耗材费用 \div ICD\text{-}10人数)$$

第三步：药材费用分析

见图5-12与图5-13。

表5-8　单病种的药材费用归集实例

序号	病案号	出院科室	ICD码	诊断类型	主诊断名称	住院天数	住院总费用	药品			收费耗材（元）	药材费用合计（元）
								西药费（元）	中成药费（元）	中草药费（元）		
1	15**99	放疗科二	C77.007	1	锁骨上淋巴结继发恶性肿瘤	35	51 199.19	15 829.30	0	2753.50	330.09	18 912.90
2	15**03	放疗科二	C78.700	1	肝部继发性恶性肿瘤	5	10 613.95	8119.92	0	0	336.23	8456.15
3	15**20	放疗科二	C79.500	1	骨和骨髓继发性恶性肿瘤	28	30 492.58	12.58	0	0	106.88	119.46
4	13**70	放疗科二	C79.508	1	下肢继发恶性肿瘤	20	13 949.11	5487.02	0	978.00	60.79	6525.81
5	15**54	放疗科二	Z51.002	1	恶性肿瘤术后放射治疗	51	51 274.98	0	0	321.50	6.18	327.68
6	15**17	放疗科二	Z51.003	1	恶性肿瘤放射治疗	55	103 359.46	10 110.26	0	782.40	501.14	11 393.80
7	16**95	放疗科二	Z51.104	1	姑息性化疗	22	30 030.71	16 265.31	0	0	1102.42	17 367.73
8	15**41	放疗科二	Z51.801	1	恶性肿瘤靶向治疗	3	16 555.82	12 332.97	0	0	9.69	12 342.66
9	15**36	放疗科二	Z51.810	1	肿瘤免疫治疗	1	1162.81	18.14	0	0	146.61	164.75

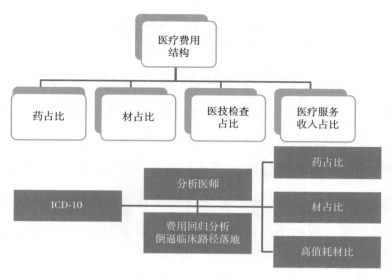

图5-12 药材费用核算流程

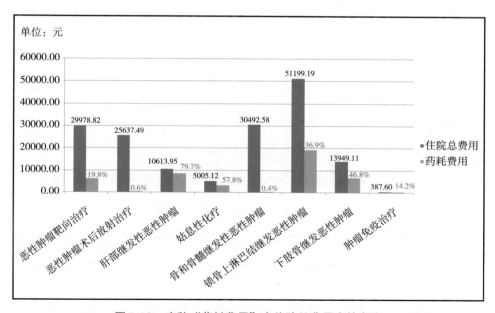

图5-13 病种"药材费用"在住院总费用中的占比

第四节　病种药耗成本核算及绩效分析

在核算病种药耗费用病种药耗成本核算之后，我们需要进行病种药耗成本边际贡献绩效分析。病种药耗成本核算数据如表5-9所述，而表5-10显示病种药耗成本边际贡献绩效分析的一个案例。

按照患者统计医疗收费项目（扣除药品和单独收费的卫生材料费用），按照医技检查收入和手术介入收入及和治疗科室医疗服务项目收入明细归类，分摊医技科室、手术介入科室卫生材料费用和治疗科室共用不收费耗材成本。

每名患者分摊卫生材料消耗＝分摊医技手术科室卫生材料费用＋分摊本科室住院共用不收费耗材成本

每名患者分摊医技检查手术卫生材料费用＝医技检查手术卫生材料分摊率×单病种医技检查及手术收入

医技检查手术科室卫生材料分摊率＝医技检查手术卫生材料费÷医技检查及手术收入×100%

每名患者分摊本科室住院共用不收费耗材成本＝本科室住院共用不收费耗材成本分摊率×每名患者实际住院日

本科室住院共用不收费耗材成本分摊率＝（本科室领取卫生材料费－单独收费的卫生材料费用）÷实际占用总床日

图5-14是病种药耗成本分析实例，图5-15说明病种成本核算中的边际结余贡献，表5-11展示药材费用与不收费耗材合计的一个实

表 5-9　病种药耗成本核算数据案例

病案号	出院科室	ICD码	科主任编号	住院医生编号	主治医生编号	住院天数	住院总费用（元）	药耗费用（元）	分摊卫材费用（元）					边际贡献余（元）	边际贡献率（%）
									共用不计费耗材	医技检查耗材	手术室耗材	介入耗材	合计		
13**85	肿瘤科	Z51.104	T164*1	T455*1	T455*1	8	5447.07	3311.71	94.40	38.90			133.30	2002.06	36.75
13**70	肿瘤科	C79.508	T164*1	T462*1	T462*1	20	13 949.11	6379.11	236.00	97.60	318.90		652.50	6917.50	49.59
15***02	肿瘤科	Z51.104	T164*1	T462*1	T462*1	7	4403.08	846.32	82.60	53.40			136.00	3420.76	77.69
15***04	肿瘤科	Z51.003	T164*1	T204*1	T204*1	15	36 718.78	4568.16	177.00	1217.30	3481.20		4875.50	27 275.12	74.28
15**20	肿瘤科	C79.500	T164*1	T442*1	T442*1	28	30 492.58	119.46	330.40	1089.30	2765.10		4184.80	26 188.32	85.88
15**17	肿瘤科	Z51.003	T164*1	T462*1	T462*1	40	66 640.68	6708.28	472.00	1812.20		23 812.40	26 096.60	33 835.80	50.77

表 5-10　病种药耗成本边际贡献绩效分析案例

病案号	出院科室	ICD码	科主任编号	住院医生编号	主治医生编号	住院天数	住院总费用（元）	药耗费用（元）	分摊卫材费用合计（元）	成本合计（元）	边际贡献余（元）	边际贡献率（%）
13**85	肿瘤科	Z51.104	T164*1	T455*1	T455*1	8	5447.07	3311.71	133.30	3445.01	2002.10	36.75
13**70	肿瘤科	C79.508	T164*1	T462*1	T462*1	20	13 949.11	6379.11	652.50	7031.61	6917.50	49.59
15***02	肿瘤科	Z51.104	T164*1	T462*1	T462*1	7	4403.08	846.32	136.00	982.32	3420.80	77.69
15***04	肿瘤科	Z51.003	T164*1	T204*1	T204*1	15	36 718.78	4568.16	4875.50	9443.66	27 275.00	74.28
15**20	肿瘤科	C79.500	T164*1	T442*1	T442*1	28	30 492.58	119.46	4184.80	4304.26	26 188.00	85.88
15**17	肿瘤科	Z51.003	T164*1	T462*1	T462*1	40	66 640.68	6708.28	26 096.60	32 804.88	33 836.00	50.77

序号	诊断编码	诊断名称	病例数	平均住院天数	平均费用	药品费	药占比(%)	收费材料费	分摊卫材料成本	分摊医技台套材料成本	药耗成本	百元入耗材
1	A06.0	包虫病棘球蚴病	1	5	2117.99	67.19	0.03%	28.00	159.16	668.15	919.50	0.01
2	A09.9	未特指病因的胃肠炎和结肠炎	4	6	4789.62	1,298.96	0.27%	49.95	351.84	982.39	2,683.14	0.01
3	A15.0	肺结核，经显微镜下痰检查证实，伴有或不伴有培养证实	1	7	13602.28	340.30	0.03%	23.20	144.58	1,789.87	2,297.95	0.00
4	A15.0	肺结核，经显微镜下痰检查证实，伴有或不伴有培养证实	1	7	13602.28	340.30	0.03%	23.20	144.58	1,789.87	2,297.95	0.00
5	A41.9	未特指的脓毒血症	3	10	21320.83	3,653.61	0.17%	1,503.96	177.95	1,927.09	7,262.61	0.07
6	A49.8	未特指部位的其他细菌性感染	1	8	7643.21	1,747.10	0.23%	81.90	70.06	1,410.66	3,309.92	0.01
7	B06.5	肠道病毒性水疱性咽炎	1	8	4039.13	680.13	0.22%	102.00	272.97	1,121.37	2,376.47	0.03
8	B16.9	急性乙型肝炎，不伴有δ因子（共同感染），也不伴有肝昏迷	6	14	8365.66	3,346.17	0.40%	34.83	148.48	2,066.49	5,595.97	0.00
9	B18.1	慢性乙型病毒性肝炎，不伴有δ因子	12	14	8168.47	2,345.80	0.29%	2.32	148.31	2,075.55	4,571.97	0.00
10	B44.1	其他肺曲菌病	2	16	56860.56	22,051.66	0.39%	2,785.80	100.80	6,161.29	31,099.55	0.05
11	C11.9	鼻咽的恶性肿瘤	1	14	9560.83	563.03	0.06%	490.00	59.06	2,162.52	3,274.61	0.05
12	C16.0	贲门恶性肿瘤	42	42	170413.64	50,246.62	0.29%	42,386.65	968.46	17,872.73	111,474.46	0.25
13	C16.9	未特指的胃恶性肿瘤	4	15	37492.35	11,494.69	0.31%	8,933.89	460.95	4,530.74	25,420.27	0.24
14	C18.1	阑尾恶性肿瘤	1	26	51686.88	13,092.71	0.25%	12,498.36	694.90	6,741.74	33,022.71	0.24
15	C22.9	未特指的肝恶性肿瘤	3	5	6055.22	1,915.47	0.32%	260.96	94.97	951.22	3,222.02	0.04

图5-14 病种药耗成本分析实例

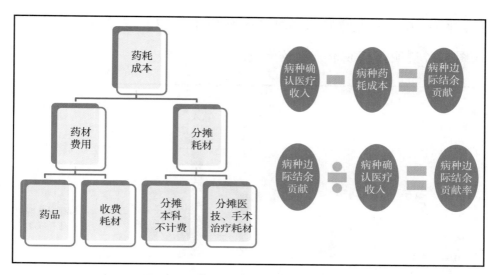

图5-15 病种成本核算：边际结余贡献

表5-11 药材费用与不收费耗材的合计实例

序号	出院科室	ICD码	诊断类型	主诊断名称	住院天数	住院总费用（元）	药材费用（元）	不收费耗材（元）	合计（元）
1	放疗科二	C77.007	1	锁骨上淋巴结继发恶性肿瘤	35	51 199.19	18 912.90	171.04	19 083.93
2	放疗科二	C78.700	1	肝部继发性恶性肿瘤	5	10 613.95	8456.15	24.43	8480.58
3	放疗科二	C79.500	1	骨和骨髓继发性恶性肿瘤	28	30 492.58	119.46	136.83	256.29
4	放疗科二	C79.508	1	下肢骨继发恶性肿瘤	20	13 949.11	6525.81	97.73	6623.54
5	放疗科二	Z51.002	1	恶性肿瘤术后放射治疗	51	51 274.98	327.68	249.23	576.91
6	放疗科二	Z51.003	1	恶性肿瘤放射治疗	55	103 359.46	11 393.80	268.77	11 662.57
7	放疗科二	Z51.104	1	姑息性化疗	22	30 030.71	17 367.70	107.51	17 475.24
8	放疗科二	Z51.801	1	恶性肿瘤靶向治疗	3	16 555.82	12 342.66	14.66	12 357.32
9	放疗科二	Z51.810	1	肿瘤免疫治疗	3	1162.81	164.75	14.67	179.42

例，图5-16以一实例显示病种"药耗成本"与住院总费用的比例，而图5-17说明药耗成本核算及价值。

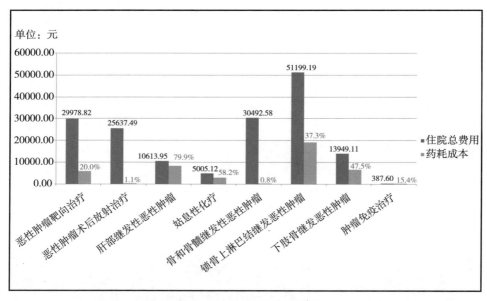

图5-16 病种"药耗成本"与住院总费用的比例（实例）

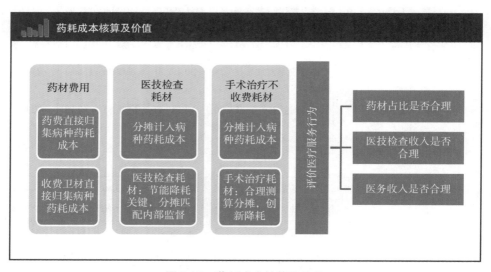

图5-17 药耗成本核算及价值

第五节　病种直接成本核算及绩效分析

病种成本可以大致区分为直接成本与间接成本，而直接成本主要来自治疗科室、医技科室和手术室，见图5-18、图5-19。表5-12是病种分摊治疗科室直接成本核算的一个案例，借助这些数据，我们可以进行病种分摊治疗科室直接成本贡献分析，如表5-13所示。

表5-14是病种分摊医技手术科室直接成本核算的一个案例，有了这些数据，我们就可以进行病种分摊医技手术科室直接成本贡献分析了，如表5-15所示。

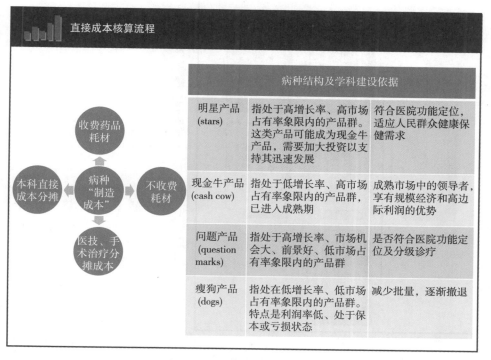

图5-18　直接成本核算流程

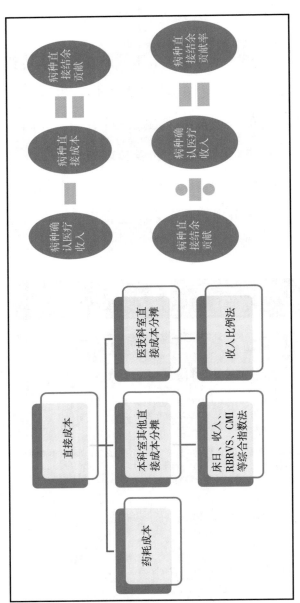

图 5-19　病种成本核算：直接结余贡献

表 5-12　病种分摊治疗科室直接成本核算案例

病案号	出院科室	ICD码	科主任编号	住院医生编号	主治医生编号	住院天数	住院总费用	药耗费用	分摊卫材费用合计	分摊卫材费用合计	分摊治疗科室直接成本	直接成本合计
13**85	肿瘤科	Z51.104	T164*1	T455*1	T455*1	8	5447.07	3311.71	133.30	3445.01	3640.30	7085.30
13**70	肿瘤科	C79.508	T164*1	T462*1	T462*1	20	13 949.11	6379.11	652.50	7031.61	4178.80	11 210.00
15**02	肿瘤科	Z51.104	T164*1	T462*1	T462*1	7	4403.08	846.32	136.00	982.32	1231.50	2213.80
15**04	肿瘤科	Z51.003	T164*1	T204*1	T204*1	15	36 718.78	4568.16	4875.50	9443.66	5063.50	14 507.00
15**20	肿瘤科	C79.500	T164*1	T442*1	T442*1	28	30 492.58	119.46	4184.80	4304.26	6070.70	10 375.00
15**17	肿瘤科	Z51.003	T164*1	T462*1	T462*1	40	66 640.68	6708.28	26 096.60	32 804.88	10 7230.00	43 528.00

表 5-13　病种分摊治疗科室直接成本贡献分析（案例）

病案号	出院科室	ICD码	科主任编号	住院医生编号	主治医生编号	住院天数	住院总费用	直接成本合计	直接贡献结余	直接贡献结余率（%）
13**85	肿瘤科	Z51.104	T164*1	T455*1	T455*1	8	5447.07	7085.28	-1638.21	-30.08
13**70	肿瘤科	C79.508	T164*1	T462*1	T462*1	20	13 949.11	11 210.44	2738.67	19.63
15**02	肿瘤科	Z51.104	T164*1	T462*1	T462*1	7	4403.08	2213.84	2189.24	49.72
15**04	肿瘤科	Z51.003	T164*1	T204*1	T204*1	15	36 718.78	14 507.12	22 211.66	60.49
15**20	肿瘤科	C79.500	T164*1	T442*1	T442*1	28	30 492.58	10 374.91	20 117.67	65.98
15**17	肿瘤科	Z51.003	T164*1	T462*1	T462*1	40	66 640.68	43 528.17	23 112.51	34.68

表5-14　病种分摊医技手术科科室直接成本核算案例

病案号	出院科室	ICD码	科主任编号	住院医生编号	主治医生编号	住院天数	住院总费用	药耗费用	分摊卫材费用合计	分摊治疗科室直接成本	直接成本合计	分摊药剂成本	分摊药剂服务拔直接成本	分摊手术介入科室直接成本	分摊直接费用合计	直接成本合计
13**85	肿瘤科	Z51.104	T164*1	T455*1	T455*1	8	5447.07	3311.71	133.30	3640.30	7085.30	189.44	16.53		205.97	7291.25
13**70	肿瘤科	C79.508	T164*1	T462*1	T462*1	20	13949.11	6379.11	652.50	4178.80	11210.00	379.10	41.48	209.83	630.42	11840.85
15**02	肿瘤科	Z51.104	T164*1	T462*1	T462*1	7	4403.08	846.32	136.00	1231.50	2213.80	50.46	22.70	0	73.15	2286.99
15**04	肿瘤科	Z51.003	T164*1	T204*1	T204*1	15	36718.78	4568.16	4875.50	5063.50	14507.00	266.40	517.35	2290.63	3074.38	17581.49
15**10	肿瘤科	C79.500	T164*1	T442*1	T442*1	28	30492.58	119.46	4184.80	6070.70	10375.00	0.75	462.95	1819.44	2283.14	12658.05
15**17	肿瘤科	Z51.003	T164*1	T462*1	T462*1	40	66640.68	6708.28	26096.60	10723.00	43528.00	380.12	770.19	15668.56	16818.87	60347.03

表5-15　病种分摊医技手术科科室直接成本贡献分析（案例）

病案号	出院科室	ICD码	科主任编号	住院医生编号	主治医生编号	住院天数	住院总费用（元）	分摊直接费用合计	直接结余贡献	直接结余贡献率（%）
13**85	肿瘤科	Z51.104	T164*1	T455*1	T455*1	8	5447.07	7291.26	-1844.18	-33.86
13**70	肿瘤科	C79.508	T164*1	T462*1	T462*1	20	13949.11	11840.85	2108.26	15.11
15**02	肿瘤科	Z51.104	T164*1	T462*1	T462*1	7	4403.08	2286.99	2116.09	48.06
15**04	肿瘤科	Z51.003	T164*1	T204*1	T204*1	15	36718.78	17581.49	19137.29	52.12
15**20	肿瘤科	C79.500	T164*1	T442*1	T442*1	28	30492.58	12658.05	17834.53	58.49
15**17	肿瘤科	Z51.003	T164*1	T462*1	T462*1	40	66640.68	60347.03	6293.65	9.44

表5-16是病种分摊医技科室其他成本核算案例，图5-20显示病种平均直接成本与住院总费用的比例情况，而图5-21演示相关功能。

表5-16　病种分摊医技科室其他成本核算案例

序号	出院科室	ICD码	诊断类型	主诊断名称	住院天数	住院总费用（元）	病种科室直接成本（元）	分摊医技科室其他成本（元）	病种直接成本
1	放疗科二	C77.007	1	锁骨上淋巴结继发恶性肿瘤	35	51 199.19	34 014.17	3174.18	37 188.35
2	放疗科二	C78.700	1	肝部继发性恶性肿瘤	5	10 613.95	10 907.24	740.26	11 647.51
3	放疗科二	C79.500	1	骨和骨髓继发性恶性肿瘤	28	30 492.58	11 268.67	1757.50	13 026.18
4	放疗科二	C79.508	1	下肢骨继发恶性肿瘤	20	13 949.11	13 792.35	1405.36	15 197.71
5	放疗科二	Z51.002	1	恶性肿瘤术后放射治疗	51	51 274.98	20 255.48	2799.31	23 054.79
6	放疗科二	Z51.003	1	恶性肿瘤放射治疗	55	103 359.46	37 163.39	5167.86	42 331.25
7	放疗科二	Z51.104	1	姑息性化疗	22	30 030.71	26 668.42	5806.94	32 475.36
8	放疗科二	Z51.801	1	恶性肿瘤靶向治疗	3	16 555.82	14 720.26	1600.43	16 320.68
9	放疗科二	Z51.810	1	肿瘤免疫治疗	3	1162.81	1171.97	199.48	1371.45

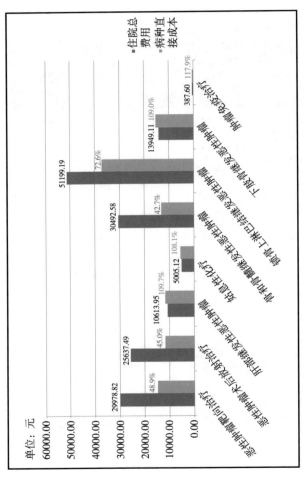

图 5-20 病种"直接成本"与住院总费用的比例

图5-21 病种直接成本分析功能

第六节 病种医疗业务成本核算及绩效分析

病种成本中的间接成本主要来自医辅科室、职能科室和各种管理办公室,见图5-22。表5-17是病种分摊医辅科室成本核算的一个案例,借助这些数据,我们可以进行病种分摊医辅科室成本贡献分析,如表5-18所示。

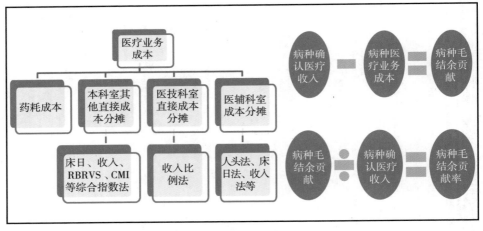

图5-22 病种医疗业务成本核算:毛贡献

表5-19显示医辅科室成本分摊办法,表5-20以一实例说明病种医疗业务成本如何核算,而图5-23显示这些病种"药耗成本"与住院总费用的比例,其中如有多个相同病种,将以平均值呈现。

图5-24是病种医疗业务成本分析的系统截图。在区域病种与加权平均的双重作用下,医保付费应注重各方的均衡。在医疗收入封顶的情况下,加强节约成本力度是医院未来运营的重点,见图5-25。

表5-17　病种分摊医辅科室科室成本核算

病案号	出院科室	ICD码	科主任编号	住院医生编号	主治医生编号	住院天数	住院总费用（元）	分摊直接费用合计（元）	分摊医辅科室成本（元）	医疗业务成本合计（元）
13**85	肿瘤科	Z51.104	T164*1	T455*1	T455*1	8	5447.07	7291.26	101.71	7392.96
13**70	肿瘤科	C79.508	T164*1	T462*1	T462*1	20	13 949.11	11 840.85	256.02	12 096.88
15**02	肿瘤科	Z51.104	T164*1	T462*1	T462*1	7	4403.08	2286.99	263.27	2550.26
15**04	肿瘤科	Z51.003	T164*1	T204*1	T204*1	15	36 718.78	17 581.49	87.06	17 668.56
15**20	肿瘤科	C79.500	T164*1	T442*1	T442*1	28	30 492.58	12 658.05	331.51	12 989.57
15**17	肿瘤科	Z51.003	T164*1	T462*1	T462*1	40	66 640.68	60 347.03	416.68	60 763.71

表5-18　病种分摊医辅科室成本贡献分析（案例）

病案号	出院科室	ICD码	科主任编号	住院医生编号	主治医生编号	住院天数	住院总费用（元）	医疗业务成本合计（元）	收支结余贡献	收支结余贡献率（%）
13**85	肿瘤科	Z51.104	T164*1	T455*1	T455*1	8	5447.07	7392.96	−1945.89	−35.72
13**70	肿瘤科	C79.508	T164*1	T462*1	T462*1	20	13 949.11	12 096.88	1852.23	13.28
15**02	肿瘤科	Z51.104	T164*1	T462*1	T462*1	7	4403.08	2550.26	1852.82	42.08
15**04	肿瘤科	Z51.003	T164*1	T204*1	T204*1	15	36 718.78	17 668.56	19 050.22	51.88
15**20	肿瘤科	C79.500	T164*1	T442*1	T442*1	28	30 492.58	12 989.57	17 503.01	57.40
15**27	肿瘤科	Z51.003	T164*1	T462*1	T462*1	40	66 640.68	60 763.71	5876.97	8.82

表5-19　医辅科室成本分摊办法

一级分摊项目	二级分摊项目	分摊因素	备注
供应室	人员经费	洗消毒数 [与信息科沟通实际可用数据（消毒数）]	根据手术记录，如病种没有发生费用则不分摊科室成本
	卫生材料		
	固定资产		
	其他	床日和总费用各占50%分摊	
收费处（确认是否在行后科室）	人员经费	床日	各占50%
	卫生材料	总费用	
	固定资产	收费条目数	
	其他		
病案室	人员经费	床日	各占50%
	卫生材料	总费用	
	固定资产		
	其他		

表 5-20　病种医疗业务成本核算（案例）

序号	出院科室	ICD码	诊断类型	主诊断名称	住院天数	住院总费用	病种直接成本（元）	分摊医辅科室成本（元）	病种医疗业务成本
1	放疗科二	C77.007	1	锁骨上淋巴结继发恶性肿瘤	35	51 199.19	37 188.35	590.36	37 778.71
2	放疗科二	C78.700	1	肝部继发性恶性肿瘤	5	10 613.95	11 647.51	101.87	11 749.37
3	放疗科二	C79.500	1	骨和骨髓继发性恶性肿瘤	28	30 492.58	13 026.18	416.68	13 442.86
4	放疗科二	C79.508	1	下肢骨继发恶性肿瘤	20	13 949.11	15 197.71	256.02	15 453.74
5	放疗科二	Z51.002	1	恶性肿瘤术后放射治疗	51	51 274.98	23 054.78	736.30	23 791.08
6	放疗科二	Z51.003	1	恶性肿瘤放射治疗	55	103 359.46	42 331.26	1049.38	43 380.64
7	放疗科二	Z51.104	1	姑息性化疗	22	30 030.71	32 475.35	359.66	32 835.01
8	放疗科二	Z51.801	1	恶性肿瘤靶向治疗	3	16 555.82	16 320.68	115.24	16 435.93
9	放疗科二	Z51.810	1	肿瘤免疫治疗	3	1162.81	1371.46	33.46	1404.92

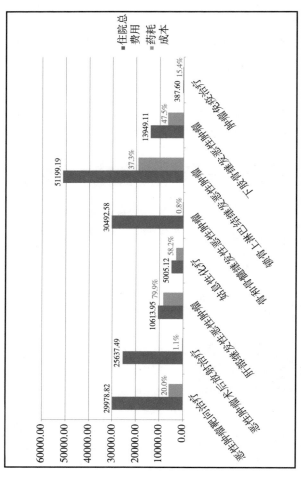

图 5-23 病种"药耗成本"与住院总费用的比例（案例）

图 5-24　病种医疗业务成本分析截图

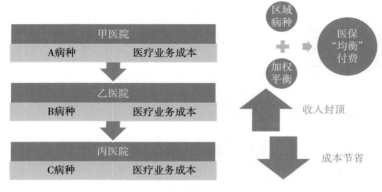

图 5-25　业务成本核算对外报告：医保均衡

第七节　病种医疗全成本核算及绩效分析

本单元所言的病种医疗全成本包括医疗业务成本与分摊管理费用两部分，见表 5-21 及图 5-26。表 5-22 是病种全成本核算的一个案例，使用这些数据，我们可以进行病种全成本绩效分析，见表 5-23 与图 5-27。

表 5-21　病种医疗全成本分摊办法（案例）

一级分摊项目	二级分摊项目	分摊因素	备注
行政后勤	人员经费	二次分摊	包含中心实验室、研究重点实验室
	卫生材料	1. 分摊到科室：依据科室使用医院资源（医护人数、科室面积、医护人员经费）	
	固定资产		
	无形资产	2. 分摊到病种：患者人数、床日、总费用	
	其他		

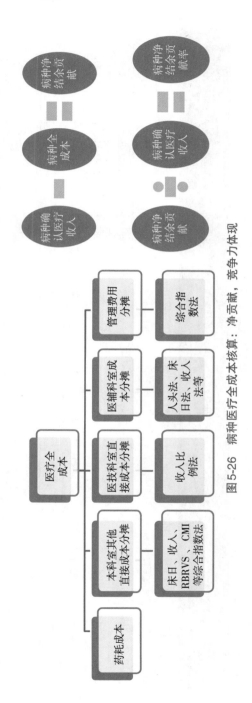

图5-26　病种医疗全成本核算：净贡献，竞争力体现

表 5-22　病种全成本核算案例

病案号	出院科室	ICD码	科主任编号	住院医生编号	主治医生编号	住院天数	住院总费用（元）	医疗业务成本合计（元）	分摊管理费用（元）	医疗全成本合计（元）
13**85	肿瘤科	Z51.104	T164*1	T455*1	T455*1	8	5447.07	7392.96	1297.17	8690.13
13**70	肿瘤科	C79.508	T164*1	T462*1	T462*1	20	13 949.11	12 096.88	3265.37	15 362.25
15***02	肿瘤科	Z51.104	T164*1	T462*1	T462*1	7	4403.08	2550.26	3357.78	5908.03
15**34	肿瘤科	Z51.003	T164*1	T204*1	T204*1	15	36 718.78	17 668.56	5314.41	22 982.97
15**20	肿瘤科	C79.500	T164*1	T442*1	T442*1	28	30 492.58	12 989.57	9155.87	22 145.44
15***17	肿瘤科	Z51.003	T164*1	T462*1	T462*1	40	66 640.68	60 763.71	7529.53	68 293.24

表 5-23　病种全成本绩效分析

病案号	出院科室	ICD码	科主任编号	住院医生编号	主治医生编号	住院天数	住院总费用	医疗全成本合计	收支结余贡献	收支结余贡献率（%）
13**85	肿瘤科	Z51.104	T164*1	T455*1	T455*1	8	5447.07	8690.13	-3243.05	-59.54
13**70	肿瘤科	C79.508	T164*1	T462*1	T462*1	20	13 949.11	15 362.25	-1413.14	-10.13
15***02	肿瘤科	Z51.104	T164*1	T462*1	T462*1	7	4403.08	5908.03	-1504.95	-34.18
15**44	肿瘤科	Z51.003	T164*1	T204*1	T204*1	15	36 718.78	22 982.97	13 735.81	37.41
15**20	肿瘤科	C79.500	T164*1	T442*1	T442*1	28	30 492.58	22 145.44	8347.14	27.37
15***17	肿瘤科	Z51.003	T164*1	T462*1	T462*1	40	66 640.68	68 293.24	-1652.56	-2.48

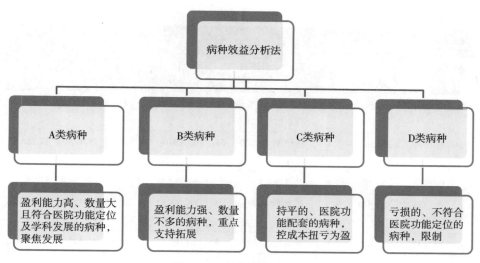

图5-27　病种效益分析法

表5-24以一实例说明病种医疗全成本如何核算，而图5-28显示这些病种"医疗全成本"与住院总费用的比例，其中如有多个相同病种，将以平均值呈现。

表5-24　病种医疗全成本核算（案例）

序号	出院科室	ICD码	诊断类型	主诊断名称	住院天数	住院总费用（元）	病种医疗业务成本（元）	分摊管理费用（元）	病种医疗全成本（元）
1	放疗科二	C77.007	1	锁骨上淋巴结继发恶性肿瘤	35	51 199.19	37 778.71	7807.60	45 586.31
2	放疗科二	C78.700	1	肝部继发性恶性肿瘤	5	10 613.95	11 749.37	1347.22	13 096.59
3	放疗科二	C79.500	1	骨和骨髓继发性恶性肿瘤	28	30 492.58	13 442.86	5510.67	18 953.53
4	放疗科二	C79.508	1	下肢骨继发恶性肿瘤	20	13 949.11	15 453.74	3385.96	18 839.70

续　表

序号	出院科室	ICD码	诊断类型	主诊断名称	住院天数	住院总费用（元）	病种医疗业务成本（元）	分摊管理费用（元）	病种医疗全成本（元）
5	放疗科二	Z51.002	1	恶性肿瘤术后放射治疗	51	51 274.98	23 791.08	9737.62	33 528.70
6	放疗科二	Z51.003	1	恶性肿瘤放射治疗	55	103 359.46	43 380.64	13 878.31	57 258.95
7	放疗科二	Z51.104	1	姑息性化疗	22	30 030.71	32 835.01	4756.45	37 591.46
8	放疗科二	Z51.801	1	恶性肿瘤靶向治疗	3	16 555.82	16 435.93	1524.11	17 960.04
9	放疗科二	Z51.810	1	肿瘤免疫治疗	3	1162.81	1404.92	442.59	1847.51

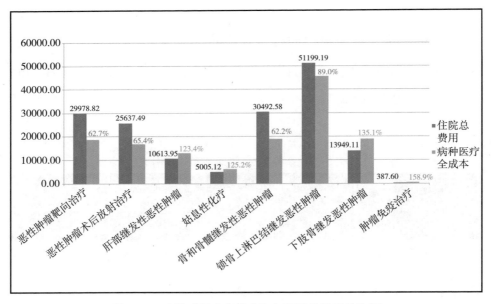

图5-28　病种"医疗全成本"与住院总费用的比例

图5-29是系统截图，用以显示病种全成本分析。

序号	诊断编码	诊断名称	病例数	平均住院天数	平均费用	药耗成本	直接成本	医疗业务成本	分摊管理费用	全成本	净亏损	医保补贴金额	收支结余
1	A08.0	轮状病毒性肠炎	1	5	2,117.99	919.50	7,097.20	7,546.14	2,105.91	9,652.05	-7,534.06	0.00	-9,652.05
2	A09.9	未特指病因的胃肠炎和结肠炎	4	6	4,789.62	2,683.14	12,555.11	13,217.07	3,813.64	17,030.71	-12,241.09	0.00	-17,030.71
3	A15.0	肺结核，经显微镜下痰检查证实，伴有或不伴有痰培养	1	7	13,602.28	2,297.95	11,372.27	12,583.95	2,280.78	14,864.73	-1,262.45	0.00	-14,864.73
4	A15.0	肺结核，经显微镜下痰检查证实，伴有或不伴有痰培养	1	7	13,602.28	2,297.95	11,372.27	12,583.95	2,280.78	14,864.73	-1,262.45	0.00	-14,864.73
5	A41.9	未特指的脓毒症	3	10	21,320.83	7,262.61	13,299.02	14,604.75	1,283.97	15,888.72	5,432.12	0.00	-15,888.72
6	A49.8	未特指部位的其他细菌性感染	1	8	7,643.21	3,309.92	9,725.40	10,676.93	1,472.34	12,149.27	-4,506.06	0.00	-12,149.27
7	B08.5	肠病毒性水疱性咽峡炎	1	8	4,039.13	2,376.47	12,926.48	13,680.44	3,611.85	17,292.29	-13,253.16	0.00	-17,292.29
8	B16.9	急性乙型肝炎（共同感染），也不伴有肝昏迷	6	14	8,365.68	5,595.97	17,040.27	18,430.83	3,556.76	21,987.59	-13,621.91	0.00	-21,987.59
9	B18.1	慢性乙型病毒性肝炎，不伴有δ因子	14	14	8,166.47	4,571.97	16,024.08	17,420.49	3,552.65	20,973.13	-12,804.56	0.00	-20,973.13
10	B44.1	其他肺曲菌病	2	16	56,860.55	31,099.55	46,464.78	50,646.93	1,590.14	52,237.07	4,623.49	0.00	-52,237.07
11	C11.9	未特指的鼻咽恶性肿瘤	14	14	9,560.83	3,274.61	14,757.53	16,213.57	3,660.42	19,873.99	-10,313.16	0.00	-19,873.99
12	C16.0	贲门恶性肿瘤	1	42	170,413.64	111,474.46	223,486.76	235,624.50	34,928.43	270,552.93	-100,139.29	0.00	-270,552.93
13	C16.9	未特指的胃恶性肿瘤	4	15	37,492.35	25,420.27	48,734.63	51,805.10	5,892.74	57,697.83	-20,205.48	0.00	-57,697.83
14	C18.1	阑尾恶性肿瘤	1	26	51,686.88	33,027.71	66,432.79	70,997.00	8,250.04	79,247.04	-27,560.16	0.00	-79,247.04
15	C22.9	未特指的肝恶性肿瘤	3	5	6,055.22	3,222.02	7,715.36	8,357.99	1,553.55	9,911.54	-3,856.32	0.00	-9,911.54

图5-29　病种全成本分析

第八节　病种成本核算报表

见表5-25，下文中将列举两个标准的病种成本核算报表，见图5-30、图5-31。

表5-25　3种病种成本核算报表

序　号	编　号	报表名称	报表类型
		病种成本报表	
5-1	病种01表	医院病种成本明细表	对内报表
5-2	病种02表	医院病种成本构成明细表	对内报表

医院成本核算管理系统　成本归集　成本报表　成本分析　成本应用　知识库管理　系统管理

医院病种成本明细表

日期: 2020-01　　C查询　C重置

单位(机构): 人民医院

2020年01月　　　　单位: 元

病种编码	病种名称	服务量	医疗成本	医疗全成本	医院全成本
A08.0	轮状病毒性肠炎	1	7097.20	7546.14	2105.91
A09.9	感染性腹泻及胃肠炎的诊断或治疗	4	12556.11	13217.07	3813.64
A15.0	肺结核,经显微镜下痰培养证实,伴有或不伴有痰培养	1	11372.27	12563.95	2280.78
A15.0	肺结核,经显微镜下痰证实,伴有或不伴有 痰培养	1	11372.27	12583.95	2280.78
A41.9	未特指的败血症	3	13299.02	14604.75	1283.97
A49.8	未特指部位的其他细菌性感染	1	9725.40	10876.93	1472.34
B00.5	疱疹病毒多形性红斑性眼病	1	12926.48	13680.44	3611.85
B16.9	急性乙型肝炎,不伴有δ因子(并发感染),也不伴有肝昏迷	6	17040.27	18430.83	3656.76
B18.1	慢性乙型病毒性肝炎,不伴有δ因子,不伴有肝炎	12	16024.08	17420.49	3652.65
B44.1	其他肺曲菌病	2	46484.78	50646.93	1500.14
C11.9	鼻咽部恶性肿瘤	1	14757.53	16213.57	3660.42
C16.0	贲门恶性肿瘤	1	223486.76	234628.50	34928.43
C16.9	胃恶性肿瘤	4	48734.63	51805.10	5092.74
C18.1	盲肠恶性肿瘤	1	66432.79	70697.00	8260.04
C22.9	未特指的肝恶性肿瘤	3	7716.38	8357.99	1553.55
C24.0	肝外胆管恶性肿瘤	2	10048.00	10039.98	1860.70
C34.9	未特指支气管或肺的恶性肿瘤	7	22433.92	23966.17	4352.96
C50.9	未特指乳房的恶性肿瘤	8	22673.13	24749.12	3771.08
C54.1	子宫内膜恶性肿瘤	3	39936.52	42401.12	8075.33
C67.9	未特指膀胱的恶性肿瘤	3	17614.06	19307.59	2401.74

图5-30　医院病种成本明细表

医院病种成本构成明细表

2020年01月

单位：元

病种编码	病种名称	病种成本	人民经费 金额	占比(%)	卫生材料费 金额	占比(%)	固定资产折旧费 金额	占比(%)	无形资产摊销费 金额	占比(%)	提取医疗风险基金 金额	占比(%)	其他运行费用 金额	占比(%)
Q55.6		1,137.25	831.54	73.12	178.66	15.73	47.62	4.19	1.04	0.09	2.56	0.23	75.63	6.65
E11.7		4,557.03	919.50	20.18	341.14	7.49	18.43	0.40	1.36	0.03	0.60	0.02	101.28	2.22
H2.8		1,298.84	925.27	71.24	139.88	10.77	42.83	3.30	1.22	0.09	1.09	0.08	85.95	6.62
E04.9		1,431.62	1,019.99	71.25	180.36	12.60	39.75	2.78	1.28	0.09	3.20	0.22	91.71	6.41
I24.9		2,016.93	1,171.41	58.02	231.67	11.48	62.26	3.08	1.59	0.09	5.29	0.26	114.68	5.68
I42.2		1,856.08	1,197.79	64.51	245.74	13.23	63.79	3.44	1.63	0.09	5.40	0.29	117.29	6.32
S32.4		1,924.79	1,198.03	62.24	262.13	13.62	104.10	5.41	1.63	0.08	4.37	0.23	79.54	4.13
O34.4		1,630.20	1,262.76	77.46	179.43	11.01	50.49	3.10	1.75	0.11	3.07	0.19	65.17	8.14
M60.0		1,997.71	1,296.45	64.90	284.48	14.24	112.68	5.64	1.63	0.08	4.74	0.24	66.17	4.31
H2.9		3,738.73	1,388.51	37.14	999.06	26.74	122.65	3.28	1.87	0.05	1.06	0.03	119.97	3.21
N84.9		1,972.19	1,487.76	75.44	272.41	13.81	59.45	3.01	1.87	0.09	4.63	0.23	133.82	6.79
E11.8		3,670.59	1,786.69	48.76	430.31	11.72	93.15	2.54	2.25	0.06	5.14	0.14	158.14	4.31
G40.8		2,853.36	1,902.77	66.71	423.37	14.62	84.77	2.93	2.20	0.09	5.04	0.17	181.72	6.28
G56.1		2,853.36	1,931.64	67.70	409.27	14.34	167.61	5.87	2.42	0.08	7.20	0.25	126.97	4.45
L59.4		2,786.70	1,973.50	70.82	359.73	12.91	86.01	3.09	2.50	0.09	4.19	0.15	178.20	6.39
K93.8		3,144.24	2,003.21	63.71	560.78	17.84	100.86	3.21	3.01	0.10	6.70	0.21	210.20	6.69
R56.8		2,561.00	2,035.99	79.50	215.49	8.41	66.40	2.59	2.66	0.10	2.47	0.10	237.99	9.29
L72.0		2,920.45	2,064.12	70.34	492.77	16.85	96.34	3.30	2.58	0.09	7.11	0.24	182.90	6.26
L50.9		2,862.20	2,185.51	76.39	341.27	11.92	96.92	3.04	3.04	0.11	5.34	0.19	230	

图5-31　医院病种成本构成明细表

第九节　病种成本控制方法与措施

随着医改的不断深入，医院从以评价医疗效益为中心的核算模式向以评价医疗成本为中心的核算模式转变，这是医院结算模式的重大突破。医院向以病种成本来评价其实际的医疗成本转变，以此实现在降低医疗成本的同时减少患者的就医费用。医院病种成本明细表详见图5-30、5-31，病种成本控制见图5-32，病种业务成本管控措施见图5-33。

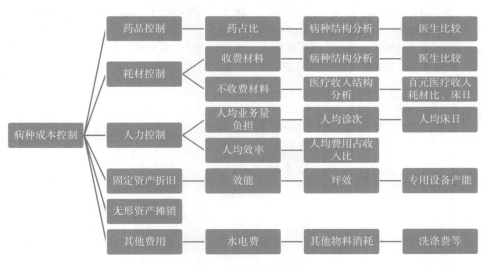

图5-32　病种成本控制

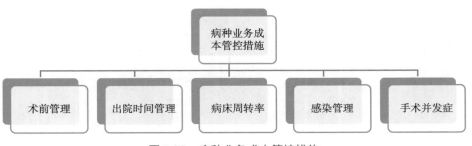

图5-33　病种业务成本管控措施

参 考 文 献

［1］秦永方．病种付费制度改革医院"病种成本"如何算？［EB/OL］．华夏医界网，2017．http://zl.hxyjw.com/arc_18215．

［2］秦永方．病种成本核算的十大"坑"［EB/OL］．健康界，2018．https://www.cn-health-care.com/articlewm/20181008/wap-content-1035437.html．

［3］秦永方．《病种成本核算》结果让"怀疑"问题在哪里？［EB/OL］．新浪博客，2018．http://control.blog.sina.com.cn/myblog/htmlsource/blog_notopen.php?uid＝3244019274&version＝7&x．

［4］国家医疗保障局.《国家医疗保障局关于印发医疗保障定点医疗机构等信息业务编码规则和方法的通知》(医保发〔2019〕55号)，2019．

［5］秦永方．医院成本核算与绩效管理［A/OL］．原创立文档，2020．https://max.book118.com/html/2020/1122/5011122001003031.shtm．

［6］国家卫生健康委，国家中医药管理局.《关于印发公立医院成本核算规范的通知》(国卫财务发〔2021〕4号)及其附件，2021．

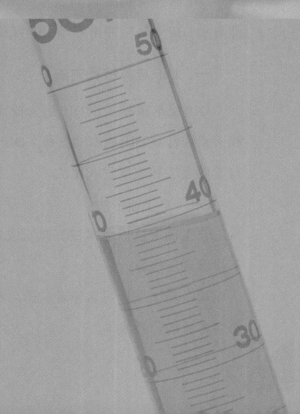

第六章

DIP成本核算及绩效分析

首先列举关于DIP病种的一些计算公式：

DIP病种收益＝DIP病种组医院实际收入－DIP病种组成本

DIP病种医院实际收入＝DIP病种医保支付＋DIP病种患者自付

DIP病种成本＝DIP病种成本核算＋DIP病种医保拒付金额

DIP医保拒付率＝（DIP病种医疗收入－DIP病种医院实际收入）÷

DIP病种医疗收入

DIP医保结算率＝1－DIP医保拒付率

DIP病种成本绩效＝DIP病种收益×DIP质控绩效得分

第一节　DIP成本核算概述

DIP医保支付方式的改革必然会对医院造成很大的影响。图6-1即显示DIP对医院冲击四象限。赋能医院加强病种精益运营。

一、DIP成本核算方法

DIP成本核算是指DIP组为核算对象，按照一定流程和方法归集相关费用计算DIP成本的过程。DIP成本核算方法主要有自上而下法、自下而上法和成本收入比法。

（一）自上而下法

自上而下法以成本核算单元成本为基础计算DIP组成本。按照以下步骤开展核算。

第一步，统计每名患者的药品和单独收费的卫生材料费用，形成每名患者的药耗成本。

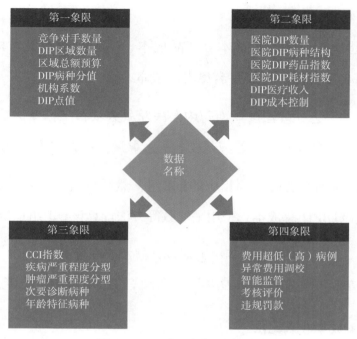

第一象限
竞争对手数量 DIP区域数量 区域总额预算 DIP病种分值 机构系数 DIP点值

第二象限
医院DIP数量 医院DIP病种结构 医院DIP药品指数 医院DIP耗材指数 DIP医疗收入 DIP成本控制

数据
名称

第三象限
CCI指数 疾病严重程度分型 肿瘤严重程度分型 次要诊断病种 年龄特征病种

第四象限
费用超低（高）病例 异常费用调校 智能监管 考核评价 违规罚款

图6-1　DIP 对医院冲击四象限

第二步，将成本核算单元的成本剔除所有计入患者的药品和单独收费的卫生材料费用后，采用住院天数、诊疗时间等作为分配参数分摊到每名患者。

第三步，将步骤1和步骤2成本累加形成每名患者的成本。

第四步，将每名患者归入到相应的DIP组，然后将组内每名患者的成本累加形成该DIP组总成本，采用平均数等方法计算该DIP组单位成本。

$$DIP总成本 = \sum 该DIP每名患者成本$$

$$某DIP组单位成本 = 该DIP组总成本 \div 该DIP组出院患者总数$$

（二）自下而上法

自下而上法以医疗服务项目成本基础计算DIP组成本。按照以下步骤开展核算。

1．将医疗服务项目成本、药品成本、单独收费的卫生材料成本对应到每名患者后，形成每名患者的成本。

某患者成本＝∑（患者核算期间内某医疗服务项目工作量×该医疗服务项目单位成本）＋∑药品成本＋∑单独收费的卫生材料成本

2．将每名患者归入到相应的DIP组，然后将组内每名患者的成本累加形成该DIP组总成本，采用平均数等方法计算该DIP组单位成本。

DIP总成本＝∑该DIP每名患者成本

某DIP组单位成本＝该DIP组总成本÷该DIP组出院患者总数

（三）成本收入比法

成本收入比法以服务单元的收入和成本为基础计算DIP组成本，通过计算医院为患者提供的各服务单元的成本收入比值，利用该比值将患者层面的收入转换为成本。按照以下步骤开展核算。

1．计算各服务单元的成本收入比值。

某服务单元成本收入比＝该服务单元成本÷该服务单元收入

2．计算患者成本。

某患者成本＝∑该患者某服务单元收入×该服务单元成本收入比

3．将每名患者归入到相应的DIP组，然后将组内每名患者的成本累加形成该DIP组总成本，采用平均数等方法计算该DIP组单位成本，见图6-2。

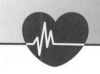

$$DIP组总成本=\sum 该DIP组每名患者成本$$

$$某DIP组单位成本=该DIP组总成本\div 该DIP组出院患者总数$$

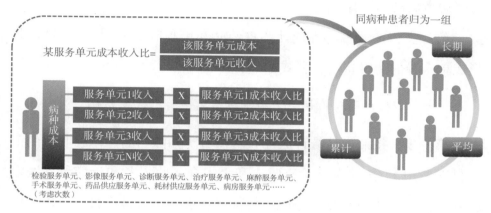

图6-2 成本收入比法

二、DIP及病种成本核算路径

由于病种成本核算方法的多样化，如何核算出病种科学合理的成本，为医院管理提供准确的数据，是值得研究的。对各服务单元探索采用"综合指数法"的病种成本核算方法，核算所有患者、病种、病组成本及结构组成和效益贡献情况。

（一）DIP及病种成本核算流程

采取自上而下法，以成本核算单元成本为基础计算病种成本。首先核算每名患者成本，按照ICD-10编码归类核算病种成本，按照DIP分组归集病种成本。按照"药材费用、药耗成本、直接成本、医疗业务成本、医疗全成本"多步骤核算病种成本，其次实现病种"边际贡献、直接贡献、毛贡献、净贡献"绩效分析评价。

（二）DIP及病种药耗成本核算路径

第一步，统计每名患者的药品和单独收费的卫生材料费用，形成每名患者的药材费用。

第二步，按照单病种统计归集药品和单独收费的卫生材料费用，形成单病种的药材费用，公式如下：

$$单病种药材费用 = \sum 单病种每名患者的药材费用$$

第三步，按照患者统计医疗收费项目（扣除药品和单独收费的卫生材料费用），按照医技检查收入和手术介入收入及和治疗科室医疗服务项目收入明细归类，分摊医技科室、手术介入科室科室卫生材料费用和治疗科室共用不收费耗材成本。

$$每名患者分摊卫生材料消耗 = 分摊医技手术科室卫生材料费用 + 分摊本科室住院共用不收费耗材成本$$

$$每名患者分摊医技检查手术卫生材料费用 = 医技检查手术卫生材料分摊率 \times 单病种医技检查及手术收入$$

$$医技检查手术科室卫生材料分摊率 = 医技检查手术卫生材料费 \div 医技检查及手术收入 \times 100\%$$

$$每名患者分摊本科室住院共用不收费耗材成本 = 本科室住院共用不收费耗材成本分摊率 \times 每名患者实际住院天数$$

$$本科室住院共用不收费耗材成本分摊率 = （本科室领取卫生材料费 - 单独收费的卫生材料费用）\div 实际占用总床日$$

第四步，按照每名患者归集实际药耗成本。

每名患者实际药耗成本＝每名患者药品和单独收费的卫生材料费用＋

每名患者分摊卫生材料费

第五步，将同病种患者归为一组，然后将组内每名患者的实际药耗成本累加形成病种药耗总成本，采用平均数等方法计算病种单位实际药耗成本。

第六步，按照 DIP 入组规则，把病种归入相应组，然后将组内病种的实际药耗成本累加形成 DIP 药耗总成本，采用平均数等方法计算 DIP 单位实际药耗成本。

（三）DIP 及病种直接成本核算路径

第一步，将住院成本核算单元的直接成本剔除所有计入患者实际药耗成本后，采取住院天数、诊疗时间、技术难度和风险程度、患者医疗收入等分配要素，采取"综合指数法"作为分配参数分配到每名患者，形成每名患者的直接成本（扣除药耗成本）。

每名患者分配直接成本＝（成本核算单元直接成本－药耗实际成本）×

直接成本分摊率

直接成本"综合指数法"分摊率＝每名患者 DIP 分值/全部患者 DIP 分值 ×30%＋每名患者住院天数÷全部住院天数×20%＋病种医疗项目技术难度和风险程度（RBRVS 点值）÷全部医疗项目技术难度和风险程度（RBRVS 点值）×30%＋每名患者医疗服务项目收入÷全部患者医疗服务项目收入 ×20%

第二步，将同病种患者归为一组，然后将组内每名患者的实际药耗成本和分配直接成本累加形成病种直接成本，采用平均数等方法计算病种直接成本。

第三步，按照 DIP 入组规则，把病种归入相应组，然后将组内病种的实际药耗成本和分配直接成本累加形成 DIP 直接成本，采用平均数等方法计算 DIP 单位直接成本。

（四）DIP 及病种医疗业务成本核算路径

第一步，分摊医辅科室成本，是按照每名患者的住院天数、患者医疗收入等分配要素，采取"综合指数法"作为分配参数分配到每名患者，形成每名患者的医疗业务成本。

每名患者分摊医辅科室成本 = 医辅科室成本 × 医辅科室成本分摊率

医辅科室成本"综合指数法"分摊率 = 每名患者住院天数 ÷ 全部住院天数 × 50% + 每名患者医疗费用收入 ÷ 全部患者医疗费用收入 × 50%

第二步，将同病种患者归为一组，然后将组内每名患者的实际药耗成本和分配直接成本及分摊医辅科室成本累加形成病种医疗业务成本，采用平均数等方法计算病种医疗业务成本。

第三步，按照 DIP 入组规则，把病种归入相应组，然后将组内病种的实际药耗成本和分配直接成本累加及分摊医辅科室成本形成 DIP 医疗业务成本，采用平均数等方法计算 DIP 医疗业务成本。

（五）DIP 及病种医疗全成本核算路径

第一步，分摊管理费用，是按照每名患者的住院天数、患者医疗收入等分配要素，采取"综合指数法"作为分配参数分配到每名患者，形成每名患者的全成本。

$$每名患者分摊管理费用＝管理费用×管理费用分摊率$$

管理费用"综合指数法"分摊率＝每名患者住院天数÷全部住院天数×50％＋每名患者医疗服务项目收入÷全部患者医疗服务项目收入×50％

第二步，将同病种患者归为一组，然后将组内每名患者的实际药耗成本和分配直接成本及分摊医辅科室，分摊管理费用后的成本累加形成病种全成本，采用平均数等方法计算病种全成本。

第三步，按照DIP入组规则，把病种归入相应组，然后将组内病种的实际药耗成本和分配直接成本累加及分摊医辅科室成本，分摊管理费用后的累加形成DIP医全成本，采用平均数等方法计算DIP单位及分摊医辅科室成本，分摊管理费用，采用平均数等方法计算DIP医疗全成本。

三、DIP病种成本核算分析

通过以DIP病种成本核算，既可以满足对内和对外的成本信息需求，又可以开展成本效益贡献分析，真正实现了"算为管用，算管结合"业财融合成本核算真谛。

（一）药耗成本效益贡献分析

单病种药耗成本效益贡献＝单病种医疗收入×（1±医保结算差额）＋医保患者自付－单病种药耗实际成本

单病种药耗成本效益贡献率＝单病种药耗成本效益贡献÷［单病种医疗收入×（1±医保结算差额）＋医保患者自付］×100％

通过单病种实际药耗成本效益贡献分析，既可以为医院管控药品耗材提供支持，又可以开展DIP分析，帮助了解实际药耗结构状况，也可以便于分析相同病种不同医师之间药耗结构差异，为推进临床路径用药和使用耗材提供参数。

（二）直接成本效益贡献分析

单病种直接成本效益贡献＝单病种医疗收入×（1±医保结算差额）＋医保患者自付－（单病种药耗实际成本＋单病种分配直接成本）

单病种直接成本效益贡献率＝单病种直接成本效益贡献÷［单病种医疗收入×（1±医保结算差额）＋医保患者自付］×100%

通过单病种直接成本效益贡献分析，既可以为医院内部精益成本管理提供参数，可以开展DIP分析，帮助了解直接成本状况，也可以便于分析各家医疗机构之间直接成本差异，为合理确定医保支付价格提供数据支持。

（三）医疗业务成本效益贡献分析

单病种医疗业务成本效益贡献＝单病种医疗收入×（1±医保结算差额）＋医保患者自付－（单病种药耗实际成本＋单病种分配直接成本＋单病种分摊医辅科室成本）

单病种医疗业务成本效益贡献率＝单病种医疗业务成本效益贡献÷［单病种医疗收入×（1±医保结算差额）＋医保患者自付］×100%

通过单病种医疗业务成本效益贡献分析，既可以为医院内部绩效考核提供依据，也可以开展DIP分析，帮助了解病种医疗业务成本状况，特别是可以病种医疗业务成本核算结果。分析数据可修正CMI病种费用权重因按照医疗费用测算所产生的重大缺陷，也可以帮助开展疾病风险分析，为合理确定医保支付价格提供重要参考。

（四）全成本效益贡献分析

单病种全成本效益贡献＝单病种医疗收入×（1±医保结算差额）＋医保患者自付－（单病种药耗实际成本＋单病种分配直接成本＋单病种分摊医辅科室成本＋单病种分摊管理费用）

单病种全成本效益贡献率＝单病种全成本效益贡献÷［单病种医疗收入×（1±医保结算差额）＋医保患者自付］×100%

通过单病种全成本效益贡献分析，可以为医院加强成本管控提供参考，还可以用于各家医疗机构绩效评价分析，推进各医疗机构加强精细化成本管控，提质降本增效，提高运营管理水平。

第二节　DIP收入核算及确认

DIP通过年度医保可支付金额、医保支付比例及DIP病例总分值计算分值点值，医保目录以及不同人群的医保待遇政策，通过月度预付和年度考核清算等步骤兑现医保基金支付。

预决算总额与年度考核分数相关，而年度考核的相关指标有：病种费用增长率、疾病和手术编码准确率、人次人头比增长率、年度总体自付率，以及参保人满意度调查等，以下列出几个相关计算公式：

预算分值点值均值＝加权平均年度住院总费用÷∑（DIP分值×对应病

种病例数量）

结算分值点值均值＝（当年医保基金可用于DIP付费总额÷医保报销比例）÷∑DIP分值总值

医保基金按DIP应支付给定点医疗机构的总住院费用＝∑［（参保人员住院所属DIP组的病组支付标准－自付费用－特定自付费用－起付线）×医保报销比例］－∑（建议扣减费用）

现举例说明：如某医疗机构2018年的预决算支出总额为100万元（实际分值计算＋年度考核综合），该医疗机构的实际记账金额在如下几种情况下的清算支付金额如表6-1所示：

表6-1　医院DIP结算案例

情形	实际记账金额（万元）	实际记账金额/预决算总额（％）	清算金额（万元）	医疗机构盈亏（万元）
1	79	＜80	79	0
2	81	80～100	100	19
3	110	100～110	107（调节金支付70％，即7万元）	－3
4	120	＞110	107［超出10％以内调节金支付70％即7万元；另超出10％以上部分（10万元）不予支付］	－13

在进行DIP收入核算之前，我们需要先从出院患者病案首页收集正确的相关数据，以病患（住院号）为数据收集的对象，而后计算DIP总费用，如表6-2所示，以及结算差额，如表6-3所示。

表6-4～表6-8与图6-3～图6-5用以显示××医院DIP病种结算与分析，图6-6是一实例的系统截图。

表6-2　DIP 总费用预算案例

序号	住院号	ICD10	出院诊断	预付分值	本次分值	预付金额（元）	预付分值单价	个人自付+超高	大病支付	DIP预收入合计	总费用
1	017**16	C53.900	宫颈恶性肿瘤	451.45	400	23 750.78	59.38	22 918.13	6926.45	53 654.74	72 428.90
2	017**37	C15.400	食管中三分之一的恶性肿瘤	770.00	770	42 188.30	54.79	13 942.31	1165.39	57 350.79	88 610.43
3	016**50	Z51.003	恶性肿瘤放射治疗	889.00	889	52 628.80	59.20	32 889.80	19 733.88	105 311.70	99 497.64
4	016**11	C15.400	食管中三分之一的恶性肿瘤	625.00	625	36 506.25	58.41	27 216.46	9129.88	72 911.00	84 604.01
5	015**73	C78.000	肺部继发性恶性肿瘤	534.00	534	30 438.00	57.00	25 056.50	15 033.90	70 585.40	77 427.29
6	016**70	C32.000	声门恶性肿瘤	480.00	480	28 036.80	58.41	24 059.45	7235.67	59 390.33	72 224.48
7	016**20	C34.101	肺上叶恶性肿瘤	801.00	801	46 610.19	58.19	17 848.09	3508.85	68 025.32	90 717.90
8	016**40	C11.801	鼻咽多壁恶性肿瘤	957.00	957	55 898.37	58.41	33 704.93	13 022.96	102 684.70	100 750.40
9	015**17	C77.002	颈部淋巴结继发恶性肿瘤	537.00	537	31 838.73	59.29	24 592.31	13 130.87	69 621.20	74 348.53
10	017**82	C16.002	食管胃连接处恶性肿瘤	428.00	428	24 396.00	57.00	22 634.52	6380.71	53 468.23	66 165.93
11	016**41	C56.x00	卵巢恶性肿瘤	489.79	408	28 500.88	69.86	23 984.27	8677.91	61 232.92	91 114.29
12	017**50	C53.900	宫颈恶性肿瘤	623.00	623	34 134.17	54.79	25 955.40	8373.24	68 517.60	76 760.45
13	016**25	Z51.003	恶性肿瘤放射治疗	534.00	534	31 073.46	58.19	24 802.92	7681.75	63 616.32	79 747.18
14	012**23	C56.x00	卵巢恶性肿瘤	658.31	408	38 971.95	95.52	27 553.17	11 602.91	78 223.55	91 011.16
15	016**09	C15.300	食管上三分之一的恶性肿瘤	550.00	550	35 332.00	64.24	12 507.88	0.00	47 904.12	77 241.12
16	017**00	C16.002	食管胃连接处恶性肿瘤	428.00	428	24 396.00	57.00	22 298.73	6179.24	52 930.97	65 214.85
17	016**81	C34.301	肺下叶恶性肿瘤	632.00	632	36 024.00	57.00	25 707.77	10 215.01	72 003.78	78 924.07
18	016**66	C79.809	腹腔继发恶性肿瘤	1142.08	311	60 084.83	193.20	34 067.24	23 847.07	118 192.30	115 299.00

表6-3 DIP结算差额核算案例

序号	住院号	ICD10	出院诊断	预付分值	本次分值	预算金额	个人自付+超高	大病支付	DIP预收入合计	总费用	预结算差额
1	017**16	C53.900	宫颈恶性肿瘤	451.45	400	25 800.00	22 918.13	6926.45	55 644.58	72 428.90	−16 784.30
2	017**37	C15.400	食管中三分之一的恶性肿瘤	770.00	770	49 665.00	13 942.31	1165.39	64 772.70	88 610.43	−23 837.70
3	016**10	Z51.003	恶性肿瘤放射治疗	889.00	889	57 340.50	32 889.80	19 733.88	10 9964.18	99 497.64	10 466.54
4	016**11	C15.400	食管中三分之一的恶性肿瘤	625.00	625	40 312.50	27 216.46	9129.88	76 658.84	84 604.01	−7 945.17
5	015**73	C78.000	肺部继发性恶性肿瘤	534.00	534	34 443.00	25 056.50	15 033.90	74 533.40	77 427.29	−2 893.89
6	016**70	C32.000	声门恶性肿瘤	480.00	480	30 960.00	24 059.45	7235.67	62 255.12	72 224.48	−9 969.36
7	016**20	C34.101	肺上叶恶性肿瘤	801.00	801	51 664.50	17 848.09	3508.85	73 021.44	90 717.90	−17 696.50
8	016**40	C11.801	鼻咽多程恶性肿瘤	957.00	957	61 726.50	33 704.93	13 022.96	108 454.39	10 0750.40	7704.01
9	015**17	C77.002	颈部淋巴结继发恶性肿瘤	537.00	537	34 636.50	24 592.31	13 130.87	72 359.68	74 348.53	−1988.85
10	017**82	C16.002	食管胃连接处恶性肿瘤	428.00	428	27 606.00	22 634.52	6380.71	56 621.23	66 165.93	−9544.70
11	016**41	C56.x00	卵巢恶性肿瘤	489.79	408	26 316.00	23 984.27	8677.91	58 978.18	91 114.29	−32 136.10
12	017**50	C53.900	宫颈恶性肿瘤	623.00	623	40 183.50	25 955.40	8373.24	74 512.14	76 760.45	−2248.31
13	016**25	Z51.003	恶性肿瘤放射治疗	534.00	534	34 443.00	24 802.92	7681.75	66 927.67	79 747.18	−12 819.50
14	012**23	C56.x00	卵巢恶性肿瘤	658.31	408	26 316.00	27 553.17	11 602.91	65 472.08	91 011.16	−25 539.10
15	016**09	C15.300	食管上三分之一的恶性肿瘤	550.00	550	35 475.00	12 507.88	0	47 982.88	77 241.12	−29 258.20
16	017**00	C16.002	食管胃连接处恶性肿瘤	428.00	428	27 606.00	22 298.73	6179.24	56 083.97	65 214.85	−9130.88
17	016**81	C34.301	肺下叶恶性肿瘤	632.00	632	40 764.00	25 707.77	10 215.01	76 686.78	78 924.07	−2237.29
18	016**66	C79.809	腹腔继发恶性肿瘤	1142.08	311	20 059.50	34 067.24	23 847.07	77 973.81	115 299.00	−37 325.20

表6-4　××市DIP分值及病种预收入

××市基本医疗保险住院病种分值库（2020年版）（第2版）

ICD-10类目	序号	ICD-10亚目	疾病名称	代码	诊治方式	分值	基本医疗费用低于或等于下列费用时分值重新计算 ≤	分值预算单价（元）	分值预算结算收入（元）	基本医疗费用在此之间由医院承担 >	基本医疗费用 <	备注
肠道传染病（A00-A09）	1	A01.0	伤寒	0	保守治疗	94	2275.18	60.00	5640.00	5687.94	14 219.85	加分
	2	A01.4	未特指的副伤寒	0	保守治疗	47	1137.59	60.00	2820.00	2843.97	7109.93	
	3	A02.0	沙门菌肠炎	0	保守治疗	77	1863.71	60.00	4620.00	4659.27	11 648.18	
	4	A02.1	沙门菌败血症	0	保守治疗	192	4647.17	60.00	11 520.00	11 617.92	29 044.80	
	5	A03.9	未特指的细菌性痢疾	0	保守治疗	46	1113.38	60.00	2760.00	2783.46	6958.65	加分
	6	A04.4	其他肠道大肠杆菌感染	0	保守治疗	22	532.49	60.00	1320.00	1331.22	3328.05	
	7	A04.8	其他指的细菌性肠道感染	0	保守治疗	40	968.16	60.00	2400.00	2420.40	6051.00	
	8	A04.9	未特指的细菌性肠道感染	0	保守治疗	42	1016.57	60.00	2520.00	2541.42	6353.55	
	9	A08.0	轮状病毒性肠炎	0	保守治疗	27	653.51	60.00	1620.00	1633.77	4084.43	加分
	10	A08.4	未特指的病毒性肠道感染	0	保守治疗	21	508.28	60.00	1260.00	1270.71	3176.78	
	11	A09.0	其他和未特指传染性病因的胃肠炎和结肠炎	0	保守治疗	46	1113.38	60.00	2760.00	2783.46	6958.65	
	12	A09.9	未特指病因的胃肠炎和结肠炎	0	保守治疗	26	629.30	60.00	1560.00	1573.26	3933.15	

表6-5　××市DIP分值（示范）

××市常用病种（核心组）DIP分值及病种结算收入

代码	名称	分值	三级系数	预结算分值单价	次均费用大于50%小于200%预结算收入
A87.9	未特指的病毒性脑膜炎	55.70	1.04	110	6372.08
A87.8：03.3101	其他病毒性脑膜炎：腰椎穿刺术	76.45	1.48	110	12 446.06
A85.8：03.3101	其他特指的病毒性脑炎：腰椎穿刺术	103.13	0.90	110	10 209.87
A86.X	病毒性脑脊髓炎	61.60	0.99	110	6708.24
A87.9：03.3101	未特指的病毒性脑膜炎：腰椎穿刺术	88.76	0.95	110	9275.42
A86.X：03.3101	病毒性脑脊髓炎：腰椎穿刺术	99.28	0.93	110	10 156.34
A85.8	其他特指的病毒性脑炎	71.08	0.93	110	7271.48
B94.1	病毒性脑炎的后遗症	160.68	1.00	110	17 674.80
G00.8：03.3101	细菌性脑膜炎，其他的：腰椎穿刺术	123.89	0.51	110	6950.23
G00.9	细菌性脑膜炎	102.09	0.81	110	9096.22
G00.9：03.3101	细菌性脑膜炎：腰椎穿刺术	134.23	1.19	110	17 570.71
G03.9：03.3101	未特指的脑膜炎：腰椎穿刺术	157.49	0.70	110	12 126.73
G06.0：03.3101	颅内脓肿和肉芽肿：腰椎穿刺术	164.01	0.96	110	17 319.46
G06.0	颅内脓肿和肉芽肿	57.89	1.39	110	8851.38
G45.0：43.4100X014	椎基底动脉综合征：胃镜下胃病损切除术	107.52	1.05	110	12 418.56
G45.0：45.4200X003	椎基底动脉综合征：纤维结肠镜下结肠息肉切除术	101.93	0.80	110	8969.84
G45.0：45.4302	椎基底动脉综合征：内镜下结肠病损切除术	117.94	1.18	110	15 308.61
G45.0：48.3602	椎基底动脉综合征：直肠－乙状结肠镜下直肠息肉切除术	83.36	1.27	110	11 645.39
G45.0：93.3500X005	椎基底动脉综合征：艾灸	96.57	0.75	110	7967.03

表6-6　××市中医病种DIP分值及病种结算收入

序号	14岁标记	中医病种代码	ICD-10亚目	西医诊断	中医病种编码（国临版）	中医病种名称	执行分值	分值预结算单价	病种预结算收入
1	0	B18.1：ZY	B18.1	慢性乙型病毒性肝炎，不伴有δ因子	B18.1：A04.02.04|A04.02.03.|A04.02.03.02|A04.02.03.01|A17.33	慢性乙型病毒性肝炎，不伴有δ因子：肝着|黄疸病|阳黄病|胁痛	92.30	110	10 153.00
2	0	E11.4：ZY	E11.4	2型糖尿病伴有神经的并发症	E11.4：A06.09.01|A06.09.02|A06.09.03	2型糖尿病伴有神经的并发症：上消|中消|下消	116.07	110	12 767.70
3	0	E11.9：ZY	E11.9	2型糖尿病不伴有并发症	E11.9：A06.09.01|A06.09.02|A06.09.03	2型糖尿病不伴有并发症：上消|中消|下消	80.12	110	8813.20
4	0	F45.3：ZY	F45.3	躯体形式的自主神经功能紊乱	F45.3：A17.26|A04.01.01|A17.07|A04.01.10	躯体形式的自主神经功能紊乱：心悸|胸痹心痛|眩晕|症|怔忡病	73.78	110	8115.47
5	0	G51.0：ZY	G51.0	贝尔面瘫	G51.0：A07.01.01.04	贝尔面瘫：口僻	87.33	110	9606.19
6	0	H81.1：ZY	H81.1	良性阵发性眩晕	H81.1：A17.07|A12.09	良性阵发性眩晕：眩晕|耳眩晕	61.19	110	6731.23
7	0	I10.X：ZY	I10.X	特发性（原发性）高血压	I10.X：A17.07|A17.06	特发性（原发性）高血压：眩晕|头痛	85.27	110	9379.70
8	0	I63.9：ZY	I63.9	脑梗死	I63.9：A07.01.01.01|A07.01.01.01|A17.07	脑梗死：中风病缺血性中风|眩晕	194.15	110	21 356.50
9	0	I69.3：ZY	I69.3	脑梗死后遗症	I69.3：A07.01.01.|A07.01.01.01|A07.01.01.05	脑梗死后遗症：中风病后遗症|中风病中风|风痱	184.67	110	20 313.48
10	0	J03.9：ZY	J03.9	急性扁桃体炎	J03.9：A10.04.29|A14.01|A14.01.01|A17.01|A01.03.03	急性扁桃体炎：小儿乳蛾|乳蛾|急乳蛾|急性乳蛾|风温病|发热|风温病	35.85	110	3943.50

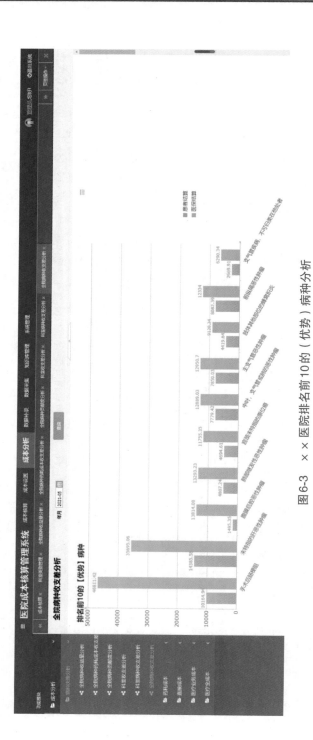

图 6-3　××医院排名前10的（优势）病种分析

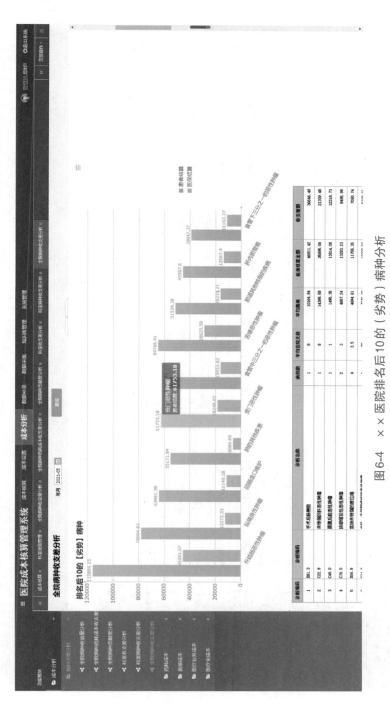

图 6-4 ××医院排名后10的（劣势）病种分析

全院病种贡献度前后20名分析

序号	诊断编码	诊断名称	病例数	平均住院天数	医保结算金额	药耗成本	直接成本	全成本	边际贡献率
1	K91.3	手术后肠梗阻	1	8	44811.42	3650.72	5247.06	5737.45	92.2
2	C22.9	未特指的肝恶性肿瘤	1	8	95995.00	4928.19	6268.72	7219.13	86.19
3	C48.0	腹膜后区恶性肿瘤	1	1	13814.08	589.86	910.7	915.99	95.95
4	C78.0	肺部继发性恶性肿瘤	2	3	20686.46	3735.67	5675.32	5839.81	85.95
5	D00.9	原位未特指的原位癌	4	3.5	47021.38	4183.16	8169.55	8908.10	91.1
6	C34.2	中叶、支气管或肺的恶性肿瘤	1	22	12889.03	3569.4	5162.15	5565.65	73.86
7	C34.0	主支气管恶性肿瘤	1		12950.7	2078.68	3873.87	4012.32	83.95
8	L03.1	肢体其他部位的蜂窝织炎	1	6	9120.34	1244.81	2826.17	3007.05	86.35
9	C38.1	前纵隔恶性肿瘤	1	4	12334	2236.04	4007.25	4103.32	81.87
10	J98.1	支气管疾病，不可归于他处在他处者	1	4	6290.34	896.55	1574.57	1635.09	85.75
11	K91.8	消化系统的其他操作后疾患，不可归类在他处者	1	4	5880.46	2598.08	10470.19	10479.57	55.82
12	Z51.8	其他特指的医疗照顾	289	2.07	2700328.75	1470229.85	1639038.39	1692133.5	45.67
13	Z51.5	姑息性医疗	5	5.2	39994.5	15710.6	20154.82	23651.23	60.32
14	E87.8	电解质和液体平衡的其他紊乱，不可归类在他处	1	7	5796.98	2040.29	2703.24	2993.16	64.8
15	Z51.1	为肿瘤化学治疗疗程	602	4.05	7030142.29	4571017.42	5116608.19	5388445.03	35.04
16	N60.2	乳房纤维囊性机病病	5	4.2	51271.48	22181.55	28859.51	28856.77	50.74
17	D96.1	周围神经和自主神经系统良性肿瘤	1	7	8572.13	2200.03	4323.09	5064.74	74.34
18	Z08.0	恶性肿瘤手术后随访检查	2	2.5	9715.58	2680.64	4085.48	4272.35	72.41
19	C78.6	腹膜后和腹膜继发性恶性肿瘤	3	7	47405.04	24930.74	33213.27	35280.00	47.48
20	N84.0	子宫体息肉	1	3	5470.6	1572.37	2501.71	2912.54	71.26

图6-5　××医院DIP病种贡献度分析（一）

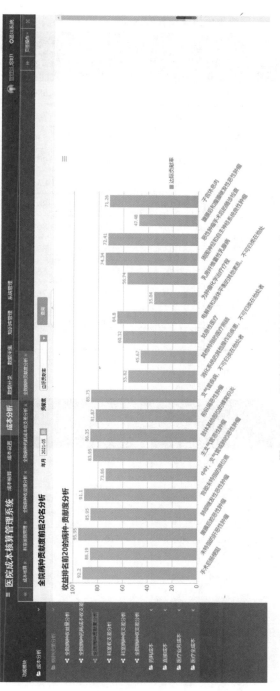

图 6-6　××医院 DIP 病种贡献度分析（二）

表6-7　××市基层病种分值及结算收入

代码	名　　称	分值	分值预结算单价	病种预结算收入
G45.0	椎基底动脉综合征	62.70	110	6897.00
G45.9	未特指的短暂性脑缺血性发作	71.42	110	7856.20
G45.8	其他短暂性脑缺血性发作和相关的综合征	48.81	110	5369.10
G92.X	一氧化碳中毒迟发性脑病	81.97	110	9016.70
G93.8	脑其他特指的疾病	130.16	110	14 317.60
G93.4	分类于其他疾病中的脑病	78.30	110	8613.00
S06.2	弥散性脑损伤	78.66	110	8652.60
S06.8	其他颅内损伤	81.03	110	8913.30
S06.3	局部脑损伤	59.76	110	6573.60
S06.0	脑震荡	24.39	110	2682.90
D43.2	脑未特指的动态未定或动态未知的肿瘤	74.38	110	8181.80
G20.X	帕金森病	86.73	110	9540.30

表6-8　病种预结算收入

病种组合代码	病种组合名称	分值	三级系数	分值预结算单价	病种预结算收入
A01：ZDXCZ	伤寒和副伤寒：诊断性操作	180.40	0.75	110	14 883.00
A02：ZDXCZ	其他沙门菌感染：诊断性操作	275.71	0.25	110	7582.03
A08：ZDXCZ	病毒性和其他特指的肠道感染：诊断性操作	187.70	0.28	110	5781.16
A09：ZDXCZ	其他传染性和未特指病因的胃肠炎和结肠炎：诊断性操作	76.39	0.84	110	7058.44
A09：ZLXCZ-A	其他传染性和未特指病因的胃肠炎和结肠炎：治疗性操作-Ⅰ级	268.44	0.47	110	13 878.35

续　表

病种组合代码	病种组合名称	分值	三级系数	分值预结算单价	病种预结算收入
A15：SS-B	呼吸道结核，经细菌学和组织学证实：手术操作-Ⅱ级	243.52	0.74	110	19 822.53
A15：ZDXCZ	呼吸道结核，经细菌学和组织学证实：诊断性操作	101.95	0.80	110	8971.60
A15：ZLXCZ-A	呼吸道结核，经细菌学和组织学证实：治疗性操作-Ⅰ级	230.66	0.46	110	11 671.40
A16：SS-B	呼吸道结核，未经细菌学或组织学所证实：手术操作-Ⅱ级	303.00	0.64	110	21 331.20
A16：ZDXCZ	呼吸道结核，未经细菌学或组织学所证实：诊断性操作	102.18	0.82	110	9216.64
A16：ZLXCZ-A	呼吸道结核，未经细菌学或组织学所证实：治疗性操作-Ⅰ级	114.92	0.81	110	10 239.37

第三节　DIP药材费用核算及绩效分析

DIP组药材费用计算公式如下：

DIP组药材费用=∑该DIP组每名患者药材费用成本

表6-9用于核算病种药费及单独收费的卫生材料费用。按照患者核算病种药材费用，有利于归集核算病种药耗费用，统计医生编号为了分析同类病种医生及医疗组或科室药耗费用情况。

表 6-9　病种药费及单独收费的卫生材料费用核算案例

病案号	DIP目录 ICD码	科主任编号	住院医师编号	主治医师编号	住院天数	住院总费用	药品					耗材	药材费用	药材费用占比	
							西药费（元）	中成药费（元）	中草药费（元）	药品成本（元）	药占比（%）	收费耗材（元）	收费材料占比（%）	药耗费用（元）	占比（%）
13**85	Z51.104	T164*1	T455*1	T455*1	8	5447.07	3157.36	0	0	3157.40	57.96	154.35	2.83	3311.71	60.80
13**70	C79.508	T164*1	T462*1	T462*1	20	13 949.11	5487.02	0	978.00	6318.30	46.35	60.79	0.44	6379.11	45.73
15**02	Z51.104	T164*1	T462*1	T462*1	7	4403.08	840.95	0	0	840.95	19.10	5.37	0.12	846.32	19.22
15**04	Z51.003	T164*1	T204*1	T204*1	15	36 718.78	3774.88	0	782.40	4439.90	12.41	128.24	0.35	4568.16	12.44
15**20	C79.500	T164*1	T442*1	T442*1	28	30 492.58	12.58	0	0	12.58	0.04	106.88	0.35	119.46	0.39
15**17	Z51.003	T164*1	T462*1	T462*1	40	66 640.68	6335.38	0	0	6335.40	9.51	372.90	0.56	6708.28	10.07

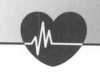

第四节　DIP药耗成本核算及绩效分析

DIP组药耗费用计算公式如下：

$$DIP组药耗成本 = \sum 该DIP组每名患者药耗成本$$

有了药耗费用后就可以进行药耗成本核算与分析，表6-10与表6-11分别显示DIP病种药耗成本核算案例与DIP病种药耗成本边际贡献绩效分析案例。

图6-7～图6-9显示××医院后10名DIP药耗成本占医保结算收入分析情况。

下列两个公式可用于DIP预结算边际贡献分析：

$$DIP边际贡献 =（DIP医保预结算收入 + DIP患者自付）- DIP药耗成本$$
$$DIP边际贡献率 = DIP边际贡献 ÷（DIP医保预结算收入 + DIP患者自付）$$

下列两个公式可用于DIP决算边际贡献分析：

$$DIP边际贡献 = DIP点值 ×（DIP预结算单价 ± DIP实际结算单价）$$
$$DIP边际贡献率 = DIP边际贡献 ÷（DIP医保决算收入 + DIP组患者自付）$$

××医院DIP病种边际贡献度分析见图6-10。

图6-10与图6-11显示××医院前20名DIP药耗成本占医保结算收入分析情况。

表 6-10　DIP病种药耗成本核算案例

病案号	DIP目录 ICD码	科主任编号	住院医师编号	主治医师编号	住院天数	住院总费用（元）	药耗费用（元）	分摊卫材费用（元）					边际贡献	
								共用不计费耗材	医技检查耗材	手术室耗材	介入耗材	合计	结余（元）	边际贡献结余率（%）
13**85	Z51.104	T164*1	T455*1	T455*1	8	5447.07	3311.71	94.40	38.90		—	133.30	2002.06	36.75
13**70	C79.508	T164*1	T462*1	T462*1	20	13 949.11	6379.11	236.00	97.60	318.90	—	652.50	6917.50	49.59
15**02	Z51.104	T164*1	T462*1	T462*1	7	4403.08	846.32	82.60	53.40		—	136.00	3420.76	77.69
15**04	Z51.003	T164*1	T204*1	T204*1	15	36 718.78	4568.16	177.00	1217.30	3481.20	—	4875.50	27 275.12	74.28
15**20	C79.500	T164*1	T442*1	T442*1	28	30 492.58	119.46	330.40	1089.30	2765.10	—	4184.80	26 188.32	85.88
15**17	Z51.003	T164*1	T462*1	T462*1	40	66 640.68	6708.28	472.00	1812.20		23 812.40	26 096.60	33 835.80	50.77

表 6-11　DIP病种药耗成本边际贡献绩效分析案例

病案号	DIP目录 ICD码	科主任编号	住院医师编号	主治医师编号	住院天数	住院总费用	药耗费用	分摊卫材费用合计	边际贡献结余	边际贡献结余率（%）
13**85	Z51.104	T164*1	T455*1	T455*1	8	5447.07	3311.71	133.30	2002.10	36.75
13**70	C79.508	T164*1	T462*1	T462*1	20	13 949.11	6379.11	652.50	6917.50	49.59
15**02	Z51.104	T164*1	T462*1	T462*1	7	4403.08	846.32	136.00	3420.80	77.69
15**04	Z51.003	T164*1	T204*1	T204*1	15	36 718.78	4568.16	4875.50	27 275.00	74.28
15**20	C79.500	T164*1	T442*1	T442*1	28	30 492.58	119.46	4184.80	26 188.00	85.88
15**17	Z51.003	T164*1	T462*1	T462*1	40	66 640.68	6708.28	26 096.60	33 836.00	50.77

图6-7　××医院后10名DIP药耗成本占医保结算收入分析（一）

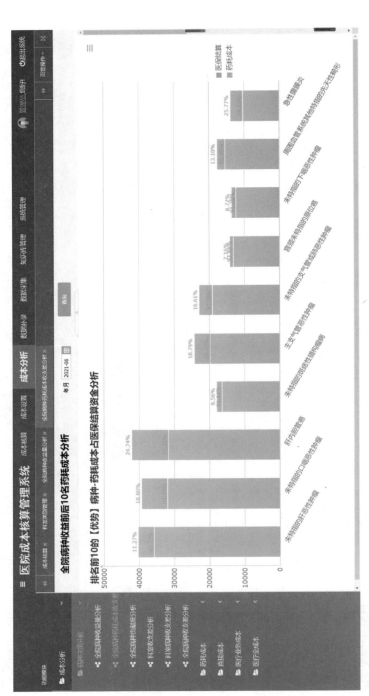

图6-8　××医院后10名DIP药耗成本占医保结算收入分析（二）

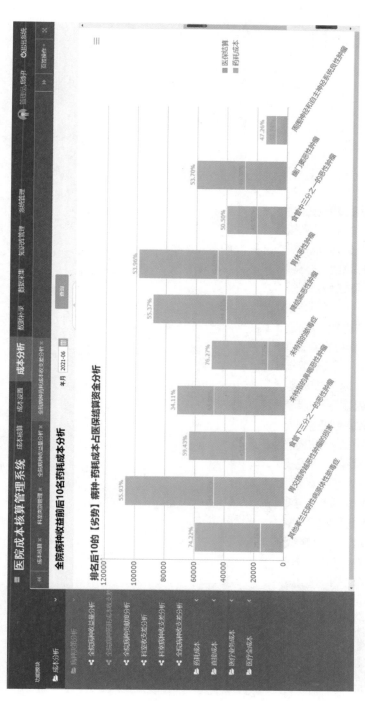

图 6-9　××医院后 10 名 DIP 药耗成本占医保结算收入分析（三）

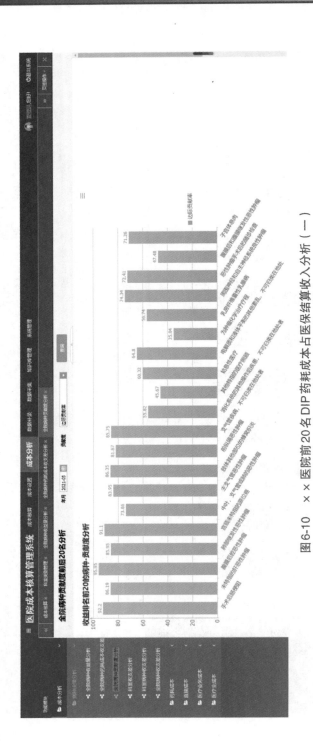

图6-10　××医院前20名DIP药耗成本占医保结算收入分析（一）

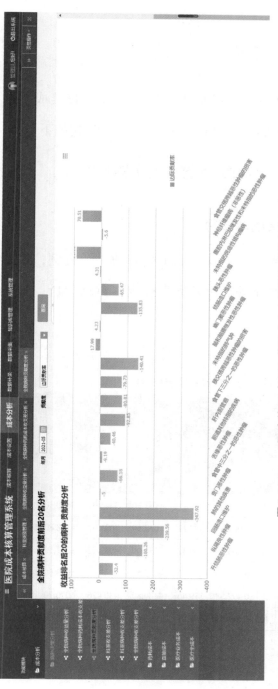

图 6-11　×× 医院前 20 名 DIP 药耗成本占医保结算收入分析（二）

第五节　DIP直接成本核算及绩效分析

DIP病种成本同样可以区分为直接成本与间接成本，直接成本源于治疗科室、医技科室和手术室。DIP直接成本的计算公式如下：

$$DIP直接成本=\sum 该DIP组每名患者直接成本$$

一、临床科室的DIP直接成本核算

表6-12是DIP病种分摊治疗科室直接成本核算的一个案例，借助这些数据，我们可以进行病种分摊治疗科室直接成本贡献分析，如表6-13所示。

表6-12　DIP病种分摊治疗科室直接成本核算

病案号	DIP目录	ICD码	科主任编号	住院医师编号	主治医师编号	住院天数	住院总费用	药耗费用	分摊本科不收费卫材费用合计	分摊医技科室卫材费用合计	分摊治疗科室直接成本	直接成本合计
13**85		Z51.104	T164*1	T455*1	T455*1	8	5447.07	3311.71	133.30	3445.01	3640.30	7085.30
13**70		C79.508	T164*1	T462*1	T462*1	20	13 949.11	6379.11	652.50	7031.61	4178.80	11 210.00
15**02		Z51.104	T164*1	T462*1	T462*1	7	4403.08	846.32	136.00	982.32	1231.50	2213.80
15**14		Z51.003	T164*1	T204*1	T204*1	15	36 718.78	4568.16	4875.50	9443.66	5063.50	14 507.00
15**20		C79.500	T164*1	T442*1	T442*1	28	30 492.58	119.46	4184.80	4304.26	6070.70	10 375.00
15**17		Z51.003	T164*1	T462*1	T462*1	40	66 640.68	6708.28	26 096.60	32 804.88	10 723.00	43 528.00

表6-13   DIP病种分摊治疗科室直接成本贡献分析

病案号	DIP目录	ICD码	科主任编号	住院医师编号	主治医师编号	住院天数	住院总费用	直接成本合计	直接贡献结余	直接贡献结余率（%）
13**85		Z51.104	T164*1	T455*1	T455*1	8	5447.07	7085.28	−1638.21	−30.08
13**70		C79.508	T164*1	T462*1	T462*1	20	13 949.11	11 210.44	2738.67	19.63
15**02		Z51.104	T164*1	T462*1	T462*1	7	4403.08	2213.84	2189.24	49.72
15**04		Z51.003	T164*1	T204*1	T204*1	15	36 718.78	14 507.12	22 211.66	60.49
15**20		C79.500	T164*1	T442*1	T442*1	28	30 492.58	10 374.91	20 117.67	65.98
15**17		Z51.003	T164*1	T462*1	T462*1	40	66 640.68	43 528.17	23 112.51	34.68

二、医技手术科室的DIP直接成本核算

表6-14是DIP病种分摊医技手术科室直接成本核算的一个案例，有了这些数据，我们可以进行DIP病种分摊医技手术科室直接成本贡献分析，如表6-15所示。

三、DIP预结算直接贡献分析

下列两个公式可用于DIP预结算直接贡献分析：

$$DIP直接贡献＝（DIP医保预结算收入＋DIP组患者自付收入）－$$
$$DIP组直接成本$$
$$DIP直接贡献率＝DIP直接贡献÷（DIP医保预结算收入＋DIP患者自付收入）$$

表 6-14 DIP病种分摊医技手术科室直接成本核算

DIP病案号	ICD码	科主任编号	住院医师编号	主治医师编号	住院天数	住院总费用	药耗费用	分摊卫材费用	合计	分摊治疗科室直接成本	直接成本合计	分摊药剂服务成本	分摊医技直接成本	分摊手术科室直接成本	分摊医技直接费用合计	直接成本合计
13**85	Z51.104	T164*1	T455*1	T455*1	8	5447.07	3311.71	133.30	3445.01	3640.30	7085.30	189.44	16.53		205.97	7291.25
13**70	C79.508	T164*1	T462*1	T462*1	20	13 949.11	6379.11	652.50	7031.61	4178.80	11 210.00	379.10	41.48	209.84	630.42	11 840.85
15**02	Z51.104	T164*1	T462*1	T462*1	7	4403.08	846.32	136.00	982.32	1231.50	2213.80	50.46	22.70	0	73.15	2286.99
15**04	Z51.003	T164*1	T204*1	T204*1	15	36 718.78	4568.16	4875.50	9443.66	5063.50	14 507.00	266.40	517.35	2290.63	3074.38	17 581.49
15**20	C79.500	T164*1	T442*1	T442*1	28	30 492.58	119.46	4184.80	4304.26	6070.70	10 375.00	0.75	462.95	1819.44	2283.14	12 658.05
15**17	Z51.003	T164*1	T462*1	T462*1	40	66 640.68	6708.28	26096.60	32 804.88	10 723.00	43 528.00	380.12	770.19	15 668.56	16 818.87	60 347.03

表 6-15 DIP病种分摊医技手术科室直接成本贡献分析案例

DIP病案号	ICD码	科主任编号	住院医师编号	主治医师编号	住院天数	住院总费用	分摊直接费用合计	直接结余贡献	直接结余贡献率（%）
13**85	Z51.104	T164*1	T455*1	T455*1	8	5447.07	7291.26	-1844.18	-33.86
13**70	C79.508	T164*1	T462*1	T462*1	20	13 949.11	11 840.85	2108.26	15.11
15**02	Z51.104	T164*1	T462*1	T462*1	7	4403.08	2286.99	2116.09	48.06
15**04	Z51.003	T164*1	T204*1	T204*1	15	36 718.78	17 581.49	19 137.29	52.12
15**20	C79.500	T164*1	T442*1	T442*1	28	30 492.58	12 658.05	17 834.53	58.49
15**17	Z51.003	T164*1	T462*1	T462*1	40	66 640.68	60 347.03	6293.65	9.44

四、DIP决算直接贡献分析

下列两个公式可用于DIP决算直接贡献分析：

$$DIP直接贡献＝（DIP医保决算收入＋DIP组患者自付收入）-$$
$$DIP组直接成本$$
$$DIP直接贡献率＝DIP直接贡献÷（DIP医保决算收入＋DIP患者$$
$$自付收入）$$

图6-12、图6-13显示××医院收益排名前20名病种贡献度分析情况。

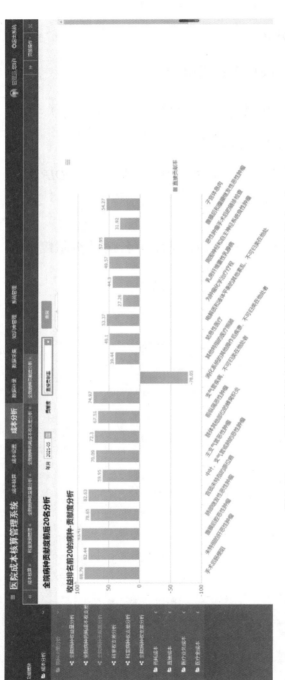

图 6-12 ××医院收益排名前 20 名病种直接贡献率分析（一）

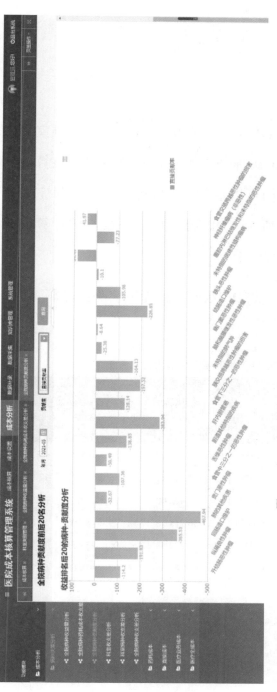

图6-13 ××医院收益排名前20名病种直接贡献率分析（二）

第六节　DIP医疗业务成本核算及绩效分析

一、案例与数据

DIP病种成本中的间接成本主要来自医辅科室、职能科室和各种管理办公室。表6-16是DIP病种分摊医辅科室科室成本核算的一个案例，借助这些数据，我们可以进行DIP病种分摊医辅科室的科室成本贡献分析，如表6-17所示。DIP组医疗业务成本的计算公式如下。

$$DIP组医疗业务成本＝\sum 该DIP组每名患者医疗业务成本$$

表6-16　DIP病种分摊医辅科室科室成本核算案例

病案号	DIP目录	ICD码	科主任编号	住院医师编号	主治医师编号	住院天数	住院总费用（元）	分摊直接费用合计（元）	分摊医辅科室成本（元）	医疗业务成本合计（元）
13**85		Z51.104	T164*1	T455*1	T455*1	8	5447.07	7291.26	101.70	7392.96
13**70		C79.508	T164*1	T462*1	T462*1	20	13 949.11	11 840.85	256.02	12 096.88
15**02		Z51.104	T164*1	T462*1	T462*1	7	4403.08	2286.99	263.27	2550.26
15**04		Z51.003	T164*1	T204*1	T204*1	15	36 718.78	17 581.49	87.06	17 668.56
15**20		C79.500	T164*1	T442*1	T442*1	28	30 492.58	12 658.05	331.51	12 989.57
15**17		Z51.003	T164*1	T462*1	T462*1	40	66 640.68	60 347.03	416.68	60 763.71

表6-17　DIP病种分摊医辅科室科室成本贡献分析

病案号	DIP目录	ICD码	科主任编号	住院医师编号	主治医师编号	住院天数	住院总费用（元）	医疗业务成本合计（元）	收支结余贡献（元）	收支结余贡献率（%）
13**85	Z51.104	T164*1	T455*1	T455*1	8	5447.07	7392.96	−1945.89	−35.72
13**70	C79.508	T164*1	T462*1	T462*1	20	13 949.11	12 096.88	1852.23	13.28
15**02	Z51.104	T164*1	T462*1	T462*1	7	4403.08	2550.26	1852.82	42.08
15**04	Z51.003	T164*1	T204*1	T204*1	15	36 718.78	17 668.56	19 050.22	51.88
15**20	C79.500	T164*1	T442*1	T442*1	28	30 492.58	12 989.57	17 503.01	57.40
15**17	Z51.003	T164*1	T462*1	T462*1	40	66 640.68	60 763.71	5876.97	8.82

二、DIP预结算毛贡献分析

下列两个公式可用于DIP预结算毛贡献分析：

$$DIP毛贡献＝（DIP医保预结算收入＋DIP组患者自付收入）−$$
$$DIP医疗业务成本$$
$$DIP毛贡献率＝DIP毛贡献÷（DIP医保预结算收入＋DIP患者自付收入）$$

三、DIP决算毛贡献分析

下列两个公式可用于IP决算毛贡献分析：

$$DIP毛贡献＝（DIP医保决算收入＋DIP组患者自付收入）−DIP医疗业务成本$$
$$DIP毛贡献率＝DIP毛贡献÷（DIP医保决算收入＋DIP患者自付收入）$$

××医院DIP病种毛贡献度分析见图6-14、图6-15。

图6-14与图6-15分别用于显示××医院收益排名前20与后20的病种贡献度分析情况。

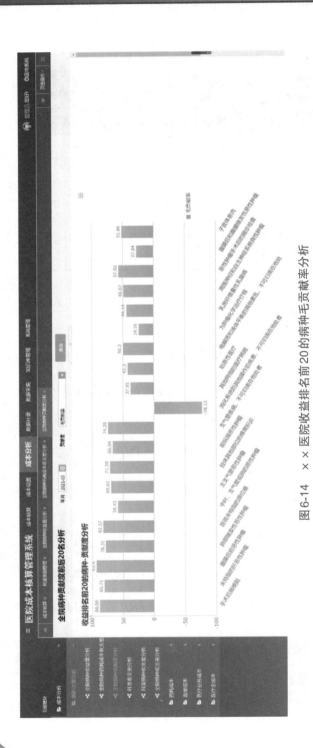

图6-14　××医院收益排名前20的病种毛贡献率分析

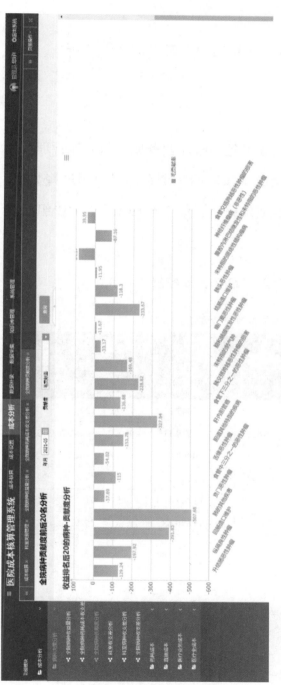

图 6-15　××医院收益排名后 20 的病种毛贡献率分析

第七节　DIP医疗全成本核算及绩效分析

一、案例与数据

本节所介绍的病种医疗全成本包括医疗业务成本与分摊管理费用两部分。表6-18是DIP病种全成本核算的一个案例，使用这些数据，我们可以进行DIP病种全成本绩效分析，如表6-19所示。DIP组总成本的计算公式如下：

$$DIP组总成本 = \sum 该DIP组每名患者成本$$

表6-18　DIP病种全成本核算案例

病案号	DIP目录	ICD码	科主任编号	住院医师编号	主治医师编号	住院天数	住院总费用（元）	医疗业务成本合计（元）	分摊管理费用（元）	医疗全成本合计（元）
13**85		Z51.104	T164*1	T455*1	T455*1	8	5447.07	7392.96	1297.17	8690.13
13**70		C79.508	T164*1	T462*1	T462*1	20	13 949.11	12 096.88	3265.37	15 362.25
15**02		Z51.104	T164*1	T462*1	T462*1	7	4403.08	2550.26	3357.77	5908.03
15**04		Z51.003	T164*1	T204*1	T204*1	15	36 718.78	17 668.56	5314.41	22 982.97
15**20		C79.500	T164*1	T442*1	T442*1	28	30 492.58	12 989.57	9155.87	22 145.44
15**07		Z51.003	T164*1	T462*1	T462*1	40	66 640.68	60 763.71	7529.53	68 293.24

表6-19   DIP病种全成本绩效分析

病案号	DIP目录	ICD码	科主任编号	住院医师编号	主治医师编号	住院天数	住院总费用	医疗全成本合计	收支结余贡献	收支结余贡献率（%）
13**85		Z51.104	T164*1	T455*1	T455*1	8	5447.07	8690.13	−3243.05	−59.54
13**70		C79.508	T164*1	T462*1	T462*1	20	13 949.11	15 362.25	−1413.14	−10.13
15**02		Z51.104	T164*1	T462*1	T462*1	7	4403.08	5908.03	−1504.95	−34.18
15**04		Z51.003	T164*1	T204*1	T204*1	15	36 718.78	22 982.97	13 735.81	37.41
15**20		C79.500	T164*1	T442*1	T442*1	28	30 492.58	22 145.44	8347.14	27.37
15**17		Z51.003	T164*1	T462*1	T462*1	40	66 640.68	682 93.24	−1652.56	−2.48

二、DIP预结算净贡献分析

下列两个公式可用于DIP预结算净贡献分析：

$$DIP净贡献＝（DIP医保预结算收入＋DIP组患者自付收入）－$$
$$DIP医疗全成本$$
$$DIP净贡献率＝DIP净贡献÷（DIP医保预结算收入＋DIP患者自付收入）$$

三、DIP决算净贡献分析

下列两个公式可用于DIP决算净贡献分析：

$$DIP净贡献＝（DIP医保决算收入＋DIP组患者自付收入）－$$
$$DIP医疗全成本$$
$$DIP净贡献率＝DIP净贡献÷（DIP医保决算收入＋DIP患者自付收入）$$

××医院DIP病种净贡献度分析见图6-16、图6-17。

图6-16与图6-17分别用于显示××医院收益排名前20与后20的病种贡献度分析情况。

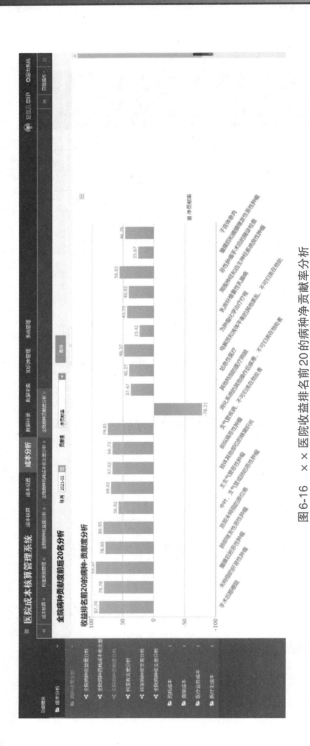

图 6-16 ××医院收益排名前 20 的病种净贡献率分析

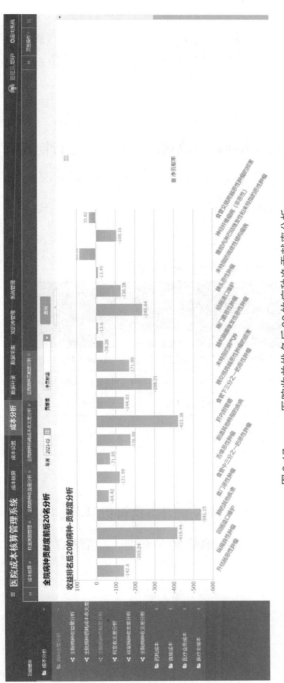

图 6-17 ××医院收益排名后 20 的病种净贡献率分析

第八节　DIP 成本控制方法与措施

一、DIP全院绩效评价

统计DIP病种成本中亏损的病种数与盈利的病种数，进行期间的盈亏预算，有助于了解医疗运营的状况与结果。表6-20显示××医院DIP决算净贡献分析的一个案例。

表6-20　××医院DIP决算净贡献分析案例

序号	内容	病种数	预支付	预结算盈亏额	病种分值	病种分值预结算	病种分值决算	预决算	决算补差
				××医院DIP决算净贡献分析					
1	总数	1204	9 102 110	−1 768 263.90	351 129	54.50	60	21 067 740	11 965 630
2	亏损病种数	584	1 359 636	−4 142 410.66	214 344	54.50	60	12 860 640	7 358 593
3	盈利病种数	620	7 742 474	2 374 146.76	136 785	54.50	60	8 207 100	2 838 773

二、DIP预结算分析

医院的管理者需要知道某病种亏损的原因，这可以从他们的费用结构分析中去寻找原因。表6-21显示单病种分值医院预结算差额比较分析的一个案例。

表 6-21　单病种分值医院预结算差额比较分析

ICD10	天数	总费用（元）	药费（元）	药占比（%）	材料费（元）	材占比（%）	基本费用（元）	预付金额（市社保月分值单价元）	市社保预付结余（元）	预付分值	本次分值
A04.900	7.00	9715.34	4877.62	50.21	356.00	3.66	7729.41	3832.61	3896.80	64.74	42.00
A15.208	10.50	7491.44	1063.31	14.19	611.93	8.17	6938.72	8477.30	1538.58	130.00	130.00
AI6	9.17	7827.68	1358.43	17.35	662.95	8.47	7268.78	6611.62	657.16	112.94	139.67
A18	6.50	8777.85	826.94	9.42	875.82	9.98	8150.33	5993.55	2156.77	104.15	141.50
A其他	14.50	26 785.09	14 470.34	54.02	910.90	3.40	22 751.16	22 967.81	216.64	397.64	145.80

出院诊断	ICD10	天数	总费用（元）	药费（元）	收费材料费（元）	共用耗材（元）	医技耗材分摊（元）	药耗变动成本（元）	医保DIP预结算边际贡献（元）	医保DIP预结算边际贡献率（%）
对症治疗	Z51.901	4.00	8301.09	3951.78	374.25	240.52	1658.14	6224.69	1174.11	19.04
恶性肿瘤对症治疗	Z51.814	22.00	5100.26	1644.95	264.95	1322.86	1018.78	4251.53	2727.98	44.65
肿瘤免疫治疗	Z51.810	4.00	5551.95	3215.99	133.10	240.52	1109.00	4698.61	3401.32	55.67
恶性肿瘤术后靶向治疗	Z51.807	3.00	8895.71	7563.46	110.99	180.39	1776.92	9631.76	2540.95	−40.82
肿瘤内分泌治疗	Z51.804	4.00	4627.47	1029.90	483.65	240.52	924.34	2678.41	3895.98	62.58
肿瘤内分泌治疗	Z51.804	4.00	2073.01	560.37	50.18	240.52	414.08	1265.15	627.67	36.41
恶性肿瘤靶向治疗	Z51.801	13.00	3046.67	1594.40	10.81	781.69	608.57	2995.47	3505.73	56.31
姑息性化疗	Z51.104	13.00	9244.33	6854.57	108.32	781.69	1846.56	9591.13	2360.30	21.52
手术后恶性肿瘤化学治疗	Z51.102	5.00	9986.99	8454.00	161.43	300.65	1994.90	10 910.98	575.52	5.49

续 表

出院诊断	ICD10	天数	总费用（元）	药费（元）	收费材料费（元）	共用耗材（元）	医技耗材分摊（元）	药耗变动成本（元）	医保DIP预结算边际贡献（元）	医保DIP预结算边际贡献率（%）
手术前恶性肿瘤化学治疗	Z51.101	9.00	9355.07	8260.53	118.48	541.17	1868.68	10 788.86	497.93	−5.38
手术前恶性肿瘤化学治疗	Z51.101	3.00	6366.26	4022.66	166.80	180.39	1271.66	5641.51	4297.64	46.41
手术前恶性肿瘤化学治疗	Z51.101	3.00	5941.41	4931.27	73.08	180.39	1186.80	6371.54	842.50	−30.69

参 考 文 献

［1］秦永方．秦永方趣谈DRG之六：倒逼医保支付"预付制"模式推行［EB/OL］．健康界，2018．https://www.cn-healthcare.com/articlewm/20180430/wap-content-1024759.html.

［2］秦永方．2020年医改展望："十大变革"加速！［EB/OL］．健康界，2019．https://www.cn-healthcare.com/articlewm/20191223/wap-content-1079597.html.

［3］国家医疗保障局办公室．《国家医疗保障局办公室关于印发区域点数法总额预算和按病种分值付费试点工作方案的通知》（医保办发〔2020〕45号），2020.

［4］国家医疗保障局办公室．《国家医疗保障局办公室关于印发国家医疗保障按病种分值付费（DIP）技术规范和DIP病种目录库（1.0版）的通知》（医保办发〔2020〕50号），2020.

［5］医保新闻．国家医疗保障局召开2021年医保支付方式改革试点推进会［OL］．国家医疗保障局网站，2021．http://www.nhsa.gov.cn/art/2021/4/1/art_98_4821.html.

［6］秦永方．DRG/DIP病种成本核算99讲之2：DRG/DIP倒逼病种成本核算［EB/OL］．健康界，2021．https://www.cn-healthcare.com/articlewm/20210131/content-1186237.html.

第七章

DRG成本核算及绩效分析

DRGs医保支付制度改革引发下列现象：

1. 医院增收遇到"天花板"，增收遇瓶颈。

2. 谈判协商机制医院不对等。

3. 医保基金监管从严。

4. 迫使医院关注内涵质量效益。

第一节 DRG 成本核算概述

一、DRG 成本核算方法

DRG 成本核算是指以 DRG 组为核算对象，按照一定流程和方法归集相关费用计算 DRG 组成本的过程。与其他病种成本核算方法大致相同，主要有自上而下法、自下而上法和成本收入比法。

（一）自上而下法

自上而下法以成本核算单元成本为基础计算 DRG 组成本。按照以下步骤开展核算。

1. 统计每名患者的药品和单独收费的卫生材料费用，形成每名患者的药耗成本。

2. 将成本核算单元的成本剔除所有计入患者的药品和单独收费的卫生材料费用后，采用住院天数、诊疗时间等作为分配参数分摊到每名患者。

3. 将步骤1和步骤2成本累加形成每名患者的成本。

4. 将每名患者归入到相应的 DRG 组，然后将组内每名患者的成本累加形成该DRG组总成本，采用平均数等方法计算该DRG组单位成本。

$$DRG组总成本＝\sum 该DRG组每名患者成本$$

$$某DRG组单位成本＝该DRG组总成本 \div 该DRG组出院患者总数$$

（二）自下而上法

自下而上法以医疗服务项目成本基础计算DRG组成本。按照以下步骤开展核算。

1．将医疗服务项目成本、药品成本、单独收费的卫生材料成本对应到每名患者后，形成每名患者的成本。

$$某患者成本＝\sum（患者核算期间内某医疗服务项目工作量 \times 该医疗服务项目单位成本）＋\sum 药品成本＋\sum 单独收费的卫生材料成本$$

2．将每名患者归入到相应的DRG组，然后将组内每名患者的成本累加形成该DRG组总成本，采用平均数等方法计算该DRG组单位成本。

$$DRG组总成本＝\sum 该DRG组每名患者成本$$

$$某DRG组单位成本＝该DRG组总成本 \div 该DRG组出院患者总数$$

（三）成本收入比法

成本收入比法以服务单元的收入和成本为基础计算DRG组成本，通过计算医院为患者提供的各服务单元的成本收入比值，利用该比值将患者层面的收入转换为成本。按照以下步骤开展核算。

1．计算各服务单元的成本收入比值。

$$某服务单元成本收入比＝该服务单元成本 \div 该服务单元收入$$

2．计算患者成本。

$$某患者成本=\sum 该患者某服务单元收入\times 该服务单元成本收入比$$

3．将每名患者归入到相应的DRG组，然后将组内每名患者的成本累加形成该DRG组总成本，采用平均数等方法计算该DRG组单位成本。

$$DRG组总成本=\sum 该DRG组每名患者成本$$

$$某DRG组单位成本=该DRG组总成本\div 该DRG组出院患者总数$$

二、病种分组先行

疾病分组遵循"大类概括、逐层细化"的归类原则，依据病案系统基本信息中的手术操作名称，将疾病分成手术操作治疗类和非手术操作治疗类两个大类（根据医院情况不同，可以把儿科疾病作为单独分类，肿瘤的不同治疗方式进行单独分类，中医的不同治疗方式进行单独分类）；在每个大类下，将临床特征相似、发生频率较高、消耗资源相近的疾病进行合并，形成若干个疾病组。其主要实施内容以ICD-10编码和ICD-9-CM-3手术操作编码为基础，根据住院患者疾病诊断、手术名称和项目名称，结合临床工作实际情况，对住院患者进行病种诊断分组。

（一）数据采集先行

数据采集主要来源，病案首页：包括住院号、住院次数、病案号、社保号、出生日期、年龄、入院时间、出院时间、出院病房、住院天数、抢救次数、死亡原因、离院方式、ICD-10、诊断名称、分类号、并发症数量、手术码、手术名称、并发手术数量、总费用、护理费、诊断费、化验费、治疗费、手术费、材料费、药品费、其他费。其他还包括财务成本报表数据、科室成本核算数据等。

（二）病种难度系数评价认定

按照病历首页采集的相关客观信息，对病种风险难度系数进行评价，然后与病种进行对照，主要是按照病种归类，存在许多的并发症，对并发症的多少进行评定，综合测算修正病种难度系数。

（三）明确DRG病种成本范围

依据DRG分组原则，按照病种统计成本信息，按照人员经费、药品、耗材、折旧、医疗风险金、其他费用等，确定成本核算范围。

（四）确定DRG病种成本测算方法

由于各家医院的成本信息不同，充分利用财务报表、成本核算报表、科室绩效工资成本信息等，选择合适的成本分摊测算方法。

（五）DRG病种成本实际成本核算

对各家医院按照确定的成本核算方法，进行病种成本核算，然后按照相关疾病组合并，确定DRG相关疾病组实际成本。

第二节　DRG收入核算及确认

DRG相关指标是按照病案首页数据计算，确定病组付费标准。对于医院来说，需要对相关疾病组进行细分，由于相关疾病可能涉及多个科室，由于各个科室的成本耗费不一样，按照成本与收入配比原则，需要把相关疾病组医保付费标准，按照科室成本消耗情况拆分到各个科室，既可以有利于加强成本核算与管控，同时也有利于加强精益管理。

DRG权重费率法

从出院患者病案首页收集正确的相关数据，以病患（住院号）为数据收集的对象，而后计算DRG总费用，如表7-1所示。

表7-1　DRG总费用案例

序号	病案号	ICD-10	疾病诊断名称	住院天数	住院总费用	住院总费用其中自付金额	DRGs分组编码	DRG权重数RW
1	81**93	D35.000	肾上腺良性肿瘤（左侧）	11	7317.67	893.00	BJ11	4.32
2	71**96	I50.907	急性心力衰竭	20	71 558.86	7862.00	BR29	1.10
3	93**80	C61.x00	前列腺恶性肿瘤（伴多处转移）	8	7467.90	684.00	BR29	1.10
4	94**82	N40.x00	前列腺增生	12	14 077.03	1532.00	BR29	1.10
5	97**94	N21.000	膀胱结石	8	11 353.95	1036.00	BR29	1.10
6	11**31	N40.x00	前列腺增生	22	19 825.78	3627.50	BR29	1.10
7	53**75	Z43.603	取除输尿管支架（左侧）	2	2563.93	178.00	BX29	0.75
8	10**00	N40.x00	前列腺增生	12	13 947.21	1396.50	CB19	0.82
9	74**26	N13.602	输尿管结石伴有积水和感染（右侧，下段）	5	19 198.34	749.50	CB39	0.82
10	84**51	N40.x00	前列腺增生	3	1718.09	240.00	CB39	0.82
11	57**94	N40.x00	前列腺增生	6	3904.95	572.00	CZ13	1.16

序号	病案号	ICD-10	疾病诊断名称	住院天数	住院总费用	住院总费用其中自付金额	DRGs分组编码	DRG权重数RW
12	74**66	Z51.102	手术后恶性肿瘤化学药物治疗（膀胱癌电切术后）	2	2574.50	204.00	CZ15	0.72
13	74**66	C67.200	膀胱侧壁恶性肿瘤（膀胱尿路上皮癌T1N0M0）	11	16 222.54	1339.50	CZ15	0.72
14	76**64	N13.603	肾输尿管结石伴有积水和感染（双）	11	17 120.59	1495.50	DS19	0.69
15	62**45	N21.000	膀胱结石	11	11 749.34	1376.00	DS19	0.69
16	71**87	N40.x00	前列腺增生	15	22 943.34	2437.00	EJ19	1.18
17	57**15	N36.200	尿道肉阜（并感染）	11	9362.00	1185.50	ES29	1.08
18	80**41	N47.x00	包皮过长、包茎和嵌顿包茎	2	1612.44	173.00	ES29	1.08
19	93**30	N47.x00	包皮过长、包茎和嵌顿包茎	1	1501.27	105.00	ES29	1.08

第三节　DRG药材费用核算及绩效分析

DRG组药材费用计算公式如下：

$$DRG组药材费用=\sum 该DRG组每名患者药材费用成本$$

表7-2用于核算病种药费及单独收费的卫生材料费用。按照患者核算病种药耗费用，有利于归集核算病种药耗费用，统计医师编号为了分析同类病种医生及医疗组或科室药耗费用情况。

表7-2 病种药费及卫生材料费用核算案例

病案号	DRGs分组编码	疾病诊断名称	主治医师编号	住院天数	住院总费用	西药费	抗菌药物费用	中成药费	中草药药费	中药占比(%)	计价耗材	不计价耗材	耗占比(%)	药材费用(元)	占比(%)
81**93	BJ11	肾上腺良性肿瘤（左侧）	T1033*1	11	7317.67	261.64		0	0	3.58	101.13	401.67	6.87	764.44	10.45
71**96	BR29	急性心力衰竭	T1033*1	20	71 558.86	12 109.63	3639.41		0	22.01	3666.93	730.30	6.14	20 146.27	28.15
93**80	BR29	前列腺恶性肿瘤（伴多处转移）	T1033*1	8	7467.90	1164.96	0	72.66	0	16.57	358.58	292.12	8.71	1888.32	25.29
94**82	BR29	前列腺增生	T1033*1	12	14 077.03	2687.89	1469.16	186.84	0	30.86	232.40	438.18	4.76	5014.47	35.62
97**94	BR29	膀胱结石	T1033*1	8	11 353.95	1622.74	1239.60	83.04	0	25.94	228.07	292.12	4.58	3465.57	30.52
11**31	BR29	前列腺增生	T1033*1	22	19 825.78	3363.99	547.82	0.00	0	19.73	1255.09	803.33	10.38	5970.23	30.11
53**75	BX29	取除输尿管支架（左侧）	T1033*1	2	2563.93	247.59	174.88	26.24	0	17.50	28.60	73.03	3.96	550.34	21.46
102**0	CB19	前列腺增生	T1033*1	12	13 947.21	2494.34	1920.43	41.52	0	31.95	236.15	438.18	4.83	5130.62	36.79
74**26	CB39	输尿管结石伴有积水和感染（右侧，下段）	T1033*1	5	19 198.34	1496.20	401.67		0	9.89	1138.44	182.58	6.88	3218.89	16.77
84**51	CB39	前列腺增生	T1033*1	3	1718.09	74.91	0		0	4.36	8.48	109.55	6.87	192.94	11.23
57**94	CZ13	前列腺增生	T1017*1	6	3904.95	795.42	704.52	134.94	0	41.80	26.89	219.09	6.30	1880.86	48.17
74**66	CZ15	手术后恶性肿瘤化学药物治疗（膀胱癌电切术后）	T1017*1	2	2574.50	1432.16	0		0	55.63	45.94	73.03	4.62	1551.13	60.25
74**66	CZ15	膀胱侧壁恶性肿瘤（膀胱尿路上皮癌T1N0M0）	T1017*1	11	16 222.54	3838.14	927.08	148.69	0	30.29	387.51	401.67	4.86	5703.09	35.16
76**64	DS19	肾输尿管结石伴有积水和感染（双）	T1017*1	11	17 120.59	2100.53	936.88	114.18	0	18.41	1048.38	401.67	8.47	4601.64	26.88
62**45	DS19	膀胱结石	T1017*1	11	11 749.34	1770.78	1486.48	0	0	27.72	198.86	401.67	5.11	3857.79	32.83
71**87	EJ19	前列腺增生	T1017*1	15	22 943.34	2431.87	1141.95	0	0	15.58	1138.97	547.73	7.35	5260.52	22.93
57**15	ES29	尿道肉阜（非感染）	T1017*1	11	9362.00	2632.50	1923.68	51.90	0	49.22	348.50	401.67	8.01	5358.25	57.23
80**41	ES29	包茎和嵌顿包茎	T1017*1	2	1612.44	87.90			0	5.45	53.94	73.03	7.87	214.87	13.33
93**30	ES29	包茎和嵌顿包茎	T1017*1	1	1501.27	12.55	0		0	0.84	66.22	36.52	6.84	115.29	7.68

第四节 DRG药耗成本核算及绩效分析

DRG组药耗成本计算公式如下：

$$DRG组药耗成本 = \sum 该DRG组每名患者药耗成本$$

有了药耗费用后就可以进行药耗成本核算与分析了，表7-3、表7-4分别显示DRG病种药耗成本核算案例与DRG病种药耗成本边际贡献绩效分析案例。

表7-3 DRG病种药耗成本核算案例

病案号	DRGs 分组编码	疾病诊断名称	主治医师编号	住院天数	住院总费用（元）	药耗成本（元）	占比（%）	医技检查耗材	手术室耗材	合计
81**93	BJ11	肾上腺良性肿瘤（左侧）	T1033*1	11	7317.67	764.44	10.45	448.57	212.21	660.79
71**96	BR29	急性心力衰竭	T1033*1	20	71 558.86	20 146.27	28.15	4386.56	2075.21	6461.77
93**80	BR29	前列腺恶性肿瘤（伴多处转移）	T1033*1	8	7467.90	1888.32	25.29	457.78	216.57	674.35
94**82	BR29	前列腺增生	T1033*1	12	14 077.03	5014.47	35.62	862.92	408.23	1271.16
97**94	BR29	膀胱结石	T1033*1	8	11 353.95	3465.57	30.52	696.00	329.26	1025.26
11**31	BR29	前列腺增生	T1033*1	22	19 825.78	5970.23	30.11	1215.32	574.95	1790.27
53**75	BX29	取除输尿管支架（左侧）	T1033*1	2	2563.93	550.34	21.46	157.17	74.35	231.52
10**00	CB19	前列腺增生	T1033*1	12	13 947.21	5130.62	36.79	854.96	404.47	1259.43

续 表

病案号	DRGs分组编码	疾病诊断名称	主治医师编号	住院天数	住院总费用（元）	药耗成本（元）	占比（%）	医技检查耗材	手术室耗材	合计
						药耗		分摊卫材费用		
74**26	CB39	输尿管结石伴有积水和感染（右侧，下段）	T1033*1	5	19 198.34	3218.89	16.77	1176.86	556.75	1733.61
84**1	CB39	前列腺增生	T1033*1	3	1718.09	192.94	11.23	105.32	49.82	155.14
57**94	CZ13	前列腺增生	T1017*1	6	3904.95	1880.86	48.17	239.37	113.24	352.62
74**66	CZ15	手术后恶性肿瘤化学药物治疗（膀胱癌电切术后）	T1017*1	2	2574.50	1551.13	60.25	157.82	74.66	232.48
74**66	CZ15	膀胱侧壁恶性肿瘤（膀胱尿路上皮癌T1N0M0）	T1017*1	11	16 222.54	5703.09	35.16	994.44	470.45	1464.90
76**64	DS19	肾输尿管结石伴有积水和感染（双）	T1017*1	11	17 120.59	4601.64	26.88	1049.49	496.50	1545.99
62**45	DS19	膀胱结石	T1017*1	11	11 749.34	3857.79	32.83	720.23	340.73	1060.97
71**87	EJ19	前列腺增生	T1017*1	15	22 943.34	5260.52	22.93	1406.43	665.36	2071.78
57**15	ES29	尿道肉阜（并感染）	T1017*1	11	9362.00	5358.25	57.23	573.89	271.50	845.39
80**41	ES29	包皮过长、包茎和嵌顿包茎	T1017*1	2	1612.44	214.87	13.33	98.84	46.76	145.60
93**30	ES29	包皮过长、包茎和嵌顿包茎	T1017*1	1	1501.27	115.29	7.68	92.03	43.54	135.56

表7-4　DRG病种药耗成本边际贡献绩效分析案例

病案号	DRGs分组编码	疾病诊断名称	主治医师编号	住院天数	住院总费用	药耗及分摊卫材合计	边际贡献结余	边际贡献结余率（%）
81**93	BJ11	肾上腺良性肿瘤（左侧）	T1033*1	11	7317.67	1425.22	5892.45	80.52
71**96	BR29	急性心力衰竭	T1033*1	20	71 558.86	26 608.04	44 950.82	62.82
93**80	BR29	前列腺恶性肿瘤（伴多处转移）	T1033*1	8	7467.90	2562.67	4905.23	65.68
94**82	BR29	前列腺增生	T1033*1	12	14 077.03	6285.63	7791.40	55.35
97**94	BR29	膀胱结石	T1033*1	8	11 353.95	4490.83	6863.12	60.45
11**31	BR29	前列腺增生	T1033*1	22	19 825.78	7760.50	12 065.28	60.86
53**75	BX29	取除输尿管支架（左侧）	T1033*1	2	2563.93	781.86	1782.07	69.51
10**00	CB19	前列腺增生	T1033*1	12	13 947.21	6390.05	7557.16	54.18
74**26	CB39	输尿管结石伴有积水和感染（右侧，下段）	T1033*1	5	19 198.34	4952.50	14 245.84	74.20
84**51	CB39	前列腺增生	T1033*1	3	1718.09	348.08	1370.01	79.74
57**94	CZ13	前列腺增生	T1017*1	6	3904.95	2233.48	1671.47	42.80
74**66	CZ15	手术后恶性肿瘤化学药物治疗（膀胱癌电切术后）	T1017*1	2	2574.50	1783.61	790.89	30.72
74**66	CZ15	膀胱侧壁恶性肿瘤（膀胱尿路上皮癌T1N0M0）	T1017*1	11	16 222.54	7167.98	9054.56	55.81
76**64	DS19	肾输尿管结石伴有积水和感染（双）	T1017*1	11	17 120.59	6147.62	10 972.97	64.09
62**45	DS19	膀胱结石	T1017*1	11	11 749.34	4918.75	6830.59	58.14
74**87	EJ19	前列腺增生	T1017*1	15	22 943.34	7332.30	15 611.04	68.04
57**15	ES29	尿道肉阜（并感染）	T1017*1	11	9362.00	6203.63	3158.37	33.74
80**41	ES29	包皮过长、包茎和嵌顿包茎	T1017*1	2	1612.44	360.47	1251.97	77.64
93**30	ES29	包皮过长、包茎和嵌顿包茎	T1017*1	1	1501.27	250.85	1250.42	83.29

下列两个公式可用于DRG预结算边际贡献分析：

$$DRG边际贡献＝DRG收入＋DRG患者药耗成本$$

$$DRG边际贡献率＝（DRG收入＋DRG患者药耗成本）÷DRG收入$$

第五节　DRG直接成本核算及绩效分析

DRG病种成本同样可以区分为直接成本与间接成本，直接成本源治疗科室、医技科室和手术室。DRG直接成本的计算公式如下：

$$DRG直接成本＝\sum 该DRG组每名患者直接成本$$

一、临床科室的DRG直接成本核算

表7-5是DRG病种分摊治疗科室直接成本核算的一个案例，借助这些数据，我们可以进行病种分摊治疗科室直接成本贡献分析，如表7-6所示。

表7-5　DRG病种分摊治疗科室直接成本核算

科主任编号	住院医师编号	病案号	DRGs分组编码	疾病诊断名称	主治医师编号	住院天数	住院总费用（元）	药耗成本占比	分摊卫材费用（元）医技检查耗材	分摊卫材费用（元）手术室耗材	治疗科室直接成本（元）直接成本	直接成本合计（元）
T212*1	T1033*1	81**93	BJ11	肾上腺良性肿瘤（左侧）	T1033*1	11	7317.67	764.44	448.57	212.21	1013.65	2438.87
T212*1	T1033*1	71**96	BR29	急性心力衰竭	T1033*1	20	71 558.86	20 146.27	4386.56	2075.21	1843.00	28 451.04
T212*1	T1033*1	92**80	BR29	前列腺恶性肿瘤（伴多处转移）	T1033*1	8	7467.90	1888.32	457.78	216.57	737.20	3299.87
T212*1	T1033*1	94**82	BR29	前列腺增生	T1033*1	12	14 077.03	5014.47	862.92	408.23	1105.80	7391.43
T212*1	T1033*1	97**94	BR29	膀胱结石	T1033*1	8	11 353.95	3465.57	696.00	329.26	737.20	5228.03
T212*1	T1033*1	11**31	BR29	前列腺增生	T1033*1	22	19 825.78	5970.23	1215.32	574.95	2027.30	9787.80
T212*1	T1033*1	53**75	BX29	取除输尿管支架（左侧）	T1033*1	2	2563.93	550.34	157.17	74.35	184.30	966.16
T212*1	T1033*1	10**00	CB19	前列腺增生	T1033*1	12	13 947.21	5130.62	854.96	404.47	1105.80	7495.85
T212*1	T1033*1	74**26	CB39	输尿管结石有积水和感染（右侧，下段）	T1033*1	5	19 198.34	3218.88	1176.86	556.75	460.75	5413.25
T212*1	T1033*1	84**51	CB39	前列腺增生	T1033*1	3	1718.09	192.93	105.32	49.82	276.45	624.53
T212*1	T1017*1	57**94	CZ13	前列腺增生	T1017*1	6	3904.95	1880.86	239.37	113.24	552.90	2786.38
T212*1	T1017*1	74**66	CZ15	手术后恶性肿瘤化学药物治疗（膀胱癌电切术后）	T1017*1	2	2574.50	1551.13	157.82	74.66	184.30	1967.91
T212*1	T1017*1	74**66	CZ15	膀胱侧壁恶性肿瘤（膀胱尿路上皮癌T1N0M0）	T1017*1	11	16 222.54	5703.08	994.44	470.45	1013.65	8181.63
T212*1	T1017*1	76**64	DS19	肾输尿管结石伴有积水和感染（双）	T1017*1	11	17 120.59	4601.63	1049.49	496.50	1013.65	7161.27
T212*1	T1017*1	62**45	DS19	膀胱结石	T1017*1	11	11 749.34	3857.78	720.23	340.73	1013.65	5932.40
T212*1	T1017*1	71**87	EJ19	前列腺增生	T1017*1	15	22 943.34	5260.51	1406.43	665.36	1382.25	8714.55
T212*1	T1017*1	57**15	ES29	尿道肉阜（非感染）	T1017*1	11	9362.00	5358.24	573.89	271.50	1013.65	7217.28
T212*1	T1017*1	80**41	ES29	包皮过长，包茎和嵌顿包茎	T1017*1	2	1612.44	214.87	98.84	46.76	184.30	544.77
T212*1	T1017*1	93**30	ES29	包皮过长，包茎和嵌顿包茎	T1017*1	1	1501.27	115.28	92.03	43.54	92.15	343.00

表7-6　DRG病种分摊治疗科室直接成本贡献分析

病案号	DRGs 分组 编码	疾病诊断 名称	主治医师 编号	住院 天数	住院 总费用 （元）	直接成本 合计 （元）	直接成本 贡献结余 （元）	直接成本 贡献结余 率（%）
81**93	BJ11	肾上腺良性肿瘤（左侧）	T1033*1	11	7317.67	2438.87	4878.80	66.67
71**96	BR29	急性心力衰竭	T1033*1	20	71 558.86	28 451.04	43 107.82	60.24
93**80	BR29	前列腺恶性肿瘤（伴多处转移）	T1033*1	8	7467.90	3299.87	4168.03	55.81
94**82	BR29	前列腺增生	T1033*1	12	14 077.03	7391.43	6685.60	47.49
97**94	BR29	膀胱结石	T1033*1	8	11 353.95	5228.03	6125.92	53.95
11**31	BR29	前列腺增生	T1033*1	22	19 825.78	9787.80	10 037.98	50.63
53**75	BX29	取除输尿管支架（左侧）	T1033*1	2	2563.93	966.16	1597.77	62.32
10**00	CB19	前列腺增生	T1033*1	12	13 947.21	7495.85	6451.36	46.26
74**26	CB39	输尿管结石伴有积水和感染（右侧，下段）	T1033*1	5	19 198.34	5413.25	13 785.09	71.80
84**51	CB39	前列腺增生	T1033*1	3	1718.09	624.53	1093.56	63.65
57**94	CZ13	前列腺增生	T1017*1	6	3904.95	2786.38	1118.57	28.65
74**66	CZ15	手术后恶性肿瘤化学药物治疗（膀胱癌电切术后）	T1017*1	2	2574.50	1967.91	606.59	23.56
74**66	CZ15	膀胱侧壁恶性肿瘤（膀胱尿路上皮癌T1N0M0）	T1017*1	11	16 222.54	8181.63	8040.91	49.57
76**64	DS19	肾输尿管结石伴有积水和感染（双）	T1017*1	11	17 120.59	7161.27	9959.32	58.17
62**45	DS19	膀胱结石	T1017*1	11	11 749.34	5932.40	5816.94	49.51
71**87	EJ19	前列腺增生	T1017*1	15	22 943.34	8714.55	14 228.79	62.02
57**15	ES29	尿道肉阜（并感染）	T1017*1	11	9362.00	7217.28	2144.72	22.91
80**41	ES29	包皮过长、包茎和嵌顿包茎	T1017*1	2	1612.44	544.77	1067.67	66.21
93**30	ES29	包皮过长、包茎和嵌顿包茎	T1017*1	1	1501.27	343.00	1158.27	77.15

二、医技手术科室的DRG直接成本核算

表7-7是DRG病种分摊医技手术科室直接成本核算的一个案例，有了这些数据，我们可以进行DRG病种分摊医技手术科室直接成本贡献分析，如表7-8所示。

表7-7　DRG病种分摊医技手术科室直接成本核算

病案号	DRGs分组编码	疾病诊断名称	主治医师编号	住院天数	住院总费用（元）	直接成本贡献结余（元）	分摊药剂服务成本（元）	分摊医技科室直接成本（元）	分摊手术室直接成本（元）	分摊成本合计
81**93	BJ11	肾上腺良性肿瘤（左侧）	T1033*1	11	7317.67	4878.80	55.04	148.03	234.28	2876.22
71**96	BR29	急性心力衰竭	T1033*1	20	71 558.86	43 107.82	1450.53	1447.56	2291.03	33 640.16
93**80	BR29	前列腺恶性肿瘤（伴多处转移）	T1033*1	8	7467.90	4168.03	135.96	151.07	239.09	3825.99
94**82	BR29	前列腺增生	T1033*1	12	14 077.03	6685.60	361.04	284.76	450.69	8487.92
97**94	BR29	膀胱结石	T1033*1	8	11 353.95	6125.92	249.52	229.68	363.51	6070.74
11**31	BR29	前列腺增生	T1033*1	22	19 825.78	10 037.98	429.86	401.06	634.74	11 253.45
53**75	BX29	取除输尿管支架（左侧）	T1033*1	2	2563.93	1597.77	39.62	51.87	82.09	1139.74
10**00	CB19	前列腺增生	T1033*1	12	13 947.21	6451.36	369.40	282.14	446.53	8593.93
74**26	CB39	输尿管结石伴有积水和感染（右侧，下段）	T1033*1	5	19 198.34	13 785.09	231.76	388.36	614.65	6648.02
84**51	CB39	前列腺增生	T1033*1	3	1718.09	1093.56	13.89	34.76	55.01	728.18
57**94	CZ13	前列腺增生	T1017*1	6	3904.95	1118.57	135.42	78.99	125.02	3125.81
74**66	CZ15	手术后恶性肿瘤化学药物治疗（膀胱癌电切术后）	T1017*1	2	2574.50	606.59	111.68	52.08	82.43	2214.09

续　表

病案号	DRGs分组编码	疾病诊断名称	主治医师编号	住院天数	住院总费用（元）	直接成本贡献结余（元）	分摊药剂服务成本（元）	分摊医技科室直接成本（元）	分摊手术室直接成本（元）	分摊成本合计
74**66	CZ15	膀胱侧壁恶性肿瘤（膀胱尿路上皮癌T1N0M0）	T1017*1	11	16 222.54	8040.91	410.62	328.17	519.38	9439.80
76**64	DS19	肾输尿管结石伴有积水和感染（双）	T1017*1	11	17 120.59	9959.32	331.32	346.33	548.13	8387.06
62**45	DS19	膀胱结石	T1017*1	11	11 749.34	5816.94	277.76	237.68	376.17	6824.01
71**87	EJ19	前列腺增生	T1017*1	15	22 943.34	14 228.79	378.76	464.12	734.55	10 291.98
57**15	ES29	尿道肉阜（并感染）	T1017*1	11	9362.00	2144.72	385.79	189.38	299.73	8092.19
80**41	ES29	包皮过长、包茎和嵌顿包茎	T1017*1	2	1612.44	1067.67	15.47	32.62	51.62	644.49
93**30	ES29	包皮过长、包茎和嵌顿包茎	T1017*1	1	1501.27	1158.27	8.30	30.37	48.06	429.73

表7-8　DRG病种分摊医技手术科室直接成本贡献分析案例

病案号	DRGs分组编码	疾病诊断名称	主治医师编号	住院天数	住院总费用（元）	分摊成本合计（元）	分摊直接成本结余（元）	分摊直接成本结余率
81**93	BJ11	肾上腺良性肿瘤（左侧）	T1033*1	11	7317.67	2876.22	4441.45	60.69
71**96	BR29	急性心力衰竭	T1033*1	20	71 558.86	33 640.16	37 918.70	52.99
93**80	BR29	前列腺恶性肿瘤（伴多处转移）	T1033*1	8	7467.90	3825.99	3641.91	48.77
94**82	BR29	前列腺增生	T1033*1	12	14 077.03	8487.92	5589.11	39.70
97**94	BR29	膀胱结石	T1033*1	8	11 353.95	6070.74	5283.21	46.53
11**31	BR29	前列腺增生	T1033*1	22	19 825.78	11 253.45	8572.33	43.24
53**75	BX29	取除输尿管支架（左侧）	T1033*1	2	2563.93	1139.74	1424.19	55.55
10**00	CB19	前列腺增生	T1033*1	12	13 947.21	8593.93	5353.28	38.38

续　表

病案号	DRGs 分组 编码	疾病诊断名称	主治医师 编号	住院 天数	住院 总费用 （元）	分摊成本 合计 （元）	分摊直接 成本结余 （元）	分摊直 接成本 结余率
74**26	CB39	输尿管结石伴有积水和感染（右侧，下段）	T1033*1	5	19 198.34	6648.02	12 550.32	65.37
84**01	CB39	前列腺增生	T1033*1	3	1718.09	728.18	989.91	57.62
57**94	CZ13	前列腺增生	T1017*1	6	3904.95	3125.81	779.14	19.95
74**66	CZ15	手术后恶性肿瘤化学药物治疗（膀胱癌电切术后）	T1017*1	2	2574.50	2214.09	360.41	14.00
74**66	CZ15	膀胱侧壁恶性肿瘤（膀胱尿路上皮癌T1N0M0）	T1017*1	11	16 222.54	9439.80	6782.74	41.81
76**64	DS19	肾输尿管结石伴有积水和感染（双）	T1017*1	11	17 120.59	8387.06	8733.53	51.01
62**45	DS19	膀胱结石	T1017*1	11	11 749.34	6824.01	4925.33	41.92
71**87	EJ19	前列腺增生	T1017*1	15	22 943.34	10 291.98	12 651.36	55.14
57**15	ES29	尿道肉阜（并感染）	T1017*1	11	9362.00	8092.19	1269.81	13.56
80**41	ES29	包皮过长、包茎和嵌顿包茎	T1017*1	2	1612.44	644.49	967.95	60.03
93**30	ES29	包皮过长、包茎和嵌顿包茎	T1017*1	1	1501.27	429.73	1071.54	71.38

三、DRG直接贡献分析

下列两个公式可用于DRG决算直接贡献分析：

$$DRG直接贡献＝DRG收入－DRG组直接成本$$

$$DRG直接贡献率＝（DRG收入－DRG组直接成本）÷DRG收入$$

第六节　DRG医疗业务成本核算及绩效分析

一、案例与数据

DRG病种成本中的间接成本主要来自医辅科室、职能科室和各种管理办公室。表7-9是DRG病种分摊医辅科室科室成本核算的一个案例，借助这些数据，我们可以进行DRG病种分摊医辅科室的科室成本贡献分析，如表7-10所示。DRG组医疗业务成本的计算公式如下所示。

$$DRG组医疗业务成本＝\sum 该DRG组每名患者医疗业务成本$$

表7-9　DRG病种分摊医辅科室的科室成本核算案例

病案号	DRGs分组编码	疾病诊断名称	主治医师编号	住院天数	住院总费用（元）	分摊成本合计（元）	分摊医辅科室成本（元）	医疗业务成本合计（元）
81**93	BJ11	肾上腺良性肿瘤（左侧）	T1033*1	11	7317.67	2876.22	95.51	2971.73
71**96	BR29	急性心力衰竭	T1033*1	20	71 558.86	33 640.16	872.71	34 512.87
93**80	BR29	前列腺恶性肿瘤（伴多处转移）	T1033*1	8	7467.90	3825.99	95.21	3921.21
94**82	BR29	前列腺增生	T1033*1	12	14 077.03	8487.92	177.32	8665.25
97**94	BR29	膀胱结石	T1033*1	8	11 353.95	6070.74	141.85	6212.59
11**31	BR29	前列腺增生	T1033*1	22	19 825.78	11 253.45	253.31	11 506.76
53**75	BX29	取除输尿管支架（左侧）	T1033*1	2	2563.93	1139.74	32.17	1171.91
10**00	CB19	前列腺增生	T1033*1	12	13 947.21	8593.93	175.77	8769.70
74**26	CB39	输尿管结石伴有积水和感染（右侧，下段）	T1033*1	5	19 198.34	6648.02	233.88	6881.90

续　表

病案号	DRGs分组编码	疾病诊断名称	主治医师编号	住院天数	住院总费用（元）	分摊成本合计（元）	分摊医辅科室成本（元）	医疗业务成本合计（元）
84**31	CB39	前列腺增生	T1033*1	3	1718.09	728.18	22.72	750.90
57**94	CZ13	前列腺增生	T1017*1	6	3904.95	3125.81	51.06	3176.87
74**66	CZ15	手术后恶性肿瘤化学治疗（膀胱癌电切术后）	T1017*1	2	2574.50	2214.09	32.29	2246.39
74**66	CZ15	膀胱侧壁恶性肿瘤（膀胱尿路上皮癌T1N0M0）	T1017*1	11	16 222.54	9439.80	202.37	9642.17
76**64	DS19	肾输尿管结石伴有积水和感染（双）	T1017*1	11	17 120.59	8387.06	213.15	8600.20
62**45	DS19	膀胱结石	T1017*1	11	11 749.34	6824.01	148.69	6972.70
71**87	EJ19	前列腺增生	T1017*1	15	22 943.34	10 291.98	285.82	10 577.80
57**15	ES29	尿道肉阜（并感染）	T1017*1	11	9362.00	8092.19	120.04	8212.24
80**41	ES29	包皮过长、包茎和嵌顿包茎	T1017*1	2	1612.44	644.49	20.75	665.24
93**30	ES29	包皮过长、包茎和嵌顿包茎	T1017*1	1	1501.27	429.73	18.72	448.45

表7-10　DRG病种分摊医辅科室的科室成本贡献分析

病案号	DRGs分组编码	疾病诊断名称	主治医师编号	住院天数	住院总费用（元）	医疗业务成本合计（元）	收支结余贡献（元）	收支结余贡献率（%）
81**93	BJ11	肾上腺良性肿瘤（左侧）	T1033*1	11	7317.67	2971.73	4345.94	59.39
71**96	BR29	急性心力衰竭	T1033*1	20	71 558.86	34 512.87	37 045.99	51.77
93**80	BR29	前列腺恶性肿瘤（伴多处转移）	T1033*1	8	7467.90	3921.21	3546.69	47.49
94**82	BR29	前列腺增生	T1033*1	12	14 077.03	8665.25	5411.78	38.44
97**94	BR29	膀胱结石	T1033*1	8	11 353.95	6212.59	5141.36	45.28
11**31	BR29	前列腺增生	T1033*1	22	19 825.78	11 506.76	8319.02	41.96

续　表

病案号	DRGs 分组编码	疾病诊断名称	主治医师编号	住院天数	住院总费用（元）	医疗业务成本合计（元）	收支结余贡献（元）	收支结余贡献率（%）
53**75	BX29	取除输尿管支架（左侧）	T1033*1	2	2563.93	1171.91	1392.02	54.29
10**300	CB19	前列腺增生	T1033*1	12	13 947.21	8769.70	5177.51	37.12
74**16	CB39	输尿管结石伴有积水和感染（右侧，下段）	T1033*1	5	19 198.34	6881.90	12 316.44	64.15
84**51	CB39	前列腺增生	T1033*1	3	1718.09	750.90	967.19	56.29
57**94	CZ13	前列腺增生	T1017*1	6	3904.95	3176.87	728.08	18.64
74**66	CZ15	手术后恶性肿瘤化学药物治疗（膀胱癌电切术后）	T1017*1	2	2574.50	2246.39	328.11	12.74
74**66	CZ15	膀胱侧壁恶性肿瘤（膀胱尿路上皮癌T1N0M0）	T1017*1	11	16 222.54	9642.17	6580.37	40.56
76**64	DS19	肾输尿管结石伴有积水和感染（双）	T1017*1	11	17 120.59	8600.20	8520.39	49.77
62**45	DS19	膀胱结石	T1017*1	11	11 749.34	6972.70	4776.64	40.65
71**87	EJ19	前列腺增生	T1017*1	15	22 943.34	10 577.80	12 365.54	53.90
57**15	ES29	尿道肉阜（并感染）	T1017*1	11	9362.00	8212.24	1149.76	12.28
80**41	ES29	包皮过长、包茎和嵌顿包茎	T1017*1	2	1612.44	665.24	947.20	58.74
93**30	ES29	包皮过长、包茎和嵌顿包茎	T1017*1	1	1501.27	448.45	1052.82	70.13

二、DRG 毛贡献分析

下列两个公式可用于 IP 决算毛贡献分析：

$$DRG\,毛贡献＝DRG\,总收入－DRG\,医疗业务成本$$

$$DRG\,毛贡献率＝[DRG\,毛贡献 ÷ （DRG\,权重 × 费率 × 该病种费用系数）] × 100\%$$

第七节　DRG医疗全成本核算及绩效分析

一、案例与数据

本节所介绍的病种医疗全成本包括医疗业务成本与分摊管理费用两部分。表7-11是DRG病种全成本核算的一个案例，使用这些数据，我们可以进行DRG病种全成本绩效分析，如表7-12所示。DRG组总成本的计算公式如下：

$$DRG组总成本 = \sum 该DRG组每名患者成本$$

表7-11　DRG病种全成本核算案例

病案号	DRGs分组编码	疾病诊断名称	主治医师编号	住院天数	住院总费用	医疗业务成本合计	分摊管理费用	全成本合计
81**93	BJ11	肾上腺良性肿瘤（左侧）	T1033*1	11	7317.67	2971.73	1957.83	4929.56
71**96	BR29	急性心力衰竭	T1033*1	20	71 558.86	34 512.87	17 831.92	52 344.79
93**80	BR29	前列腺恶性肿瘤（伴多处转移）	T1033*1	8	7467.90	3921.21	1949.64	5870.84
94**82	BR29	前列腺增生	T1033*1	12	14 077.03	8665.25	3628.87	12 294.12
97**94	BR29	膀胱结石	T1033*1	8	11 353.95	6212.59	2901.72	9114.30
11**031	BR29	前列腺增生	T1033*1	22	19 825.78	11 506.76	5187.32	16 694.08
53**75	BX29	取除输尿管支架（左侧）	T1033*1	2	2563.93	1171.91	658.16	1830.07
10**300	CB19	前列腺增生	T1033*1	12	13 947.21	8769.70	3597.07	12 366.76
74**26	CB39	输尿管结石伴有积水和感染（右侧，下段）	T1033*1	5	19 198.34	6881.90	4778.59	11 660.50
84**51	CB39	前列腺增生	T1033*1	3	1718.09	750.90	465.93	1216.83
57**94	CZ13	前列腺增生	T1017*1	6	3904.95	3176.87	1046.71	4223.59

续 表

病案号	DRGs分组编码	疾病诊断名称	主治医师编号	住院天数	住院总费用	医疗业务成本合计	分摊管理费用	全成本合计
74**66	CZ15	手术后恶性肿瘤化学药物治疗（膀胱癌电切术后）	T1017*1	2	2574.50	2246.39	660.75	2907.14
74**66	CZ15	膀胱侧壁恶性肿瘤（膀胱尿路上皮癌T1N0M0）	T1017*1	11	16 222.54	9642.17	4139.52	13 781.69
76**64	DS19	肾输尿管结石伴有积水和感染（双）	T1017*1	11	17 120.59	8600.20	4359.54	12 959.75
62**45	DS19	膀胱结石	T1017*1	11	11 749.34	6972.70	3043.59	10 016.29
71**87	EJ19	前列腺增生	T1017*1	15	22 943.34	10 577.80	5846.12	16 423.92
57**15	ES29	尿道肉阜（并感染）	T1017*1	11	9362.00	8212.24	2458.69	10 670.93
80**41	ES29	包皮过长、包茎和嵌顿包茎	T1017*1	2	1612.44	665.24	425.05	1090.28
93**30	ES29	包皮过长、包茎和嵌顿包茎	T1017*1	1	1501.27	448.45	382.81	831.26

表7-12　DRG病种全成本绩效分析

病案号	DRGs分组编码	疾病诊断名称	主治医师编号	住院天数	住院总费用	医疗业务成本合计	分摊管理费用	全成本合计	全成本收支结余	全成本收支结余率（%）
81**93	BJ11	肾上腺良性肿瘤（左侧）	T1033*1	11	7317.67	2971.73	1957.83	4929.56	2388.11	32.63
71**96	BR29	急性心力衰竭	T1033*1	20	71 558.86	34 512.87	17 831.92	52 344.79	19 214.07	26.85
93**80	BR29	前列腺恶性肿瘤（伴多处转移）	T1033*1	8	7467.90	3921.21	1949.64	5870.84	1597.06	21.39
94**82	BR29	前列腺增生	T1033*1	12	14 077.03	8665.25	3628.87	12 294.12	1782.91	12.67
97**94	BR29	膀胱结石	T1033*1	8	11 353.95	6212.59	2901.72	9114.30	2239.65	19.73
11**31	BR29	前列腺增生	T1033*1	22	19 825.78	11 506.76	5187.32	16 694.08	3131.70	15.80
53**75	BX29	取除输尿管支架（左侧）	T1033*1	2	2563.93	1171.91	658.16	1830.07	733.86	28.62
11**30	CB19	前列腺增生	T1033*1	12	13 947.21	8769.70	3597.07	12 366.76	1580.45	11.33

续　表

病案号	DRGs分组编码	疾病诊断名称	主治医师编号	住院天数	住院总费用	医疗业务成本合计	分摊管理费用	全成本合计	全成本收支结余	全成本收支结余率（%）
74**26	CB39	输尿管结石伴有积水和感染（右侧，下段）	T1033*1	5	19 198.34	6881.90	4778.59	11 660.50	7537.84	39.26
84**51	CB39	前列腺增生	T1033*1	3	1718.09	750.90	465.93	1216.83	501.26	29.18
57**94	CZ13	前列腺增生	T1017*1	6	3904.95	3176.87	1046.71	4223.59	−318.64	−8.16
74**66	CZ15	手术后恶性肿瘤化学治疗（膀胱癌电切术后）	T1017*1	2	2574.50	2246.39	660.75	2907.14	−332.64	−12.92
74**66	CZ15	膀胱侧壁恶性肿瘤（膀胱尿路上皮癌T1N0M0）	T1017*1	11	16 222.54	9642.17	4139.52	13 781.69	2440.85	15.05
76**64	DS19	肾输尿管结石伴有积水和感染（双）	T1017*1	11	17 120.59	8600.20	4359.54	12 959.75	4160.84	24.30
62**45	DS19	膀胱结石	T1017*1	11	11 749.34	6972.70	3043.59	10 016.29	1733.05	14.75
71**87	EJ19	前列腺增生	T1017*1	15	22 943.34	10 577.80	5846.12	16 423.92	6519.42	28.42
57**15	ES29	尿道肉阜（并感染）	T1017*1	11	9362.00	8212.24	2458.69	10 670.93	−1308.93	−13.98
80**41	ES29	包皮过长、包茎和嵌顿包茎	T1017*1	2	1612.44	665.24	425.05	1090.28	522.16	32.38
93**30	ES29	包皮过长、包茎和嵌顿包茎	T1017*1	1	1501.27	448.45	382.81	831.26	670.01	44.63

二、DRG预结算净贡献分析

下列两个公式可用于DRG预结算净贡献分析：

$$DRG净贡献＝DRG总收入－DRG医疗全成本$$

$$DRG净贡献率＝DRG净贡献÷（DRG总收入－DRG医疗全成本）$$

图7-1是医院DRG成本明细表，图7-2是医院DRG成本构成明细表。

图7-1　医院DRG成本明细表

图7-2　医院DRG成本构成明细表

第八节　DRG医疗绩效评价

医保DRG付费的试点或全面推进，对公立医院的运营管理、医疗质量、病患安全、新技术运用，与各类的成本管控都产生影响，表7-13列举一些DRG医疗效率指标名称。

表7-13　DRG医疗效率指标名称集

DRG医疗效率评价	
序　号	指　标
1	收治病种数量（ICD-10四位亚目数量）
2	住院术种数量（ICD-9-CM-3四位亚目数量）
3	入组数
4	CMI
5	时间指数
6	费用指数
7	低风险死亡率
8	病种权重
9	三、四级手术占比
10	四级手术占比
11	药品收入占比
12	耗材占比
13	医技检查收入占比
14	医疗服务收入占比

具体评价指标体系如下。

一、工作质量安全指标

低风险死亡率，这个指标的基本原理是，病例并不危重，一旦发生死亡，意味着死亡原因很可能不在疾病的本身而在临床过程。因此，出现低风险组死亡病例，即提示临床或管理过程可能存在问题。

二、医疗服务指标

（一）医疗服务广度

以DRG组数为代表，显示医院所收治疾病的广度及范围，组数越多，综合性越强。

（二）风险程度指标

1. 以相对权重（RW值）代表病例的难度系数　权重≥2的病例数越高，医院收治的高难度病种人数越多。

2. 以病例组合指数（CMI值）代表医疗服务风险程度　CMI值越高，表示医疗机构提供的医疗服务风险程度越高。

3. 费用消耗指数　代表医疗机构DRG组的人均住院费用在全省的水平，全省平均水平为1。高于1，说明高于全省平均水平；低于1，说明低于全省平均水平，费用消耗指数越低，代表医疗机构同样病种的人均住院费用越低。

（三）工作效率指标

1. DRG总量　DRG总量反应医疗工作的量，DRG总量越高，代表医疗机构总的工作量越大。

2. 时间消耗指数　　代表医疗机构DRG组的平均住院天数在全省的水平，全省平均水平为1。高于1，说明高于全省平均水平；低于1，说明低于全省平均水平。时间消耗指数越低，代表医疗机构同样病种的工作效率越高。

开展病种绩效评价，一是有利于体现三级综合医院功能定位，积极配合政府部门构建分级诊疗体系；二是引导医院注重诊疗技术创新，充分发挥城市医学科技发展的带头作用；三是促进医院之间的横向比较，从而注重发展方式的转变。从政府监督的视野来看，每月医院出院病例组数可反映医院住院工作量。全省三级综合医院出院病例组数，可反映全省三级综合医院的疾病诊疗能力。医院出院病例组数占全省出院病例组数比例，可反映某医院的疾病诊疗综合能力。而医院总权重和CMI值可反映某医院总的病种难度。其他的监督指标如下。

1. RW分段统计例数。

2. RW≥2的病例数占医院总出院病例数的比例。

3. RW≥2的病例数占全省三级综合医院总出院病例数的比例。

4. 三、四级手术占医院手术总例数的比例。

5. 某病种的出院病例数。

6. 某病种的次均费用、次均药品费、药占比、平均住院日。

第九节　DRG权重成本效益分析

一、DRG病组CMI指数结构分析

图7-3显示DRG病种绩效分析的四个维度，现以某三甲肿瘤医院为例，表7-14内CMI总指数超过10%的1～3病组共16 713个，占总分析病组总数的73.45%；CMI总指数占总分析病组总数的59.15%。表内CMI总指数在2%～10%的4～9病组共2506个，占总分析病组总数的11.01%；CMI总指数占总分析病组总数的21.39%。CMI总指数在1%～2%的10～14病组共1303个，占总分析病组总数的5.73%；CMI总指数占总分析病组总数的6.45%。CMI总指数＜1%的15～57个病组共2233个，占总分析病组总数的9.81%；CMI总指数

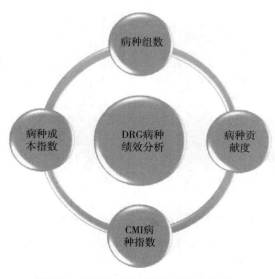

图7-3　DRG病种绩效分析的四个维度

占总分析病组总数的13.01%。作为一家三甲肿瘤医院，需要与时俱进优化调整病组结构，合理优化资源配置，提高医疗质量，实现效能最大化。

表7-14　DRG病种结构分析模型（以某三甲肿瘤医院为例）

	DRG组	分析病例数	平均住院日（日）	权重系数	CMI值	CMI总指数	CMI总指数结构（%）
1	RU14-恶性增生性疾病的支持性治疗（7天内）	12 734	3.20	0.64	0.32	4087.51	29.55
2	RV19-恶性增生性疾病的放射治疗及其他治疗	1377	35.10	3.11	1.56	2150.20	15.54
3	RU12-恶性增生性疾病的支持性治疗（30天内）	2602	11.30	1.49	0.75	1944.78	14.06
4	GB15-食管、胃、十二指肠大手术，不伴合并症与伴随病	402	25.60	5.84	2.93	1179.23	8.52
5	EJ13-呼吸系统其他手术，伴合并症与伴随病	389	16.20	2.20	1.11	430.16	3.11
6	RU39-恶性增殖性疾病的免疫治疗及/或其他治疗	1266	2.20	0.62	0.31	396.24	2.86
7	EB15-胸部大手术，不伴合并症与伴随病	133	19.90	4.79	2.41	319.95	2.31
8	GB23-小肠、大肠、直肠的大手术，伴合并症与伴随病	119	23.20	5.31	2.67	317.81	2.30
9	DA19-头颈恶性肿瘤大手术	197	18.80	3.19	1.60	316.17	2.29
10	GR15-消化系统恶性肿瘤，不伴合并症与伴随病	491	24.60	1.12	0.56	275.52	1.99
11	RU10-恶性增生性疾病的支持性治疗（60天内）	70	42.60	4.82	2.42	169.72	1.23
12	JA13-乳房恶性肿瘤全切除术，伴合并症与伴随病	116	18.70	2.82	1.42	164.45	1.19

续　表

	DRG组	分析病例数	平均住院日（日）	权重系数	CMI值	CMI总指数	CMI总指数结构（%）
13	JB29-乳腺非恶性肿瘤乳腺部分切除术	457	6.00	0.62	0.31	143.18	1.03
14	DR13-头颈、耳、鼻、咽、口恶性肿瘤，伴合并症与伴随病	169	26.10	1.65	0.83	139.88	1.01
15	JA25-乳房恶性肿瘤次全切除手术，不伴合并症与伴随病	136	16.70	1.97	0.99	134.90	0.98
16	ER13-呼吸系统肿瘤，伴合并症与伴随病	197	15.60	1.32	0.66	130.27	0.94
17	GB25-小肠、大肠、直肠的大手术，不伴合并症与伴随病	56	20.30	4.48	2.25	126.15	0.91
18	GB11-食管、胃、十二指肠大手术，伴重要合并症与伴随病	36	25.80	6.43	3.23	116.35	0.84
19	EJ11-呼吸系统其他手术，伴重要合并症与伴随病	48	20.00	4.73	2.37	113.98	0.82
20	HR15-肝胆胰系统恶性肿瘤，不伴合并症与伴随病	203	9.20	1.03	0.52	105.20	0.76
21	RE19-恶性增生性疾病的化学治疗及/或分子靶向治疗	180	9.30	0.98	0.49	88.85	0.64
22	HK29-肝胆胰系统的诊断性操作	99	13.70	1.71	0.86	85.14	0.62
23	DL19-头颈、耳、鼻、咽、口其他特殊的操作	170	25.50	0.92	0.46	78.27	0.57
24	BU15-神经系统肿瘤，不伴合并症与伴随病	127	19.00	1.20	0.61	76.86	0.56
25	EB11-胸部大手术，伴重要合并症与伴随病	25	23.00	5.41	2.72	67.92	0.49
26	JA15-乳房恶性肿瘤全切除术，不伴合并症与伴随病	51	19.10	2.54	1.27	64.98	0.47
27	JA23-乳房恶性肿瘤次全切除手术，伴合并症与伴随病	48	19.50	2.58	1.30	62.24	0.45

续 表

	DRG组	分析病例数	平均住院日（日）	权重系数	CMI值	CMI总指数	CMI总指数结构（%）
28	IU35-骨骼、肌肉、结缔组织恶性病损，病理性骨折，不伴合并症与伴随病	104	15.50	1.04	0.52	54.57	0.39
29	GC33-小肠、大肠的小型手术，伴合并症与伴随病	34	18.60	2.21	1.11	37.71	0.27
30	GR11-消化系统恶性肿瘤，伴重要合并症与伴随病	48	19.40	1.52	0.76	36.55	0.26
31	DR15-头颈、耳、鼻、咽、口恶性肿瘤，不伴合并症与伴随病	57	23.80	1.27	0.64	36.32	0.26
32	DG25-口腔科中手术，不伴合并症与伴随病	67	9.20	0.90	0.45	30.36	0.22
33	ER11-呼吸系统肿瘤，伴重要合并症与伴随病	42	17.00	1.42	0.71	29.97	0.22
34	HJ13-与肝、胆或胰腺疾患有关的其他手术，伴重要合并症与伴随病	23	15.60	2.59	1.30	29.96	0.22
35	GB33-食管、胃、十二指肠其他手术，伴合并症与伴随病	23	16.40	2.51	1.26	29.06	0.21
36	HL15-肝胆胰系统的治疗性操作，不伴合并症与伴随病	27	6.50	2.04	1.03	27.71	0.20
37	ER15-呼吸系统肿瘤，不伴合并症与伴随病	51	11.00	1.08	0.54	27.70	0.20
38	ES13-呼吸系统感染/炎症，伴合并症与伴随病	47	13.50	0.99	0.50	23.41	0.17
39	HL13-肝胆胰系统的治疗性操作，伴合并症与伴随病	17	8.10	2.38	1.19	20.29	0.15
40	RK19-恶性肿瘤病史伴内镜操作	25	23.40	1.55	0.78	19.53	0.14
41	DG19-口腔科大手术	16	9.70	2.06	1.03	16.52	0.12
42	DB19-恶性肿瘤之外的头颈大手术	11	8.70	2.37	1.19	13.11	0.09

	DRG组	分析病例数	平均住院日（日）	权重系数	CMI值	CMI总指数	CMI总指数结构（%）
43	GS15-胃肠出血，不伴合并症与伴随病	33	15.50	0.70	0.35	11.60	0.08
44	GC23-肛门及消化道造口手术，伴合并症与伴随病	20	20.70	1.08	0.54	10.89	0.08
45	GK35-胃镜治疗操作，不伴合并症与伴随病	26	4.60	0.76	0.38	9.94	0.07
46	ES11-呼吸系统感染/炎症，伴重要合并症与伴随病	12	16.70	1.63	0.82	9.83	0.07
47	DG23-口腔科中手术，伴合并症与伴随病	15	11.10	1.26	0.63	9.48	0.07
48	DR11-头颈、耳、鼻、咽、口恶性肿瘤，伴重要合并症与伴随病	11	21.10	1.69	0.85	9.33	0.07
49	DJ15-头颈、耳、鼻、咽、口其他手术，不伴合并症与伴随病	17	11.20	0.90	0.45	7.69	0.06
50	DD29-鼻腔、鼻窦手术	15	11.10	1.02	0.51	7.68	0.06
51	HR11-肝胆胰系统恶性肿瘤，伴重要合并症与伴随病	10	6.60	1.36	0.68	6.84	0.05
52	RW19-恶性增生性疾病治疗后的随诊检查	24	4.20	0.56	0.28	6.77	0.05
53	GX19-消化系统特殊疾病	17	13.90	0.73	0.37	6.22	0.04
54	GZ13-消化系统其他疾患，伴合并症与伴随病	18	10.70	0.66	0.33	5.94	0.04
55	GU15-食管炎、肠胃炎，不伴合并症与伴随病	23	9.30	0.43	0.22	5.02	0.04
56	DE19-喉、气管手术	12	9.30	0.77	0.39	4.66	0.03
57	ES15-呼吸系统感染/炎症，不伴合并症与伴随病	12	6.20	0.63	0.32	3.78	0.03

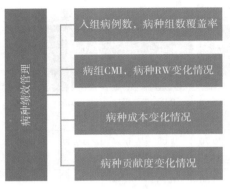

图7-4　病种绩效管理的四个维度

二、DRG科室绩效评价

图7-4指出病种绩效管理的四个维度，DRG作为一套管理工具，可以运用各项指标进行科室绩效评价（表7-15）与科室手术分析（表7-16）。

表7-15　DRG科室医疗服务能力评价案例

DRG科室医疗服务能力评价						
序号	科室名称	分析病例数	服务能力得分	总权重	CMI	诊断相关组数	疑难重症例数
—	全院	26 118.00	35.36	32 633.68	1.25	319	3973.00
1	胸外科	2539.23	98.48	4902.60	1.93	106	634.05
2	内科一区	5489.57	70.74	4692.49	0.85	118	255.55
3	放疗科三	1135.13	67.19	2308.45	2.03	62	549.56
4	腹外科	1719.32	63.18	2615.02	1.52	116	344.93
5	放疗科二	1378.58	63.98	2400.69	1.74	56	512.51
6	放疗科一	1098.19	54.88	1932.14	1.76	62	375.91
7	头颈科	1009.89	48.60	1674.90	1.66	95	240.56
8	内科三区	3137.52	47.55	2759.69	0.88	75	129.42
9	妇瘤科二区	1410.08	45.05	1880.16	1.33	46	262.66
10	乳腺中心	2778.88	42.80	2409.86	0.87	36	184.42
11	内科二区	2572.10	41.77	2308.88	0.90	84	70.55
12	介入科	798.28	35.49	1059.70	1.33	64	170.41
13	妇瘤科一区	741.06	30.96	1017.82	1.37	44	127.48
14	泌尿外科	314.84	24.40	403.22	1.28	49	59.85
15	重症医学科	−6.67	−180.32	266.76	−40.02	54	55.14

表 7-16　利用手术级别指标进行绩效评价的案例

序号	科室名称	入组病例数	科室手术分析			
			三级手术	占比（%）	四级手术	占比（%）
一	全院	25 853	6404	34.67	3408	18.45
1	腹外科	1697	481	24.07	438	21.92
2	乳腺中心	2772	951	51.88	4	0.22
3	头颈科	990	763	31.52	746	30.81
4	妇瘤科一区	728	722	45.84	222	14.10
5	妇瘤科二区	1401	1215	48.95	398	16.04
6	胸外科	2487	1389	35.98	1521	39.40
7	泌尿外科	313	66	18.18	73	20.11
8	放疗科一	1056	64	14.16	0	0
9	放疗科二	1346	82	21.87	0	0
10	放疗科三	1071	77	14.47	1	0
11	介入科	790	156	16.47	0	0
12	内科一区	5472	274	33.50	0	0
13	内科二区	2558	35	10.42	0	0
14	内科三区	3123	96	25.07	0	0
15	重症医学科	47	33	34.38	5	5.21

RW反映每个DRGs组的疾病严重程度、诊疗难度与资源消耗。分析RW值较大的病例占医院所有病例的比例，代表了医院治疗疑难病例的能力，见表7-17。

评价指标如产能维度的诊断相关组数与CMI、效率维度的时间消耗指数与费用消耗指数等（表7-18），另外还需考虑安全水平维度。医院总权重数代表了一定时期内总产出，环比产出、综合费用情况，可以衡量医疗治疗平均成本。CMI反映医院收治患者疾病复杂程度及

表7-17 相对权重指标的绩效评价案例

序号	科室名称	入组病例数	科室RW构成			
			1.5≤RW≤5	5＜RW≤10	RW＞10	RW≥1.5占比（%）
—	全院	25 853	4206	606	0	18.61
1	腹外科	1697	198	190	0	22.86
2	乳腺中心	2772	320	0	0	11.54
3	头颈科	990	518	1	0	52.42
4	妇瘤科一区	728	157	2	0	21.84
5	妇瘤科二区	1401	316	3	0	22.77
6	胸外科	2487	302	403	0	28.35
7	泌尿外科	313	78	0	0	24.92
8	放疗科一	1056	410	0	0	38.83
9	放疗科二	1346	586	1	0	43.61
10	放疗科三	1071	592	0	0	55.28
11	介入科	790	213	1	0	27.09
12	内科一区	5472	273	1	0	5.01
13	内科二区	2558	79	1	0	3.13
14	内科三区	3123	137	2	0	4.45
15	重症医学科	47	27	1	0	59.57

治疗难度，其值越大说明收治的复杂危重病例越多，医疗资源消耗水平较高。

表7-18 利用效率维度指标进行绩效评价案例

科室名称	入组病例数	效率		
		医疗服务效率得分	时间消耗指数	费用消耗指数
全院	25 853			
腹外科	1697	49.38	1.26	1.03
乳腺中心	2772	57.22	1.40	0.78
头颈科	990	55.03	0.93	0.95

续　表

科室名称	入组病例数	效率		
		医疗服务效率得分	时间消耗指数	费用消耗指数
妇瘤科一区	728	28.38	2.48	1.64
妇瘤科二区	1401	55.33	1.23	0.85
胸外科	2487	29.77	2.20	1.60
泌尿外科	313	30.62	2.15	1.55
放疗科一	1056	50.98	1.33	0.92
放疗科二	1346	53.37	0.87	1.03
放疗科三	1071	51.74	1.24	0.93
介入科	790	52.64	1.00	0.98
内科一区	5472	50.61	1.24	0.95
内科二区	2558	43.55	1.26	1.17
内科三区	3123	52.03	1.20	0.93
重症医学科	47	54.94	1.12	0.88

第十节　CMI值区间成本效益分析

DRG付费中要求医务人员去关注每一份病例的规范诊疗，在保证治疗效果的情况下尽可能地节约每一个病例的成本。以下是DRG成本控制贡献度的计算公式：

$$DRG贡献度＝（DRG医保收入－DRG变动成本支出）÷DRG医保收入×100\%$$

DRG医保收入主要参考依据是病组权重高低，病组权重越高，DRG医保收入越多。DRG的变动成本支出主要考虑病组药品费、收费卫生材料费、医技检查卫生材料费、手术介入卫生材料费等，见表7-19。

表 7-19　DRG 成本控制贡献度评价案例

	DRG组	分析病例数	例均费用（元）	例均药品费用（元）	例均耗材费用（元）	例均变动成本合计	例均贡献度	例均贡献率（%）	总贡献度	总贡献度占比（%）
1	BU15-神经系统肿瘤，不伴合并症与伴随病	127	24 254.20	7017.80	681.11	7698.91	16 555.27	68.26	2 102 519.00	3.67
2	DL19-头颈、耳、鼻、咽、口其他特殊的操作	170	32 869.90	15 216.50	451.74	15 668.2	17 201.72	52.33	2 924 292.00	5.10
3	DR13-头颈、耳、鼻、咽、口恶性肿瘤，伴合并症与伴随病	169	37 203.30	7322.19	450.97	7773.16	29 430.13	79.11	4 973 692.00	8.68
4	DR15-头颈、耳、鼻、咽、口恶性肿瘤，不伴合并症与伴随病	57	28 995.40	6705.08	3001.01	9706.09	19 289.33	66.53	1 099 492.00	1.92
5	EB15-胸部大手术，不伴合并症与伴随病	133	54 180.70	15 678.00	16 650.13	32 328.1	21 852.61	40.33	2 906 397.00	5.07
6	EJ13-呼吸系统其他手术，伴合并症与伴随病	389	19 153.10	6320.92	1134.74	7455.66	11 697.40	61.07	4 550 288.00	7.94
7	EJ15-呼吸系统其他手术，不伴合并症与伴随病	74	15 918.60	3832.81	768.08	4600.89	11 317.72	71.10	837 511.10	1.46
8	GB15-食管、胃、十二指肠大手术，不伴合并症与伴随病	402	70 568.70	18 967.30	1038.98	20 006.30	50 562.46	71.65	20 326 109.00	35.47
9	GB23-小肠、大肠、直肠的大手术，伴合并症与伴随病	119	55 530.20	15 698.30	2446.36	18 144.70	37 385.48	67.32	4 448 872.00	7.76
10	GB25-小肠、大肠、直肠的大手术，不伴合并症与伴随病	56	50 386.30	4381.63	783.41	5165.04	45 221.23	89.75	2 532 389.00	4.42
11	GB33-食管、胃、十二指肠其他手术，伴合并症与伴随病	23	30 296.20	13 721.40	546.96	14 268.30	16 027.88	52.90	368 641.20	0.64
12	GR15-消化系统恶性肿瘤，不伴合并症与伴随病	491	31 096.60	9264.10	1035.49	10 299.60	20 796.99	66.88	10 211 322.00	17.82
13	GS11-胃肠出血，伴重要合并症与伴随病	4	12 413.40	4757.16	1780.11	6537.27	5876.17	47.34	23 504.66	0.04

表7-20内CMI总指数超过10%的1～3病组共16 713个，占总分析病组总数的73.45%；CMI总指数占总分析病组总数的59.15%。表内CMI总指数在2%～10%的4～9病组共2506个，占总分析病组总数的11.01%；CMI总指数占总分析病组总数的21.39%。CMI总指数在1%～2%的10～14病组共1303个，占总分析病组总数的5.73%；CMI总指数占总分析病组总数的6.45%。CMI总指数＜1%的15～57个病组共2233个，占总分析病组总数的9.81%；CMI总指数占总分析病组总数的13.01%。

表7-20　DRG组的CMI总指数与边际贡献分析案例

	DRG组	分析病例数	平均住院日（日）	权重系数	CMI指数	CMI总指数	CMI总指数结构（%）	边际贡献度分析（%）
1	RU14-恶性增生性疾病的支持性治疗（7天内）	12 734	3.20	0.64	0.32	4087.51	29.55	61.43
2	RV19-恶性增生性疾病的放射治疗及其他治疗	1377	35.10	3.11	1.56	2150.20	15.54	15.37
3	RU12-恶性增生性疾病的支持性治疗（30天内）	2602	11.30	1.49	0.75	1944.78	14.06	−12.59
4	GB15-食管、胃、十二指肠大手术，不伴合并症与伴随病	402	25.60	5.84	2.93	1179.23	8.52	−8.27
5	EJ13-呼吸系统其他手术，伴合并症与伴随病	389	16.20	2.20	1.11	430.16	3.11	−10.84

第十一节　DRG疾病风险调整

在医疗过程中，病人自身条件和医生医疗技术差异，对同一病种的不同病人会产生不同的疗效。如果没有一套科学的评价方法，医生很可能会不愿意接受风险程度较高的病人。本章节借鉴广州市某三甲医院公布的资料，简介他们是以建模的方式，对入院病人治疗的转归、预后以及消耗的医疗资源进行预测，并以此结果实施相关的绩效管理。

在DRGs大数据的协助下，建立疾病风险调整预测模型，可以预测同类病种在不同风险因素情况下的转归值和资源消耗值。这是利用商业智能（Business Intelligence，BI）技术于医疗行业的一种成功尝试，借由医疗专业判断、日常观测、"大胆假设、小心求证"精神，以及数学统计建模等方法，可应用在医院精细化管理评价、疾病风险预测和医疗质量改进等方面。

三年的历史数据来源除了病案首页，还包括费用、医嘱与检查检验结果等客观数据，经数据清洗与整理、分类和分组后建立相关的统计模型，针对相同病种，模型中植入不同病人之间的个体差异，比对年度变化，并考虑各个风险因素的影响，从自变量当中寻找因变量，多因素线性回归分析，在不断"试误"中学习，调整并优化"DRGs＋疾病风险"数学模型。最后输入新的病人数据，由形成标准的数学模型预测出病人的病死率、住院天数和费用等信息，而该费用信息可用于医疗成本控制。

疾病风险调整管理指标，简称O/E指数，即实际发生值（Observed）与预测值（Expected）的比值。针对治疗的转归（病死率、住院天数或医疗成本），O/E指数小于1，代表实际结果优于预期；反之，就是实际结果比预期差。以此统计模型与成功预测为基础，医院就可以使用O/E指数对现有的每一个病人治疗的转归效果和医生的绩效进行科学化与公正性的评价，见图7-5。

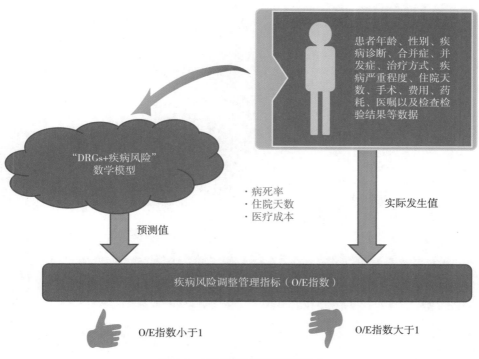

图7-5　疾病风险调整管理模型

参 考 文 献

［1］秦永方. 秦永方趣谈DRG之一：DRG爱你不容易［EB/OL］. 药最网，2018. https://mip.yaozui.com/p564294.html.

［2］秦永方. 秦永方趣谈DRG之七：DRG病种付费改革对医院的冲击和挑战大增［EB/OL］. 华夏医界网，2018. hhttp://zl.hxyjw.com/arc_25329.

［3］杨广黔. 基于疾病风险调整的医院精细化管理［A/OL］. 原创力文档，2019. https://max.book118.com/html/2019/0718/8033110112002035. shtm.

［4］作者不详. DRGs应用：如何运用DRGs指标评价医疗机构绩效［EB/OL］. 医有数（编自《医学伦理与实践》杂志），2019. https://www.sohu.com/a/324236552_100009435.

第八章

病种标准成本核算与临床路径管理

临床路径（clinical pathway）是指针对某一疾病建立一套标准化治疗模式与治疗程序，是一个有关临床治疗的综合模式，以循证医学证据和指南为指导来促进治疗组织和疾病管理的方法。最终起到规范医疗行为，减少变异，降低成本，提高质量的作用。

第一节　临床路径管理概述

依据循证医学发展而来的疾病临床路径管理，是由临床经验或者专业成员根据某种疾病或某种手术方法制定的一种治疗模式，让患者由住院到出院都依此模式接受治疗。路径完成后，医院内成员再根据临床路径的结果分析和评价每一例患者的差异，以避免下一例患者住院时发生同样的差异或错误，依此方式来控制整个医疗成本并维持或改进医疗质量。病种医保支付与临床路径工作相辅相成，协同发挥作用共同促进医疗质量提高，医疗费用更趋合理。

一、产生背景

20世纪60年代美国人均医疗费用为每年80美元，到了20世纪80年代末，人均医疗费用上涨到每年1710美元，增加了21倍。美国政府为了遏制医疗费用的不断上涨，提高卫生资源的利用率，1983年10月1日以法律的形式确定了"诊断相关分类为付款基础的定额预付款制"（DRGs-PPS），用于老年医疗保险（medicare）和贫困医疗补助（medicaid）方案的住院医疗费的支付。即：同一种诊断相关分类（DRGs）病人均按同样的标准付费，与医院实际的服务成本无关。这样，医院只有在所提供服务花费的成本低于DRGs-PPS的标准时，医院才能盈利。在这样的背景下，1985年美国马萨诸塞州波士顿新英格兰医疗中心（The New England Medical Center，NEMC）的护士卡伦赞德（Karen Zander）第一个运用临床路径，这种方法被证实既可缩短住院天数，节约护理费用，又可以达到预期的治疗效果。新英格兰医学中心是公认的美国最早采用临床路径概念并在临床上应用的医院。此后，该模式受到了美国医学界的重视，许多机构纷纷效仿，并不断发展，逐渐成为既能贯彻质量保证法以及持续质量改进法（CQI），又能节约资源的治疗标准化模式，较为普遍地被称为临床路径，见图8-1。

此后，受到医学界的重视，许多机构纷纷效仿，并不断发展，逐渐成为节约资源的治疗标准化模式，普遍地被称为临床路径

1985年护士Karen Zander第一个运用临床路径，缩短住院天数并节约护理费用

1983年10月1日确定了"诊断相关分类为付款基础的定额预付款制"（DRGs-PPS）

20世纪80年代末，美国人均医疗费用持续上涨，一些医院寻求降低成本的方法

图8-1 临床路径的产生背景

二、临床路径意义和作用

临床路径它以缩短平均住院日，合理支付医疗费用为特征，按病种设计最佳的医疗和护理方案，根据病情合理安排住院时间和费用，

不仅可以规范诊疗过程所应常规进行的诊疗操作，减少一些不必要、不合理的诊疗行为，而且还可以规范诊疗行为应完成的时间等，临床路径提供了多专业协作的工作模式，并保证医疗护理等措施在既定时间内实现并达到预期的效果；促使了医疗资源的有效利用，增强了诊疗活动的计划性。由于临床路径提供了标准化的诊疗过程并对其实行持续监测和定期评价，有利于医院对医疗服务质量的控制和持续改进，符合目前提倡高效率、高品质、低费用的医疗服务要求。此外，实行临床路径能够有效地降低医疗成本和高效运用医疗资源，有利于医院在当前激烈的医疗市场竞争面前处于优势地位。所以，研究并开发临床路径的应用，对医院提高医护质量，降低医疗费用，缩短住院天数，促进多学科会诊，促进医患交流和沟通，帮助病人及家属了解医护详细过程和时间安排，使患方能积极配合和监督医院的工作，使医院的医疗服务质量得到不断提高，减少医疗纠纷，提高医院的核心竞争力，具有十分现实和重要的意义和作用。

临床路径是相对于传统路径而实施的，传统路径即是每位医师的个人路径，不同地区、不同医院、不同的治疗组或者不同医师个人针对某一疾病可能采用的不同治疗方案。采用临床路径后，可以避免传统路径使同一疾病在不同地区、不同医院、不同的治疗组或者不同医师个人间出现不同的治疗方案，避免了其随意性，提高了准确性、预后等的可评估性。

临床路径通过设立并制订针对某个可预测治疗结果病人群体或某项临床症状的特殊的文件、教育方案、患者调查、焦点问题探讨、独立观察、标准化规范等，规范医疗行为，提高医疗执行效率，降低成本，提高质量。

三、临床路径的作用

2016年，国家卫生计生委办公厅印发了《关于实施有关病种临床路径的通知》（国卫办医函〔2016〕1315号）（以下简称《通知》），《通知》要求：推进临床路径管理与医疗质控和绩效考核相结合，推进临床路径管理与医疗服务费用调整相结合，推进临床路径管理与支付方式改革相结合，推进临床路径管理与医疗机构信息化建设相结合。

以上要求对于医院来说具有重要的意义和作用，特别是DRG/DIP推行后。推行临床路径主要基于以下四点，如图8-2所示。

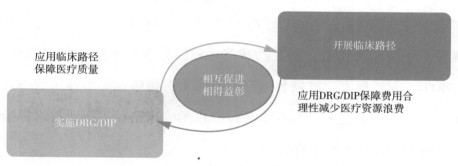

图8-2　DRG/DIP与临床路径相辅相成、相互促进

1. 相对于其他医改政策大部分都是改医，政策的制定医务人员参与度不高，只有临床路径是医务同仁参与制定的。

2．临床路径对于提高医疗质量，规范医务人员的医疗行为具有重要的意义和作用。

3．临床路径有助于医院精细化管理，便于病种成本核算与管理，测算病种标准成本提高病种绩效。

4．临床路径有利于防范医患纠纷，规范的治疗有利于缓解医患矛盾。

四、DRG病种支付改革为何强推临床路径

人社部公布了医疗保险按病种付费病种推荐目录，130种疾病被列入目录。按照要求，各地应确定不少于100个病种开展按病种付费。这是继《关于推进按病种收费工作的通知》（发改价格〔2017〕68号附320个病种临床路径目录供选择）后，更为实质性的医改文件。

《国务院办公厅关于进一步深化基本医疗保险支付方式改革的指导意见》（国办发〔2017〕55号）提出，各地要选择一定数量的病种实施按病种付费，国家选择部分地区开展按疾病诊断相关分组（DRGs）付费试点，鼓励各地完善按人头、按床日等多种付费方式。明确要求：制定完善符合基本医疗需求的临床路径等行业技术标准，为推行按病种付费打下良好基础。

《"十三五"深化医药卫生体制改革规划》提出：到2020年，医保支付方式改革逐步覆盖所有医疗机构和医疗服务，全国范围内普遍实施适应不同疾病、不同服务特点的多元复合式医保支付方式，按项

目付费占比明显下降。

2018年国家卫生健康委医政医管局工作要点明确提出：继续推进临床路径管理，力争所有公立医院2018年年底前实施临床路径管理。

国家卫生健康委等八部门联合发布《关于进一步规范医疗行为促进合理医疗检查的指导意见》明确指出，国家卫生健康委将组织制定国家临床诊疗指南、临床技术操作规范、合理用药指导原则、临床路径等。2022年底前，三级医院50%出院患者、二级医院70%出院患者要按照临床路径管理。

医保支付制度改革在于"价值医疗"，临床路径推行的目的，就是在控费的前提下，按照临床路径及临床诊疗指南及行业技术标准，探索合理的医疗费用与医保支付标准之间的关系，是重要的医疗质量保障，对于患者得到质量放心、医疗服务收费合理非常重要。

（一）临床路径为支付制度改革打基础

医疗机构应当积极配合DIP、医疗保险管理部门，按照临床路径做好标准成本测算，推进病种付费、疾病诊断相关分组（DRGs）付费等支付方式改革，纠正目前按医疗费用计费的缺陷和不足。

（二）临床路径为提高医疗管理质量提供依据

医疗机构应当通过信息化，对临床路径管理有关数据进行统计、分析，为提高医疗管理质量和水平提供依据。

（三）临床路径推进医疗服务监控

引导医疗机构和医务人员规范诊疗行为，控制不合理医疗费用，持续改进临床路径管理工作。

（四）临床路径让医院账算得清

医保按照单病种收付费制度改革，需要参照临床路径测算病种标准成本，医院通过对临床路径的合理制定，测算出自己临床路径成本，对比科室实际病种成本，结合医保支付临床路径付费，经济账才能算得清。

五、临床路径的今世前生

表8-1列举一些临床路径管理的相关政策。截至目前，临床路径累计印发数量达到1212个，涵盖30余个临床专业，基本实现临床常见、多发疾病全覆盖，基本满足临床诊疗需要。

表8-1　临床路径管理相关政策

年份	政策标题及部分说明
2009	卫生部关于印发《临床路径管理指导原则（试行）》的通知（卫医管发〔2009〕99号）
2010	《卫生部办公厅关于成立卫生部临床路径管理试点工作办公室的通知》（卫办医政函〔2010〕505号），办公室发文由卫生部医院管理研究所代章
2011	《卫生部办公厅关于进一步加强临床路径管理试点工作的通知》（卫办医政函〔2011〕574号）提出：为建立健全单病种付费、按疾病诊断相关组付费（DRGs）等付费方式改革奠定基础。引导医院和医务人员合理利用医疗资源，进一步规范诊疗行为，提高医疗服务效率，控制不合理费用，促进医院积极主动开展临床路径工作
2012	《卫生部关于"十二五"期间推进临床路径管理工作的指导意见》（卫医政发〔2012〕65号）明确提出，到2015年末，辖区内所有三级医院、80%的二级医院应当开展临床路径管理工作。力争实施临床路径管理的病例数达到本院出院病例数的50%。为开展单病种付费、按疾病诊断相关组付费（DRGs）等付费方式改革奠定基础
2016	国家卫生计生委、国家中医药局印发《关于印发进一步改善医疗服务行动计划的通知》（国卫医发〔2015〕2号）要求，2017年底，所有三级医院和80%的二级医院实行临床路径管理

年份	政策标题及部分说明
2017	国家卫生计生委、国家中医药管理局印发《医疗机构临床路径管理指导原则》（国卫医发〔2017〕49号）（以下简称《指导原则》），突出了临床路径"四个结合"的原则，即临床路径管理与医疗质量控制和绩效考核相结合、与医疗服务费用调整相结合、与支付方式改革相结合、与医疗机构信息化建设相结合

第二节　病种成本核算与临床路径关系

临床路径为测算病种标准成本"开绿灯"，医保按照DRG/DIP病种收付费制度改革，需要参照临床路径测算病种标准成本。医院通过对临床路径的合理制定，测算出自己临床路径成本，对比科室实际病种成本，结合医保支付临床路径付费，只有算得清、讲得明，通过精细化绩效考核，临床路径无论目前如何困难，效果如何，强力推进是必然的，对于规范医疗服务行为、提高医疗质量、控费和限费、提高患者知晓率，特别是适应医保付费制度改革，都具有重要的意义。

一、DRG/DIP赋能临床路径推行

1. DRG/DIP与临床路径工作相辅相成、相互促进，二者共同使医疗过程与医疗费用更加合理化。

2. DRG/DIP重在费用管理，临床路径重在费用管理。

3. DRG/DIP重在关注费用的合理性，临床路径依据循证医学，更关注诊疗的科学性，更关注诊疗时间顺序性，减少诊疗过程的随意

化，减少诊疗过程的差异化。

4. RG与DIP必须依靠路径保证医疗质量，更有效地从医疗费用角度检验路径合理性，临床路径重在有效地规范医生行为。

二、向临床路径管理要效益

1. 根据医院的病人情况选取主要病种。

2. 基于实地调研，建立反映医院医疗现状和病人情况的临床路径。

3. 临床需要能够包括医院治疗一名病人所需的完整作业和服务单元。

第三节　临床路径推行的焦点和难点

临床路径推行的焦点和难点可分为医院和医生两个方面，临床路径在医院执行不尽如人意，以及医生不愿意用临床路径。

一、医院推动临床路径积极性不高

上级规定医院要推行临床路径管理，医院在推动临床路径中的阻力重重，导致推行临床路径积极性不高，主要存在以下三个问题，而解决此类问题需要遵循《指导原则》以及"绩效考核"的配套使用。

1. 医生的价值得不到正向认可待遇较低，以药、以材、以医技补医仍然是重要补偿渠道。

2. 医务管理对临床路径认识不到位，工作压力大，畏难情绪不愿意推行。

3．医院认为，在按项目付费的情况下，推行临床路径，医院收入会减少，医生正向价值若不能及时补偿，会影响医生积极性，不敢大力推行。

二、医生不愿意用临床路径

医生不愿意用临床路径，主要原因如下。

（一）临床路径影响收入

临床路径本来是侧重医疗质量管理和控制费用上涨的速度，这与医院的经济利益相冲突。医院和医生，是需要在治疗好疾病的同时，获得较好的经济效益，一旦实施临床路径影响了收入，特别是医保没有实行预付费制度改革，医院和医生从心里不愿意使用。

临床路径规范了每个医生的医疗服务行为，对过度检查、多用药材、过度治疗产生了更多的约束，由于药品、耗材的社会补偿机制的作用，影响推行临床路径。

（二）不但不能降低医生的工作量反而增加

临床路径推行，需要与患者更多的时间沟通，患者只需要看病，不管更多的事情，让熟悉临床路径，填写更多的表格，导致沟通成本大增。必须充分考虑医生工作量的降低，而不是增加工作量，医生对烦琐的医疗文书书写已经疲惫不堪，再加上许多的临床路径表格在填写，不但没有实现预期的方便，反而给医生增加了更多的文本工作量，遭遇了阻力可以想象。

（三）管理能力不到位难推行

临床路径的实施，对临床路径的理解，制定出符合医院现实情况的临床路径是关键，对医院医务管理者的要求非常高。由于医院管理者能力还不高，比葫芦画瓢照抄照搬，与医院的现实情况差异较大，管理部门关注的只是入径率、变异率、退出率这些数据。管理部门为了完成上级对临床路径的要求，对于临床路径管理越来越严，扣绩效越来越多，导致医生的消极抵制。

（四）信息系统不支撑

临床路径的实施和推行，离不开信息系统支撑，由于临床路径软件系统比较机械死板，缺乏灵动性，导致医生用起来不灵活，增加许多不便和麻烦，也就成为医生抵制临床路径较好的理由。

临床路径无论目前如何困难，医院不愿用也得用，强力推进是必然的，否则医院绩效考核与医保支付考核都会令医院"头痛"，所以医院须要把账目先算清楚。

（五）医保部门希望用临床路径作为支付标准参考

面对DRG病种支付是否合理问题，医保部门参考目前病种行业平均医疗费用水平作为支付参考，同时也按照临床路径作为参考，测算单病种的合理医疗费用到底是多少。

（六）DRG、DIP付费推动临床路径

由于实行DRG/DIP病种付费，是医院推行临床路径的较好时机，借助政府强力推行的东风，同时与绩效考核关联互动，才能产生较好的作用。

三、如何提高医生对临床路径的接受度

面对医改新要求，三级医院推行临床路径达到70%，二级医院达到50%，医院如何才能提高医生对临床路径的接受度，图8-3列举了三个办法。

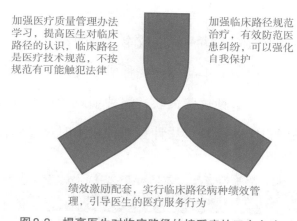

加强医疗质量管理办法学习，提高医生对临床路径的认识，临床路径是医疗技术规范，不按规范有可能触犯法律

加强临床路径规范治疗，有效防范医患纠纷，可以强化自我保护

绩效激励配套，实行临床路径病种绩效管理，引导医生的医疗服务行为

图8-3　提高医生对临床路径的接受度的三个办法

第四节　病种标准成本核算探讨

按照病种收付费，通过对病种临床路径的规范，核算病种标准成本，病种标准成本核算的步骤主要包括。

第一步：从医院HIS系统整理归类实行病种收付费的病历资料信息。

第二步：按照临床路径核算病种的直接用药品、耗材、检查项目、劳务技术项目等。

第三步：按照医院药品和耗材的采购价格核算成本，或者统一招标价格。

第四步：按照所需要的检查项目核算匹配检查成本，病种所需医技检查成本，需要医技检查科室成本核算与检查收入匹配。

第五步：按照劳务技术项目匹配人工成本，主要参考病种难度系数。

第六步：计算医院单病种标准成本，见图8-4。

第七步：实际病种成本与标准病种成本对比分析。

第八步：与医保病种付费关联，病种绩效考核相呼应。

实际上采用临床路径核算法计算病种成本时可参考图8-5。

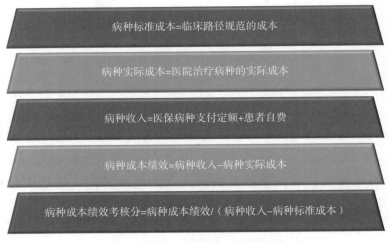

图8-4　病种标准成本核算与其延伸的核算公式

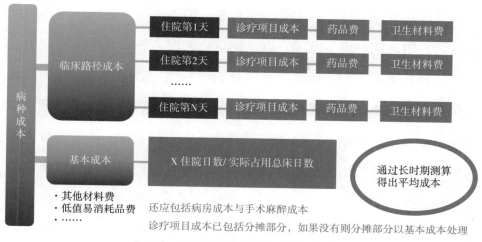

图8-5 核算病种成本的临床路径核算法

第五节 病种标准成本与实际成本比较分析

病种标准成本有其他测算方法，如经过详细调研、历史数据分析，以及利用适当的技术与工具测算而成。另一个方法是采用专家咨询法（德尔菲法），估算并加总病种的标准床日成本、标准手术成本、标准医疗项目成本、标准药耗成本，以及其他直接成本和标准分摊成本而得。医院采用临床路径可提升病种的医疗质量，也可规范医疗行为和医疗服务成本，因此本章节所指的病种标准成本是以临床路径为基础而制定的。病种标准成本对有关参数进行合理假设，符合量化和成本标准化的原则下，兼顾医疗服务的平均技术质量，具有比较性。基于物价波动和临床路径的持续改善，病种标准成本每隔一段时间需要重新测算以反映实际情况。

病种实际成本是通过医院成本核算，反映医院实际病种成本情况，实际病种成本核算的主要步骤包括：数据采集、病种风险系数评价认定、明确病种成本范围，以及确定病种成本核算方法。

病种标准成本与实际成本比较分析时需注意数据来源一致，针对同科室与同病患，加总多病例数据后取平均值，病例数越多越好，如积累一年以上的数据，但也要有足够计算能力的支撑。若能进行不同时期（半年或年度）的病种标准成本与实际成本比较，更可反映出医院不同时期的效益与效率的变化。两种不同成本的核算结果必然存在差异，即使结果数据一样，两者间的成本明细也会不同，因此医院需要进行成本结构分析，比较个别项目成本高低或比例上的差异，探讨问题原因并提出合理的解决方案，从而得出最低或最佳成本。相同数据也可与不同医院进行比较，以便了解自己在医疗服务市场中是否具有竞争优势，或是需要调整和改进。

分析病种标准成本与实际成本差异，主要对不合理药品消耗、卫生材料消耗、检查费用进行分析评价，与病种付费进行对比，计算病种绩效水平，作为绩效奖惩，促使压缩病种成本消耗，在保证医疗质量的前提下，获得较好的病种效益。

医院按照医保支付的病种费用，加强对病种成本核算，通过支付预算与实际成本对比，加强精细化管控，强化绩效考核激励功能。以病种付费改革为契机，按照病种实行积分管理，拓展工作量效能积分绩效管理模式，更符合中国国情，应用过程变得更为简单。

通过信息系统对照疾病组疾病指数，依据病案首页医师诊断进行统计，计算每个医师的疾病指数总量进行分配。其计算公式如下：

某临床医师疾病诊断月份积分＝医师本月出院患者疾病诊断指

数×疾病数

某临床医师疾病诊断工作量效能绩效工资＝某临床医师疾病诊断月份

积分×积分单价×关键（KPI）指标考核得分

关键（KPI）指标考核包括：标准用药控制率、标准检查控制率、病种成本收益率、患者满意度、疾病指数上升率等。图8-6展示病历、路径与DRG/DIP之间的关系。

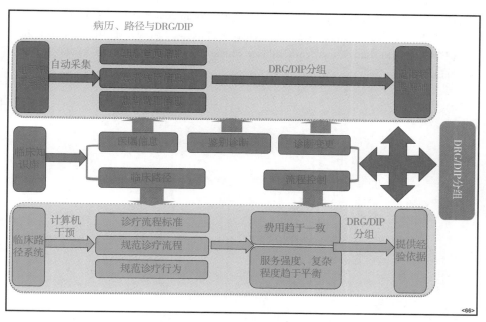

图8-6　病历、路径与DRG/DIP之间的关系

参　考　文　献

［1］胡大炳. 13种单病种医疗费用与实际成本、标准成本测算分析［J］. 中国卫生经济，

2001（6）：55-56.

［2］刘杉，关兵，张军，等．以临床路径为基础的标准成本测算方法研究［C］．全军卫生经济管理学术研讨会，全军卫生经济管理专业委员会，2010.

［3］国家卫生计生委，中医药局.《卫生计生委 中医药局关于印发医疗机构临床路径管理指导原则的通知》（国卫医发〔2017〕49号），2017.

［4］秦永方．国家卫生计生委："推行临床路径"绩效考核配套行［EB/OL］．健康界，2017．https://www.cn-healthcare.com/articlewm/20171010/content-1017854.html.

［5］秦永方．基于DRGs病种成本核算的精细化运营绩效管理讲座之十六：病种社会平均成本是医保部门DRGs支付的参考［EB/OL］．新浪博客，2017．http://blog.sina.com.cn/s/blog_d47e09140102x9qt.html.

［6］秦永方．病种付费制度改革医院"病种成本"如何算？［EB/OL］．华夏医界网，2017．http://zl.hxyjw.com/arc_18215.

［7］秦永方．2018医改发令：临床路径医院不愿用也得用［EB/OL］．健康界，2018．https://www.cn-healthcare.com/articlewm/20180110/wap-content-1021546.html.

［8］秦永方．秦永方趣谈DRG之十一：DRG支付改革为何强推临床路径［EB/OL］．健康界，2018．https://www.cn-healthcare.com/articlewm/20180515/wap-content-1025253.html.

第九章

DRG/DIP整合型"多维驱动"效能积分绩效考核模式

本章节将以一家医院实际的绩效咨询方案为例，说明医院如何应用新的医保支付制度，设计适用于DRG/DIP病种支付模式下的一种整合型"多维驱动"效能积分绩效考核办法。

随着人口老龄化加速，慢性疾病谱改变，人们对医疗健康消费需求的无限性，与医院对收入驱动的无限性，对我国"低水平、广覆盖、保基本"的医保基金有限性提出巨大挑战，医保支付制度改革必然加速，DRG/DIP付费必然推行，也将对目前医院的绩效管理造成挑战和冲击。

第一节　DRG/DIP对医院绩效管理的挑战和冲击

随着试点城市推行DRG/DIP医保支付政策，"双雄逐鹿"局面成为大势所趋。"预付费"将会替代目前按照项目"后付费"，针对医院绩效管理带来挑战与冲击。

一、DRG/DIP"预付费"

DRG侧重"目标控制法预付费"，基于DRG目标设计付费，DIP侧重"现实控制法付费"，基于现实基础的设计付费。总之，DRG也好，DIP也罢，都是基于"预付费"原理设计。

（一）DRG预付费

DRG主要依赖临床专家基于临床经验和诊疗规律进行分组，先通过主诊断分组，然后通过费用相近进行聚类。整个过程存在较多人为的筛选、归并操作，且分组一经形成，组数相对固定，目前CHS-

DRG细分为618组。DRG主要是基于目标控制法，能够将费用标准修正得更贴近真实的资源消耗量，把过去过度医疗的水分给挤出来。

（二）DIP预付费

DIP是基于全样本数据的诊断与操作自动分组。基于客观数据，直接以主要诊断和关联手术操作的自然组合形成病种，以各病种次均住院费用的比价关系形成病种分值，再考虑年龄、并发症和伴随病因素对付费进行校正，从而实现精细化、个性化支付，分组更加细化，更加动态化，能够不断更新。DIP是基于现实控制法，参照历史成本设计，不考虑过度医疗问题，挤水分的力度不够。

（三）控费目标一致

DRG采取目标控制法，而DIP采取现实控制法，两者的控制目标是一致的，都是基于"预付费"，寻求更加合理的医保支付模式，确保医保基金风险可控不穿底。

二、项目"后付费"与绩效激励特点

没有推行DRG/DIP的地区，大部分执行项目"后付费"，与项目"后付费"相适应，收支结余提成和项目点值绩效方案成为主流。

（一）项目"后付费"的特点

医保部门根据患者在医院接受服务项目所规定的收费标准付费，按照报销比例支付，支付的数据取决于各种服务项目的价格和实际服务量。优缺点很突出。优点：简单易行；医院推诿患者的情形较少；有利于新技术应用。缺点：医疗技术服务收费价格不合理，导致过度检查和过度治疗情况严重；推动看病贵；引发医保基金安全风险。

（二）绩效激励的特点

与医保按照项目"后付费"适应，收支结余提成制度体现多收多得，医疗项目点值法体现多做项目多得，激励导向是"粗放式收入增长"模式。

三、DRG/DIP"预付费"对医院"五大"挑战和冲击

DRG/DIP"预付费"支付制度改革，是对项目"后付费"颠覆性革命，对医院管理思想带来较大的挑战，对医院绩效核算带来重大的冲击。DRG/DIP医保制度改革大势所趋，对医院必将带来挑战冲击，见图9-1。

对目前的多检查、过度治疗、多用药、多用耗材、延长住院时间等医疗服务行为提出了较大挑战。DRG付费，过度服务带来的是医院成本的增加

基于价值医保付费，向价值医疗买单，医疗服务能力的高低决定了医保付费的水平，医疗服务收入项目占比越高，相应的病种难度系数越高（CMI值越高），对于医疗服务能力不高的医院挑战较高

来源是病案首页，病案首页填写是否规范，影响到入组率，影响到五大指标的计算，进而影响到医保支付水平

基于"同病、同治、同质、同价"的原则，对医院功能定位和学科建设提出了严峻挑战，三级医院由于运营成本较大，治疗低风险较轻的病种可能亏本，需要加强学科建设

"包干收费"，在收入一定的前提下，原来不关注的药品、耗材成本，依赖过度检查和治疗增加收入的不良行为，如何压缩管控成本，对医院提出严峻的挑战

激励"多做项目、多收入"才能多得绩效，DRGs预付费制度改革，传统的绩效激励模式需要"迭代变革"，否则会出现"激励增收"，医保不买单，医院亏钱还要支付医务人员绩效"双亏时代"

学科建设定位

成本控制

绩效管理

医疗服务行为

医疗技术能力

病案质量

图9-1　实施DRG/DIP后医院将直面不同的问题

第二节 目前医院主要绩效模式难以适应 DRG/DIP付费改革

目前医院主要绩效模式有两种，即收支结余提成模式与医疗项目（RBRVS）点值模式。在DRG/DIP医保付费制度实施后，如果医院的绩效激励方案不变，将很可能造成增收不增效，以及医疗成本增加的现象，不能适应医改新形势，两种传统式绩效模式如下。

一、收支结余提成模式

收支结余提成模式，或者称成本核算提成模式，计算公式为：

$$绩效工资 = [收入 - 支出（或成本）] \times 设定比率（\%）$$

主要优点：一是刺激关注收入粗放式增加，推动了医院GDP产能提高；二是有利于医院成本的控制；三是对医院经济贡献提高。

主要不足：一是医疗收费价格不合理，科室差异不能体现；二是间接收入拆分困难；三是支出或成本匹配；四是提成比例人为因素过多；五是不能充分体现劳动强度、风险难度、技术含量。

点评：主要体现的粗放式增收，多收多得，没有充分考虑社会医疗负担，不符合医疗自然属性，关注公益性不强，这也是一系列医改不允许与收入挂钩的重要因素。

二、医疗项目点值模式

$$绩效工资 = \sum 医疗项目数 \times 点值 - 成本$$

主要优点：一是通过借鉴美国RBRVS概念，转换了与收入直接挂钩；二是通过医疗项目点值调节纠正了医疗项目收入价格的不合理；三是通过刺激多做项目增加了医院的收入；四是强化了成本节省。

　　主要不足：一是刺激多做项目多收入；二是不能充分体现医疗服务业务量；三是成本由于受市场因素影响变化大，影响绩效水平；四是过分控制成本影响医疗服务质量。五是绩效差异平衡困难，影响内部分配公平度。

　　点评：主要体现多做项目多收入，适宜大型、具有垄断优势、不缺患者、与医保有博弈能力的医院，不适合中小型医院，成本随市场变化因素，导致绩效工资无法适应预算管理。

第三节　适应DRG/DIP医保支付的
医院绩效模式探索

　　中共中央国务院《关于深化医疗保障制度改革的意见》中要求促进医疗服务能力提升。规范医疗机构和医务人员诊疗行为，推行处方点评制度，促进合理用药。加强医疗机构内部专业化、精细化管理，分类完善科学合理的考核评价体系，将考核结果与医保基金支付挂钩。改革现行科室和个人核算方式，完善激励相容、灵活高效、符合医疗行业特点的人事薪酬制度，健全绩效考核分配制度。

　　目前医院刺激粗放式医疗收入增长模式，遇到医保新时代的压力瓶颈，有可能导致增收不增效，还可能导致执行医改不力，其他风险丛生。DRG/DIP支付改革，倒逼医院绩效作为指挥棒，需要与时俱进，从"促使粗放式规模扩张增收模式"转向"精细化内涵质量增效模式"，从增收转向增效，就需要精细化的绩效模式与之配套，见图9-2。

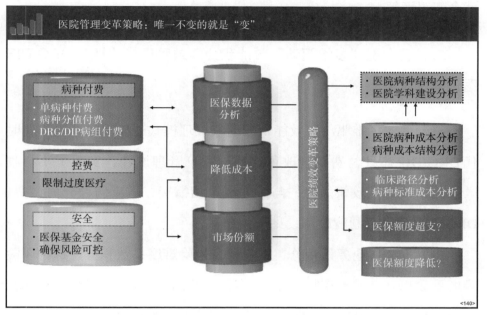

图9-2　医院管理变革策略：唯一不变的就是"变"

整合型"多维驱动"效能积分绩效模式适应DRG/DIP医保支付制度变革，理由有以下三点。

一、目标管理是前驱

目标管理是运营管理的出发点和落脚点，应针对医院均衡发展，按照平衡计分卡（BSC）最关键的绩效指标纳入目标考核管理，关键是要针对医院管理战略影响重大的指标，要精练，不要太烦琐。目标管理的指标体系，要与日常管理区别开来，目标关键要聚焦，而不是面面俱到，烦琐主义，要遵循"大道至简"原则，一般情况下抓住主要指标，让员工记得住，所以说目标管理关键在选择精炼的关键绩效指标，用于做先锋，引领非关键指标，只要抓住主要矛盾，次要矛盾就会迎刃而解。

二、整合型"多维驱动"效能积分绩效管理模式适应DRG/DIP医保支付改革

整合型"多维驱动"效能积分绩效管理模式适应医改新政和新时代DRG/DIP病种付费制度改革。通过积分管理设计，实现了不与收入挂钩，规避了政策风险；与医保政策相衔接，适应病种分值付费、DRG医保预付费制度改革，见图9-3。

主要围绕"业务量积分、医疗项目风险难度系数积分、病种风险难度系数积分、成本控制积分"，实行"双四轮驱动"绩效激励机制，

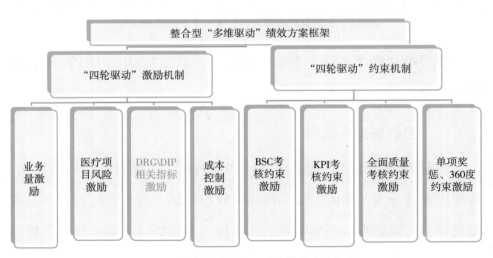

图9-3 整合型"多维驱动"绩效方案框架

通过基于平衡积分卡（BSC）建立关键绩效指标考核体系，与全面质量管理结合，推行360度服务满度评价，建立绩效约束机制。通过公平性理论编制绩效预算，解决"患贫富患不均"难题。

DRG/DIP病种绩效工资是按照病种成本核算为基础的病种工作量绩效，纳入工作量效能绩效管理体系，作为重要内容。绩效工资核算公式为：

$$病种价值积分=（病种医保支付标准-科室病种成本）×绩效系数×$$
$$病种风险系数（CMI）$$

$$科室工作量效能绩效工资=［工作量积分×BSC（KPI）绩效考核得分$$
$$±日常缺陷管理考核得分］×积分单价$$

$$工作量积分=业务量积分+医疗项目价值积分+病种价值积分+会诊$$
$$价值积分+工作时间价值积分+科教价值积分$$

$$积分单价=标杆绩效预算÷工作量效能绩效工资总额$$

三、"降本、提质、增效"高质量发展

面对医保新时代倒逼，医院不再是单纯追求收入上升，而是追求成本效益的提升，通过增量绩效引导提高医疗服务能力，控制和消化成本，通过提质增效成为主流绩效管理内容。增量是基础，没有门诊人次和出院人次的增量，业务萎缩何谈绩效？成本管控要精准，不是传统的成本核算，从事后的成本核算，转向事前的成本预测、成本控制，降低成本消耗。提质是保证，提高医疗服务能力，增效是目标，

实现社会效益和经济效益双丰收。

总之，DRG/DIP医保支付制度改革，倒逼医院从外延规模扩张发展模式，必然走向内涵质量效益增长模式，建立医院与社会和谐互动的绩效管理之路。

第四节　医院绩效改革的指导原则与设计思路

贯彻落实《人力资源社会保障部　财政部　国家卫生健康委　国家医保局　国家中医药局　关于深化公立医院薪酬制度改革的指导意见》（人社部发〔2021〕52号）和《关于建立现代医院管理制度的指导意见》（国办发〔2017〕67号）文件精神为指导，参考医院"国考"指标，努力探索建立符合医疗行业特点、体现以知识价值为导向的薪酬制度，充分体现"优绩优酬"绩效分配激励机制，调动全体员工的积极性、主动性和创造性，体现公益性和保证发展可持续性，结合医院实际而设计，并由信息系统自动计算完成，见图9-4。

以医保DRG/DIP支付改革及绩效大考为契机，以医院精益运营管理目标为引领，以加强学科建设为突破点，以医疗服务能力价值提升为核心，借鉴DRG/DIP考核指标、以资源为基础的相对价值比率（RBRVS）等方法和经验，将技术水平、疑难系数、工作质量、检查结果阳性率、患者满意度等作为绩效分配重点考核指标，使医务人员收入真正体现劳动价值和技术价值，实现优绩优酬，见图9-5。

医院绩效管理方案可包括绩效预算、绩效核算、绩效考核、绩效分配四大部分。我们提出绩效管理方案以积分为基础，构建基于

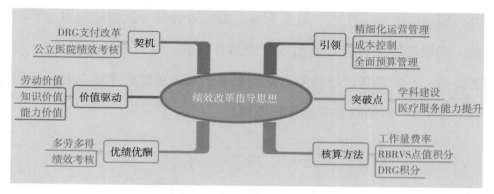

图9-4　绩效改革指导思想

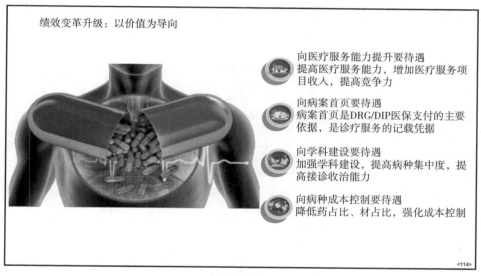

图9-5　绩效变革升级：以价值为导向

"业务量、医疗项目技术难度（RBRVS）、病种疑难程度或成本管控
（DRG/DIP）、多学科（MDT）"绩效分配体系，逐步建立按工作量取
酬、按岗取酬、按工作业绩取酬的绩效分配机制，曾应用于多家医
院。着力体现以公益性为导向，体现医务人员技术劳务价值，充分体
现按效率优先、兼顾公平、多劳多得、优绩优酬，激发医院的内部活

365

力，塑造以质量、技术、服务为核心的绩效管理分配激励约束运行机制，实现发展可持续性的绩效管理运行机制，促进收入分配更科学、更公平，不断提高医疗服务质量和水平，实现医院效率提高和质量提升。图9-6显示绩效方案的设计原则。

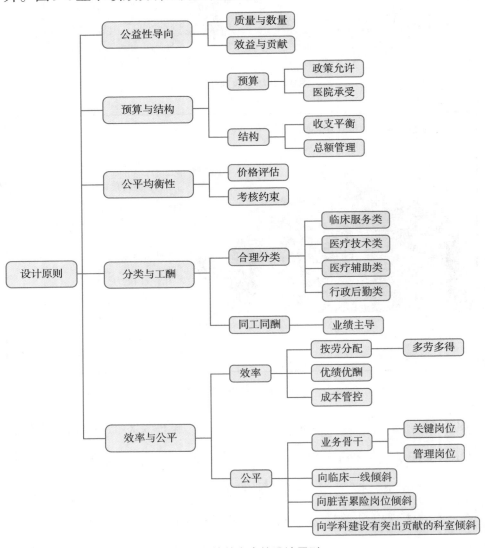

图9-6 绩效方案的设计原则

第五节　绩效管理目的及宗旨

一、目的

探索建立"院处、科室、医疗组、主诊医师"四级绩效管理体系，通过信息化管理和大数据分析，准确提取各项指标数据，通过精细化的绩效管理，增强医院的内生动力。通过绩效管理实现以下目的。

1．推动医院功能定位内涵建设，实现医院可持续发展。

2．建立重知识、重技术、重实效、重贡献的绩效分配机制。

3．加强学科建设驱动，加强优势病种和关键技术激励，引导鼓励医务人员开展新技术、新项目、新病种，提高医疗技术水平。

4．加大病种疑难程度激励力度，顺应医保DRG/DIP支付制度改革，提高病种效益。

5．强化目标管理，实行梯度激励，促进医院工作目标计划的完成。

6．构建合理的内部分配比值关系，体现公平性。

7．强化总额管控，调节员工合理预期。

8．强化医院运营管理和成本控制意识，开源与节流并重。

二、宗旨

1．提高医务人员工作的积极性，引导员工将个人发展目标与医院整体战略目标保持一致，实现医院可持续发展。

2．加强成本考核管理，特别是强化可控变动成本管理，实行精准成本核算与控制，降低医院运行成本。

3．坚持多劳多得、优绩优酬，向临床一线、关键岗位、管理与技术骨干倾斜，正确处理效率和公平的关系。

4．加强绩效内部分配顶层设计，单独设置管理绩效，体现管理价值。

5．设定综合目标管理单项绩效考核。

第六节　绩效工资预算管理

一、绩效总额预算

绩效总额预算规划决定了绩效的总盘，参照 1～3 年基期医院实际绩效执行历史数据，整合汇总岗位绩效、综合绩效及各项补助、补贴，结合年度总额预算，预测绩效预算金额，绩效预算总额计算公式，设定比例时具体参考医院预算：

$$绩效预算＝绩效总额 \div 医疗支出 \times 设定比例（\%）$$

二、绩效总额预算分配规划

结合绩效总额预算，合理编制绩效预算规划，进行公平性预算分配，见图 9-7。

1．10% 作为统筹绩效（调剂余缺及单项奖惩）。

2．15% 作为综合目标管理绩效（科室主要负责人以上的管理者

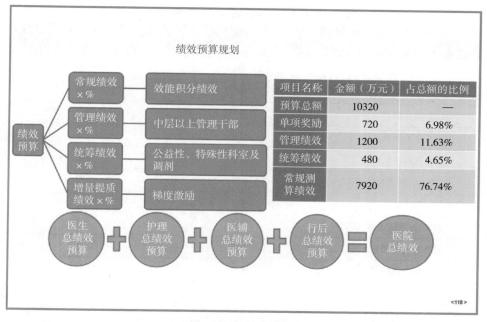

图9-7　绩效预算规划

考核）。

3. 75%作为常规绩效。

4. 5%～8%"降本、提质、增效"梯度的激励绩效（按照基期目标增量预留绩效，医院配套增加5%绩效预算，引导降本提质增效）。

三、绩效预算总额分配模型

价值系数的计算公式如下：

$$价值系数计算＝\sum（科室价值系数×岗位价值系数）$$

科室价值系数参照评价结果，岗位价值系数参照目前系数。以收入业务量8个亿为例，表9-1显示该医院不同项目的绩效预算和占总额的比例。

表9-1　各项目绩效预算案例

项目名称	金额（万元）	占总额的比例（%）
预算总额	15 000	100.00
岗位绩效	864	5.76
综合绩效	1497	9.98
夜班绩效	650	4.33
综合目标考核绩效	600	4.00
管理者管理考核绩效	1548	10.32
科室绩效	8835	58.90
DDDs考核绩效	60	0.40
统筹调剂绩效	120	0.80
提质增量绩效	825	5.50

为了公平分配绩效，可结合科室价值评价因素，岗位价值评价因素，科室实际人数等因素进行奖励性绩效预算分配，见表9-2。

表9-2　不同职系类别依价值系数等因素计算绩效案例

职系类别	价值系数	价值系数占比（%）	基期实发绩效（万元）	绩效占比（%）	绩效占比差异（%）
总计	95 111	100.00	8819	100.00	100.00
医生	37 547	39.50	2786	31.60	7.90
护理	45 023	47.30	3104	35.20	12.10
医技	3728	3.90	1066	12.10	−8.20
医辅	861	0.90	468	5.30	−4.40
药剂	862	0.90	377	4.30	−3.40
行政后勤	7090	7.50	1017	11.50	−4.00

按照各职系实际在岗人数，与职工问卷调查结果作比较，确定

绩效预算分配比例关系，见表9-3（可明显看出，绩效体系，向临床倾斜）。

表9-3　不同职系类别的绩效预算分配比例关系

职系类别	原绩效占比	预算占比
总计	1.00	1.00
医生	0.32	0.36
护理	0.35	0.41
医技	0.12	0.08
医辅	0.05	0.03
药剂	0.04	0.03
行政后勤	0.12	0.09

第七节　绩效考核规则

一、积分制

对医院重要工作量指标和重要效能指标实行积分管理，不与收入直接挂钩，与DRG/DIP点数法相适应，充分体现了医疗行业特点，是量与效的结合，效与质的结合，是促进医院内涵质量效益提升高质量发展的关键。

1. 积分制充分兼顾医院公益属性和经济属性的思想。

2. 积分制规避绩效管理中趋利性的金钱文化和拜金主义思潮，强化人文管理，尊重医务人员，认可他们的价值，营造优秀的绩效文化。

3．以积分思想为引领，打破过分侧重经济收入分配导向，纠正绩效工资制度存在的问题和不足。

4．积分制充分体现激励与约束并重，激励在先，提高医务人员工作的积极性，约束在后，规范医务人员的医疗服务行为，增加管理幅度，提高管理执行效率。

二、积分规则

（一）积分设计规则

强化目标管理与关键绩效指标（KPI）管理，结合医院实际情况进行取舍，设计积分指标并调整权重。分析门诊与住院业务量状况，通过精细化积分权重设计，精准设计以体现向门诊倾斜或向住院倾斜。

（二）业务量积分规则

分析门诊与住院业务量状况，依据医院管理导向，提高业务量积分。

（三）医疗项目风险（RBRVS）点数设计规则

1．风险性及技术含量高的项目绩效积分高，反之则低。

2．以指导辅助为主的项目，其积分较低。

3．推荐的新技术、新项目绩效积分提高。

（四）DRGs积分设计规则

应用DRGs绩效评估内容和指标建立考评体系，与绩效相关联。

绩效数据可获取DRG质控绩效软件数据，如：RW≥2，CMI值增长变化等。

一般来说，与DRG相关的指标可分为医疗服务能力、医疗服务效率和医疗安全三大类。其中反映医疗服务能力的指标如DRGs组数、CMI与总权重；表现医疗服务效率的指标有费用消耗指数和时间消耗指数；评价医疗安全的指标可选用低风险组比例死亡率和中低风险组比例死亡率。

（五）DIP积分设计规则

应用DIP绩效评估内容和指标建立考评体系，与绩效相关联。

在打造优质病案的前提下，绩效数据获取DIP质控绩效评价软件数据，计算病种分值、药品分值与耗材分值等。

（六）成本控制积分设计规则

以历史成本率考核法为依据，以直接和可控成本为抓手，重点是病种成本控制，结合历史同期成本率情况，纳入关键绩效指标考核指标体系，见图9-8。

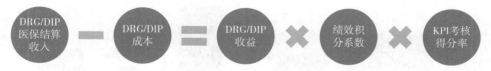

图9-8　成本控制积分计算公式

三、突出强化"降本、提质、增效"导向

突出医疗服务质量提升、成本控制贡献度增加，加大增量提质增

效激励导向，扩大医疗服务范围，提高医疗服务能力。

第八节　绩效管理案例

以下举出医院中主要科室一次分配的绩效核算方式。

一、临床科室绩效核算

本方案延续医院绩效原来倾斜系数：急诊科2系数、重症监护1.5系数、儿科1.2系数，临床科室中区分临床医生与临床护理两种绩效考核方式。

（一）临床医生绩效核算办法

以下列举DRG/DIP两种临床医生绩效的计算公式，见图9-9，表9-4显示公式中各项积分指标明细，表9-5列举临床医生KPI考核指标：

$$DRG临床医生绩效＝［业务量积分＋医疗项目难度（RBRVS）积分＋DRGs积分＋成本控制贡献积分］×KPI得分率±单项绩效考核奖惩积分＋提质增量积分$$

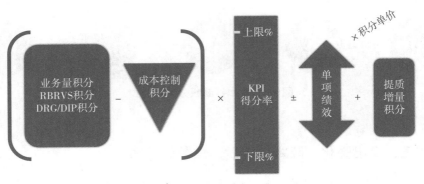

图9-9　临床医生/护理绩效工资核算公式

$$DIP临床医生绩效=\big[业务量积分+医疗项目难度（RBRVS）积分+$$

$$DIP积分+MDT积分+成本控制贡献积分\big]×KPI得分率±单项绩效$$

$$考核奖惩积分+提质增量积分$$

表9-4 临床医生绩效核算公式中的积分指标明细

项目名称	积分指标	积分说明	数据来源
门诊业务量积分指标	便民号	按照诊察费60%设计、夜间按80%（休息时间80%、节假日100%）接诊科室诊察费20%，转入科室30%锁定科间转诊，定额5～10元	HIS
	普通门诊号		HIS
	副主任医师号		HIS
	主任医师号		HIS
	中医普通门诊号		HIS
	中医副主任医师号		HIS
	中医主任医师号		HIS
	急诊诊察号		HIS
	麻醉例数		HIS
	网络预约挂号		HIS
	诊间收费		HIS
	入院判诊人次	基础20分，增加提高50%重症参考入院证	HIS
	中草药服务	10%	HIS
	煎药（医生开单）	1.5	HIS
	中医非药物疗法		HIS
	日间手术（国标）		HIS

续　表

项目名称	积分指标	积分说明	数据来源
门诊RBRVS	门诊介入项目积分		HIS
	门诊腔镜项目积分		HIS
	麻醉项目积分		HIS
	门诊其他医疗服务项目收入积分		HIS
	门诊医技判读积分	科室（按照大类别）	HIS
住院业务量积分项	入院接诊人次	晚上入院通知单，感染科双倍	HIS
	出院病例数	20，感染科双倍	HIS
	住院诊察		HIS
	重症诊察		HIS
	危重病人抢救		HIS
	重症监护	每小时1.5分	HIS
	特殊疾病护理	每小时1.2分	HIS
	会诊人次（MDT）	院内（双方各10）、院际（50%）、网络	
	一级手术	50分　10%价格指数＝手术价格÷次均价格（合理达到8～10倍，同比增加提高10%）	HIS
	二级手术	150分　15%（合理达到8～10倍，同比增加提高10%）	HIS
	三级手术	300分　25%（合理达到8～10倍，同比增加提高10%）	HIS
	四级手术	400分　35%（合理达到8～10倍，同比增加提高10%）	HIS
	麻醉例数		HIS
	中草药服务	10%	HIS
	煎药	1.5	HIS
	中医非药物疗法		HIS
	内部转诊绩效（科间转诊）		HIS

续　表

项目名称	积分指标	积分说明	数据来源
RBRVS	住院介入项目	介入×20%	HIS
	住院腔镜项目		HIS
	住院其他医疗项目收入	非医保特需收入积分提高50%,	HIS
	麻醉项目积分（分5类）		HIS
	住院医技判读	科室（按照大类别）	HIS
DRGS	CMI|RW≥2|组数		
DIP	病种分值|药品分值|耗材分值		
单项绩效	新技术新病种（重点优势学科病种及技术）	新技术参考同级别2倍、新项目参考同类项1.5倍	科室提供
	DDDs单项考核绩效		科室提供
	综合目标考核绩效		科室提供
	提质增量绩效		HIS
	节假日绩效		HIS
成本	医师人员成本		财务科提供
	可控成本		
	供应室成本		
	科室其他成本	可选项	
	固定资产余额折旧费	可选项	
说明	疼痛科配合腔镜室麻醉业务量注意统计核算		
备注	科主任个人门诊绩效＝门诊人次＋入院判读＋四级手术		

表9-5　临床医生KPI考核指标

序号	二级指标	数据来源	权重分值	计算说明
1	门诊人次数与出院人次数比	省医疗服务综合监管系统	5	门诊患者人次数÷同期出院患者人次数（急诊、健康体检者不计入）
2	出院患者手术占比（统计手术收入）	病案首页	15	出院患者手术台次数÷同期出院患者总人次数×100%
3	出院患者四级、三级手术比例（收入）	病案首页	20	出院患者四级、三级手术台次数÷同期出院患者手术台次数×100%
4	非医保特需医疗服务占比		10	特需医疗服务量÷同期全部医疗服务量×100%
5	病床周转次数	HIS	10	出院人数÷平均开放床位数
	平均住院日		5	
6	医疗服务项目收入占比	HIS	15	（医疗服务收入÷医疗收入）
7	成本率	HIS	15	（当期收支结余−同期收支结余）÷同期收支结余
8	门诊、住院次均药品费用增幅	HIS	5	（本年度门诊患者次均药品费用−上一年度门诊患者次均药品费用）÷上一年度门诊患者次均药品费用×100%
		HIS	5	（本年度出院患者次均药品费用−上一年度出院患者次均药品费用）÷上一年度出院患者次均药品费用×100%
9	新技术新项目收入增长率（重点推荐病种、技术）	HIS	5	新技术新项目收入÷医疗收入×100%

图9-10～图9-12展示××医院积分绩效管理案例。

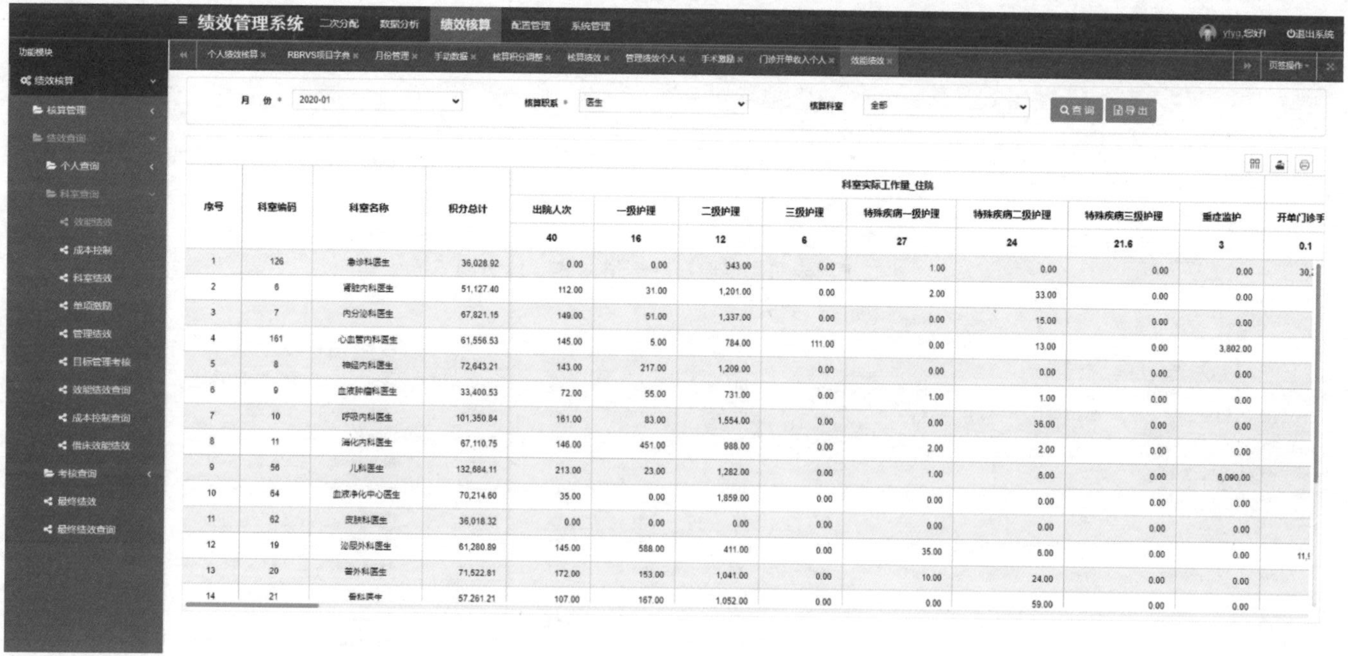

序号	科室编码	科室名称	积分总计	出院人次	一级护理	二级护理	三级护理	科室实装工作量_住院 特级疾病一级护理	特级疾病二级护理	特级疾病三级护理	重症监护	开封门诊手
				40	16	12	6	27	24	21.6	3	0.1
1	126	急诊科医生	36,028.92	0.00	0.00	343.00	0.00	1.00	0.00	0.00	0.00	30.
2	6	消化内科医生	51,127.40	112.00	31.00	1,201.00	0.00	2.00	33.00	0.00	0.00	
3	7	内分泌科医生	67,821.15	149.00	51.00	1,337.00	0.00	0.00	15.00	0.00	0.00	
4	161	心血管内科医生	61,556.53	146.00	5.00	784.00	111.00	0.00	13.00	0.00	3,802.00	
5	8	神经内科医生	72,643.21	143.00	217.00	1,209.00	0.00	0.00	0.00	0.00	0.00	
6	9	血液内科医生	33,400.53	72.00	55.00	731.00	0.00	1.00	1.00	0.00	0.00	
7	10	呼吸内科医生	101,350.84	161.00	63.00	1,554.00	0.00	0.00	0.00	0.00	0.00	
8	11	儿科医生	67,110.75	146.00	451.00	988.00	0.00	2.00	36.00	0.00	0.00	
9	58	血液净化中心医生	132,684.11	213.00	23.00	1,282.00	0.00	1.00	2.00	0.00	6,090.00	
10	64	皮肤科医生	70,214.60	35.00	35.00	1,859.00	0.00	0.00	6.00	0.00	0.00	
11	62	泌尿外科医生	36,016.32	0.00	0.00	411.00	0.00	0.00	0.00	0.00	0.00	
12	19	康复科医生	61,280.89	146.00	588.00	1,041.00	0.00	35.00	6.00	0.00	0.00	
13	20	骨科医生	71,522.81	172.00	153.00	1,952.00	0.00	10.00	24.00	0.00	0.00	11.
14	21	骨科医生	57,261.21	107.00	167.00				59.00	0.00	0.00	

图 9-10　××医院积分绩效管理案例（一）

序号	科室编码	科室名称	积分总计	手术门诊手术	执行门诊手术	门诊未办数手术	门诊三级手术	门诊四级手术	一级手术	转复实际工作量_手术		
										手术复一级手术	二级手术	手术复二级手术
				0.1	0.1	30	70	85	25	25	35	35
1	126	妇产科医生	36,028.82	30,225.90	11,210.00	0.00	0.00	0.00	0.00	0.00	0.00	0.00
2	6	消化内科医生	51,127.40	0.00	0.00	0.00	0.00	0.00	0.00	0.00	0.00	0.00
3	7	内分泌科医生	67,821.15	0.00	0.00	0.00	0.00	0.00	0.00	0.00	0.00	0.00
4	161	心血管内科医生	61,556.53	0.00	0.00	0.00	0.00	0.00	0.00	0.00	0.00	0.00
5	8	肾脏内科医生	72,643.21	0.00	0.00	0.00	0.00	0.00	0.00	0.00	0.00	0.00
6	9	血液内科医生	33,400.53	0.00	0.00	0.00	0.00	0.00	0.00	0.00	0.00	0.00
7	10	呼吸内科医生	101,350.84	0.00	0.00	0.00	0.00	0.00	0.00	0.00	0.00	0.00
8	11	消化内科医生	67,110.75	0.00	0.00	0.00	0.00	0.00	0.00	0.00	0.00	0.00
9	56	儿科医生	132,684.11	0.00	0.00	0.00	0.00	0.00	0.00	0.00	0.00	0.00
10	64	血液净化中心医生	70,214.60	0.00	0.00	0.00	0.00	0.00	0.00	0.00	0.00	0.00
11	62	呼吸科医生	36,018.32	11,955.00	11,594.00	0.00	0.00	0.00	0.00	0.00	0.00	0.00
12	19	泌尿外科医生	61,280.89	0.00	0.00	0.00	0.00	0.00	0.00	0.00	0.00	0.00
13	20	普外科医生	71,522.81	340.00	1,630.00	0.00	0.00	0.00	0.00	0.00	0.00	0.00
14	21	骨科医生	57,261.21									

图 9-11　××医院积分绩效管理案例（二）

图9-12　××医院积分绩效管理案例（四）

（二）临床护理绩效核算办法

DRG/DIP两种临床护理绩效的计算公式，见图9-9，表9-6显示公式中各项积分指标明细，表9-7列举临床护理KPI考核指标：

DRG临床护理绩效＝［业务量积分＋医疗项目难度（RBRVS）积分＋DRGs积分＋成本控制贡献积分］×KPI得分率±单项绩效考核奖惩积分＋提质增量积分

DIP临床护理绩效＝［业务量积分＋医疗项目难度（RBRVS）积分＋DIP积分＋成本控制贡献积分］×KPI得分率±单项绩效考核奖惩积分＋提质增量积分

表9-6　临床护理绩效核算公式中的积分指标明细

项目名称	积分指标	积分说明	数据来源
急诊护理业务量积分项	急诊人次		HIS
	危重病人抢救		HIS
住院业务量积分项	入院接诊人次	夜间入院通知单加分	HIS
	出院病例数	30	HIS
	三级护理	1	HIS
	二级护理	2	HIS
	一级护理	4	HIS
	特级护理	每小时1分	HIS
	重症监护	每小时1.5分	HIS
	特殊疾病护理	每小时1.2分	HIS
	一级手术人次		HIS
	二级手术人次		HIS
	三级手术人次		HIS
	四级手术人次		HIS

续 表

项目名称	积分指标	积分说明	数据来源
单项绩效	新技术、新病种	参考同级别2倍 （医务科批准的倾斜） 参考同类项1.5倍 （本科室上年未开展）	科室提供
	综合目标考核绩效		科室提供
	提质增量绩效		HIS
DRGs	CMI|RW ≥ 2|组数		
DIP	病种分值|药品分值|耗材分值		
RBRVS	门诊、住院医疗项目收入		HIS
成本	人员成本		财务科提供
	可控成本		
	供应室成本		
	科室其他成本	可选项	
	固定资产余额折旧费	可选项	

表9-7 临床护理KPI考核指标

序号	二级指标	数据来源	权重分值	计算说明
1	二级及以上护理床日数占比	HIS		提高医院的护理能力、二级以上护理床日÷总占床日
2	出院患者手术占比	病案首页		出院患者手术台次数÷同期出院患者总人次数×100%
3	出院患者四级、三级手术比例	病案首页		出院患者四级、三级手术台次数÷同期出院患者手术台次数×100%
4	非医保特需医疗服务占比	病案首页		特需医疗服务量÷同期全部医疗服务量×100%
5	床位周转次数	HIS		出院人数÷平均开放床位数
6	医疗服务项目收入占比	HIS		（医疗服务收入÷医疗收入）×100%

续 表

序号	二级指标	数据来源	权重分值	计算说明
7	成本率	HIS		（当期收支结余–同期收支结余）÷同期收支结余
8	新技术新项目收入增长率（重点推荐病种、技术）	医院填报		新技术新项目收入÷医疗收入×100%

（三）提质增量绩效

以下列举临床科室提质增量的绩效指标及其计算公式，这些指标同时应用于临床医生和临床护理。

三、四级手术增量绩效＝（今年同期手术人次–去年同期手术人次）×增量绩效单价

门诊人次增量绩效＝（今年同期门诊人次–去年同期门诊人次×10%增幅目标）×医师日门诊人次负担系数×门诊次均费用系数×增量绩效单价

出院人次增量绩效＝（今年同期出院人次–去年同期出院人次）×医师日均床日

医疗服务收入提升（占比）增量绩效＝（当期医疗服务收入–去年同期医疗按服务收入）×（10%～20%增量绩效）

二、医技科室绩效核算

医技科室奖励性绩效核算按照人次及项目当量进行积分，参考科室价值系数设置分值，以下为医技科室奖励性绩效核算公式，另见图9-13。表9-8显示公式中各项积分指标明细，表9-9列举医技科室KPI

考核指标：

$$医技科室绩效奖金＝（RBRVS积分＋成本控制贡献积分）×KPI考核$$

$$得分率±目标管理缺陷考核及单项奖罚＋提质增量绩效$$

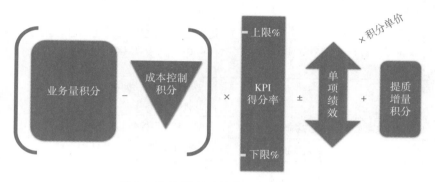

图9-13 医技科室绩效工资核算公式

表9-8 医技科室绩效核算公式中的积分指标明细

项目名称	积分指标	积分说明	数据来源
业务量 积分项	介入放射科RBRVS		HIS
	检验科RBRVS		
	影像科（含磁共振）RBRVS		
	超声科RBRVS		
	病理科RBRVS		
	内窥镜RBRVS		
	功能检查科RBRVS		
成本	人员成本、可控成本、供应室、科室 其他成本、固定资产余额折旧费	负积分	财务科提供
单项绩效	新技术新项目	新技术参考同级别2倍（医务 科批准的倾斜） 新项目参考同级别2倍（本科 室上年未开展）	科室提供
	综合目标考核绩效		
	增量提质增效绩效		

表9-9　医技科室KPI考核指标

序号	二级指标	数据来源	权重分值	计算说明	主控部门
1	医技检查人次增长率	HIS		（本期检查人次–同期检查人次）÷同期检查人次	
2	医技检查阳性率	HIS		（本期检查项目次–同期检查项目次）÷同期检查项目次	
3	设备维修占检查收入比	医院填报		设备维修÷检查收入	
4	成本率	医院填报		（当期收支结余–同期收支结余）÷同期收支结余	
5	临床科室满意度	医院填报		360考核【质控办】	
6	患者满意度	医院填报		门诊、住院患者满意度调查得分	

提质增量绩效包括检查人次增加、检查项目及收入增加、收支结余增加，实行阶段激励。本方案中只设计业务量和医技收入增量绩效，下列是医技科室提质增量的绩效指标及其计算公式：

业务量增量绩效＝（今年同期医技项目数–去年同期医技检查项目数）×增量绩效单价

医技收入增量绩效＝（今年同期医技收入–去年同期医技收入）×增量绩效单价

三、专科绩效核算和考核

（一）麻醉科绩效核算办法

麻醉科奖励性绩效核算公式如下：

麻醉科绩效＝［麻醉人次积分＋麻醉医疗项目难度（RBRVS）积分＋

成本控制贡献积分〕×KPI得分率±单项绩效考核奖惩积分＋提质增

量绩效

麻醉科业务量指标明细（二级指标）包括全身麻醉、椎管麻醉、神经阻滞麻醉、其他麻醉，以及麻醉项目RBRVS点数等，这些指标的数据来自HIS。值得注意的是，妇产科麻醉业务量也纳入麻醉科核算。麻醉科绩效考核中KPI指标可以是麻醉例数增长率、麻醉收入增长率，以及医护满意度。前两个指标的数据来自HIS，而医护满意度的数据来自质控科。

（二）手术室护理绩效

手术室护理绩效核算公式如下：

手术室护理绩效＝〔手术例数积分＋手术医疗项目难度（RBRVS）积

分＋成本控制贡献积分〕×KPI得分率±单项绩效考核奖惩积分＋提

质增量积分

上述公式中手术相关指标明细（二级指标）有一级手术例数、二级手术例数、三级手术例数、四级手术例数，以及手术项目RBRVS点数等，我们可以从HIS中采集到这些指标的数据。手术护理绩效考核的KPI指标有手术人次增长率，三、四级手术占比，手术收入增长率，以及医生满意度。前两项指标的数据来自HIS，手术收入增长率可来自财务处，而收集医生满意度数据应是质控科的责任。

（三）急诊绩效核算

表9-10～表9-12分别列举院前急诊绩效、急诊医生与急诊护士

的绩效考核项目。采取造血式倾斜激励，绩效达到不低于同行。

表9-10　院前急救绩效考核项目

序号	院前绩效		
	院前急救量	积分	院前RBRVS
1	出车次数	120/180	医疗收费项
2	出车夜间加收	30	
3	5公里以外（公里）	3	
4	5公里以内	15	
5	三无患者（收费与出车核对）	15	
6	取血（输血科）		
7	医院行政派车		
8	无收费接送患者		
9	成本扣除		

表9-11　急诊医生绩效考核项目

序号	急诊医生绩效		
	急诊量	积分	急诊RBRVS
1	急诊人次	6	
2	抢救人次（156）	78	
3	留观人次		
4	白天转入院人次	30	
5	夜间转入院人次	40	

表9-12 急诊护士绩效考核项目

序号	急诊护士绩效		
	急诊量	积分	急诊RBRVS
1	急诊人次	6	
2	抢救人次（156）	78	
3	留观人次		
4	白天转入院人次	20	
5	夜间转入院人次	30	
6	狂犬疫苗注射	5	
7	急诊手术室（其他科室手工）		

四、药学部绩效核算

药学部区分为药剂科与临床药学科两个核算单元。

（一）药剂科奖励性绩效核算办法

充分考虑药品管理新变化，综合考虑药房药品调剂管理、药库管理、采购管理等系列工作负荷直接与处方量相关，则对药剂科的工作量指标主要选取门诊西药处方量、门诊中草药处方量和住院中心药房处方张数及条目数，具体绩效考核公式如下，表9-13显示药剂科的工作量指标，表9-14列举药剂科KPI考核指标。

药剂科绩效＝（门诊西药处方张数积分＋门诊西药条目数积分＋门诊中药饮片处方张数积分＋门诊中药饮片处方味数积分＋住院中心药房处方张数积分＋住院中心药房处方味数积分＋静配数额积分）×

KPI得分率±单项绩效考核奖惩积分＋提质增效积分

表9-13　药剂科的工作量指标案例

项目名称	积分指标	指标说明	积分标准
工作量指标	西药处方张数	住院患者每床日服务＝3个门诊人次积分	
	西药处方用药条目数	门诊和住院	
	中药饮片处方张数		
	中药饮片处方味数		
	静配数额		

表9-14　药剂科KPI考核指标案例

序号	二级指标	数据来源	权重分值	计算说明	主控部门
1	成本控制	HIS		次均患者药事服务成本	
2	基本药物使用金额比例				
3	国家组织药品集中采购中标药品使用比例				
4	临床科室满意度	医院填报		360度考核	
5	患者投诉次数（满意度）	医院填报		门诊、住院患者满意度调查得分	

（二）临床药学科奖励性绩效核算办法

采集与统计临床药学指导、处方点评等工作数据，能按工作量准确按照处方点评数积分，或者按核定的临床药师人数，按药房/药库人均绩效的倍数额外核算临床药学相关工作的绩效，具体计算公式如下，表9-15显示临床药学科的工作量指标，表9-16列举临床药学科KPI考核指标。

临床药学科绩效＝［门诊点评处方张数×积分配标准＋临床药师查房次数×积分配标准＋病例用药讨论×积分配标准］×KPI得分率±单项绩效考核奖惩积分＋提质增量积分

表9-15 临床药学科的工作量指标案例

项目名称	积分指标	积分说明	数据来源
工作量指标	门诊点评处方张数	住院患者每床日服务＝3个门诊人次积分	科室提供
	临床药师查房次数	门诊和住院	科室提供
	病例用药讨论		科室提供

表9-16 临床药学科KPI考核指标案例

序号	二级指标	数据来源	权重分值	计算说明	主控部门
1	点评处方占处方总数的比例				
2	基本药物使用金额比例				
3	国家组织药品集中采购中标药品使用比例				
4	DDDs				
5	辅助药品收入占比				
6	临床科室满意度	医院填报		360度考核	

五、供应室绩效分配办法

表9-17、表9-18分别列举供应室绩效核算办法中的工作量指标和KPI考核指标。

表9-17　供应室工作量指标案例

项目名称	积分指标	数据来源
工作量指标	大包	科室提供
	中包	
	小包	
	散包	
	院外收入	

表9-18　供应室KPI考核指标案例

序号	二级指标	数据来源	权重分值	计算说明	主控部门
1	服务满意度评价	医院填报		满意度调查得分	
2	损耗率	医院填报		（损耗量÷净用量）×100%	

供应室的月度绩效理论值总额直接从全院绩效总额中按比例计提出来，作为调节的依据，但实际核发数额主要由供应室具体的消毒工作量核定。

$$供应室月度绩效＝\sum（各类消毒包个数×相应单位换算值）×每消毒单位量绩效×绩效系数$$

消毒包工作量：供应室消毒包工作量按科室统计记录的数据，要确保真实准确。其中以小消毒包作为1个单位量，一个中消毒包等于1.5个单位量，一个大消毒包等于2个单位量，单位量换算积分后的比率为1∶1.5∶2。

六、行政后勤科室绩效核算

行政后勤科室由于难以考核其产出部分，所以常考核其投入部分。一般绩效考核的组成可用下列公式表示：

$$行政后勤科室绩效组成＝考勤绩效×日标准＋KPI考核绩效×绩效分值标准＋360度考核绩效×绩效分值标准$$

关于行政后勤绩效核算办法，其绩效总额与个人绩效的计算公式如下：

$$行政后勤科室绩效总额＝（临床医技科室平均绩效×行政后勤绩效预算分配系数×本科室价值系数总数÷全部行政后勤科室价值系数总数）×KPI得分率$$

$$个人绩效＝行政后勤科室绩效总额×个人价值系数总数÷本科室价值系数总数±科内单项绩效考核奖惩积分$$

参考临床与医技科室绩效水平，确定行后绩效水平，如此才能关联行后科室的绩效与医疗业务量，调动行后科室人员的工作积极性。计算行政后勤绩效时可参考科室价值系数，绩效办核算到科室，科室负责人参照医院二次分配指导意见，确定科室二次分配办法。行政后勤科室平衡积分卡（KPI）绩效考核评价指标，以360度考核为主，见表9-19。

表9-19　行政后勤科室KPI考核项目案例

序号	评价项目	项目分值	领导班子 30%	主管领导 20%	业务科室 35%	职能科室权重 15%	综合评价得分 100%
1	主动性	20					
2	相应时间	20					
3	解决问题时间	20					
4	信息反馈及时	20					
5	服务质量	20					

参 考 文 献

［1］秦永方. 医院成本核算与绩效管理［A/OL］. 原创力文档，2013. https://max.book118.com/html/2020/1122/5011122001003031.shtm.

［2］秦永方. 现代医院精细化运营绩效管理实务［M］. 北京：中国经济出版社，2014.

［3］秦永方. 工作量效能积分法绩效管理模式［A］. 北京：中国科学文化音像出版社，2015.

［4］秦永方. 医院精细化运营绩效管理［A/OL］. 百度文库，2015. https://wenku.baidu.com/view/c654ef9669ec0975f46527d3240c844769eaa04b.html.

［5］秦永方. 医院绩效变革－工作量效能积分法绩效管理模式实操［M］. 北京：中国发展出版社，2016.

［6］秦永方. 医院精细化运营绩效管理的"四梁八柱"［EB/OL］. 华夏医界网，2018. https://www.sohu.com/a/209851097_371584.

［7］秦永方. DRG来了医院绩效咋设计？［EB/OL］. 健康界，2018. https://www.cn-healthcare.com/articlewm/20181123/content-1040894.html.

［8］秦永方. "四轮驱动"医改新时代倒逼医院绩效"五大转型"升级［EB/OL］. 健康界，2019. https://www.cn-healthcare.com/articlewm/20190310/content-1047297.html.

［9］秦永方. 以工作量效能为导向的医院，"四轮驱动"绩效工资分配制度［A/OL］. 百度文库，2019. https://wenku.baidu.com/view/663a8f2c83c758f5f61fb7360b4c2e3f562725e7.html.

［10］秦永方. DIP对医院绩效核算方式带来什么影响？［EB/OL］. 健康界，2020. https://www.cn-healthcare.com/articlewm/20201122/content-1165305.html.

［11］吴元元. DRG与绩效管理［A/OL］. 百度文库，2020. https://wenku.baidu.com/view/5149ea4d50d380eb6294dd88d0d233d4b14e3fd2.html.

［12］秦永方. DRG\DIP对医院绩效管理"五大"挑战和冲击［EB/OL］. 秦永方医疗卫生财务会计经济研究，2021. http://www.360doc.com/content/21/0217/09/10240337_962379451. shtml.

第十章

DRG/DIP病种（组）精益运营绩效管理信息化建设

随着计算机技术的飞速发展，信息处理技术已经很成熟地应用于医院业务与临床服务的各个领域。

建立医院综合智能运营管理平台，可增强对人财物各项资源进行有效管理。

医院在提供医疗服务过程中主要消耗的资源有人力、物力和财力，若以货币形式表现就是成本。预算管理用于医院运营的计划工作，人力资源是各项管理的实施者，而绩效工资分配是手段，可以调动员工工作的积极性，促进其他各项管理工作的顺利进行。综合运营管理、预算管理、成本管理，绩效管理一体化，可强化医院运营中各资源的计划、使用、协调、控制、评价和激励等方面的管理，确保医院经济与业务运行平稳、按规划方向进行。医院运营管理平台常以不同名称出现，如 ERP、HRP 或 HBOS（Hospital Business Operation System）。

第一节　医院精益化智能运营管理平台

医院精益化智能运营管理平台是利用最新的信息技术，采取现代化管理模式，围绕医院日常人财物的管理，为医院构建起一整套以会计为核心、预算为抓手、物流和成本为基础、人力资源及绩效薪酬为杠杆的医院精益化运营绩效管理系统，实现了医院运营管理中"物流、资金流、业务流、信息流"的统一；着力为医院构建事前计划、事中控制、事后监督与分析的全过程内控与管理机制。图 10-1 显示运营管理平台上的九个子系统（或模块），但暂不含内部控制系统，这些子系统可以相互支援，共享同一数据平台，也可以独立运行。此平台可为智慧医院运营管理提供解决方案，实现财务与业务一体化，人力资源管理、预算管理、成本管理和绩效管理等相互关联和协同作业。

医院信息系统不再仅仅用于支持实务性数据的简单与固定处理，而是成为支持医院战略目标实现的重要手段。医院管理者的职责之一是决策，科学化决策方案是建立在有效的信息上。图10-2显示一个领导驾驶舱（本平台称之为"智慧大脑"）操作界面，适用于集团化医院群体或医联体、医共体架构。自动录入集团或医联体旗下各医院的运营数据后，可以直觉与美观的图表即时显示医院的运行状况。实际运行时可利用合适的查询和分析工具、联机数据分析，将数据转变成辅助决策的知识，最后将分析结果可视化呈现为领导决策过程提供数据支撑。驾驶舱利用仪表盘的形式，通过各种可视化技术，利用各类图表（例如：环形图、柱状图、雷达图、折线图）形象标示各类指标，直观的监测医院运营的情况，并可以对异常关键指标预警和数据挖掘分析。

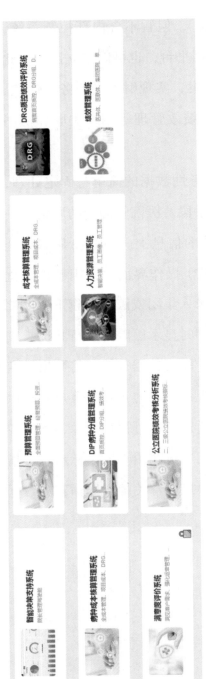

图10-1　医院金盾精益化智能运营管理平台用户操作界面

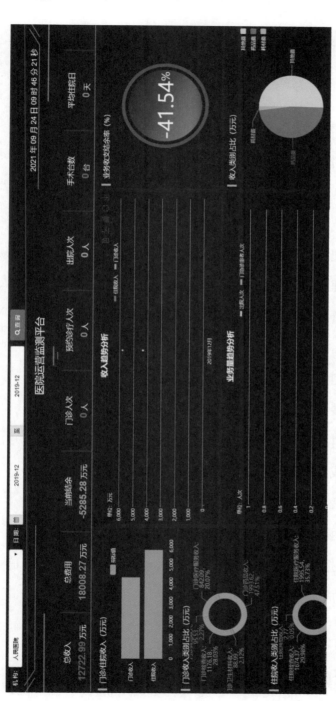

图 10-2 医院运营监测平台用户操作界面

第二节　DRG/DIP 病种（组）精益成本
绩效管理软件

本成本核算管理系统主要用于医院全成本管理、科室全成本管理、项目成本与 DRG/DIP 病种成本核算（图 10-3）。本成本系统的设计目标如下所示：

1. 提供可降低成本的有效信息。

2. 提供运营管理中必需的成本管理信息。

3. 提供绩效管理中科室的可控成本数据。

4. 提供科室与病种成本估算或决定医疗服务价格所需的成本资料。

5. 提供运营计划、设定预算以及稽核目标达成与否的依据。

6. 提供医院发展战略决策所需的数据。

7. 提供医保支付及患者自费项目的定价依据。

8. 提供必要的成本分析工具与相关数学模型。

9. 提供标准报表及定制个性化报表。

10. 提供简约的操作界面与自动化操作方式。

成本核算系统根据工作需要分为五大模块，即数据采集、基础信息管理、成本计算、成本分析和报表管理。

一、数据采集

建立数据接口，打通与病案首页信息系统、HIS 系统、HRP 系统、

图10-3　DRG/DIP病种成本绩效管理软件用户端操作界面

手麻系统与成本管理信息系统等的对接，在一定的权限范围内，将病种成本管理系统与病案首页数据，科室或相关项目的费用或成本、收入数据实现了导入及导出的功能。数据采集（或抽取）区分自动的任务设定与手工调度两种，用户可随时监控任务与手工调度的执行状况。另有"跑批监控"与"集群配置"可提升整体执行效率。系统另提供数据补录以强化数据的正确性与合法性，功能包括：数据导入、导入设置、导入审核、权限管理与数据导入日志维护等。

数据种类包括但不限于科室信息、人员与岗位信息、工资信息、工作量信息（门急诊、住院、手术、医技、医辅）、财务信息（收入与费用、固定资产折旧、无形资产摊提）、病案首页、药品与耗材物质领用记录等。

二、基础信息管理

系统以表格形式显示各种基础数据，并提供人工设置、录入、变更，自动读取等多种导入方式，允许以电子试算表或文字格式进行各报表导出，并提供简便与复杂条件方式进行数据查询。基础数据包括但不限于科室类别（四类科室：临床服务类科室、医疗技术类科室、医疗辅助类科室，行政后勤类科室）、科室名称（含编码）、科室映射、科室合并、收入项目、会计科目、科室成本（成本项目、成本项目对照查询、分摊方法设置、一级成本分摊结果、二级成本分摊结果，三级成本分摊结果）、项目成本及其分摊结果，病种成本（病种成本项目、病种分摊参数、管理费用分摊，病种成本分摊结果）等。

上述科室类别、名称与编码符合《关于印发公立医院成本核算规范的通知》规定。

三、成本核算

医院成本核算分为医疗业务成本、医疗成本、医疗全成本、医院全成本、床日和诊次成本。科室成本核算时支持自定义核算科室（责任中心）分类及分摊规则，满足各类成本在不同级次的科室间进行分项、逐级、分步的自动分摊。系统可自定义公共成本分摊规则，分摊完成后自动生成会计凭证。支持自定义成本分摊级次及分摊顺序，可根据科室分类定义分摊顺序。可针对指定的核算单元提取成本数据，并分摊到相应的科室或科室类别。

针对各科室（类型与名称）设定分摊规则后，可进行科室成本计算（直接成本归集与间接成本分摊），包括一级分摊计算（行政后勤类科室的费用分摊）、二级分摊计算（医辅科室成本分摊）、三级分摊计算（医技科室成本分摊），或一键执行一级到三级分摊计算。间接成本分摊采用阶梯分摊法（又称顺序分摊法）。在科室成本基础上，选择分摊月份，还可进行病种成本计算，而后可进行各种计算结果的查询与报表导出。

各核算单元（责任中心）先进行医疗业务支出耗费归集，划分直接成本和间接成本。直接成本直接计入，间接成本分配计入，归集形成科室业务成本。再按照分项逐级分步结转的三级分摊方法，依次对行政后勤类科室耗费、医疗辅助类科室耗费、医疗技术类科室耗费进行结转，形成临床服务科室医疗成本。同时，根据核算需要，对财政项目补助支出形成的固定资产折旧和无形资产摊销、科教项目支出形成的固定资产折旧和无形资产摊销进行归集和分摊，分别形成医疗全成本、科室全成本，在此基础上，通过归集和分摊，计算项目成本、诊次和床日成本、病种成本等。

支持定向分摊、不定级分摊、交互分摊等多种分摊方案，能够批量设置多个科室的分摊方案。可自定义各类成本项目在不同级次的分摊参数（如收支配比、收入比例、执行收入比例、工作量、服务量、人员、面积等），支持单科室不同成本项目采用不同参数进行分摊，支持同一成本项目在不同级次上采用不同参数进行分摊。确保成本报表勾稽平衡，本成本系统能够自动处理分摊过程中的尾差。

四、成本分析

一般而言，成本分析种类有趋势分析（图10-4）、结构分析（图10-5）、本量利分析（图10-6与第五章第八节）、比较分析（图10-7）与波士顿矩阵（第七章第十一节）五种。本成系统至少提供以下分析：住院患者数量分析、医疗收入分析、科室成本分析、病种成本分析［包含病种药耗成本分析、病种全成本分析（图10-8）、病种直接成本分析、病种医疗业务成本分析］、全院收益分析、科室成本构成分析、直接间接成本分析，全院成本构成分析、多成本收益分析，科室成本比较分析、本量利分析、科室医疗成本明细分析，科室直接成本分析等。

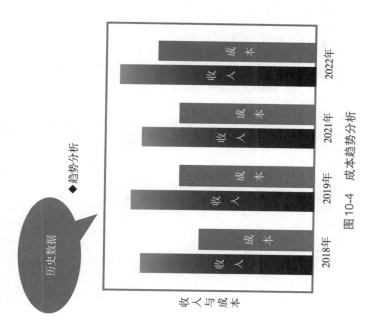

图10-4　成本趋势分析

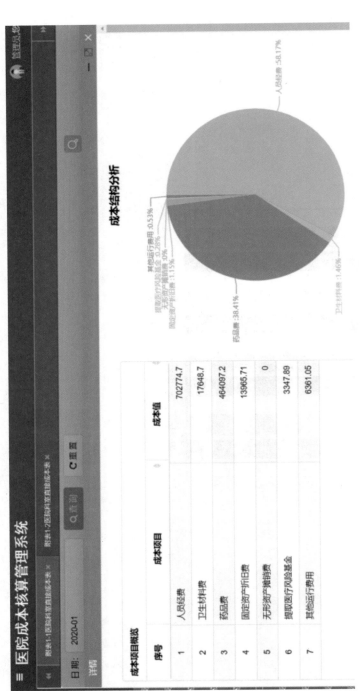

图10-5 成本结构分析

序号	科室代码	科室名称	工作项目编码	工作项目名称	工作量	单位收入	单位变量成本	单位收益	固定成本	变量成本	保本工作量	保本收入
1	100101	神经内科病房	MJZRC	门急诊人次	0	0.00	0.00	0.00	0.00	1,752,898.58	1	1.00
2	100102	神经内科门诊	MJZRC	门急诊人次	2,255	268.04	371.32	-103.28	0.00	837,324.99	1	1.00
3	100201	肿瘤内科病房	MJZRC	门急诊人次	0	0.00	0.00	0.00	0.00	1,402,266.88	1	1.00
4	100202	肿瘤内科门诊	MJZRC	门急诊人次	758	544.65	759.38	-214.73	0.00	575,612.64	1	1.00
5	100301	心内科病房	MJZRC	门急诊人次	0	0.00	0.00	0.00	0.00	3,801,558.34	1	1.00
6	100302	心内科门诊	MJZRC	门急诊人次	3,198	380.76	487.17	-106.41	0.00	1,557,968.73	1	1.00
7	100401	内分泌一科病房	MJZRC	门急诊人次	0	0.00	0.00	0.00	0.00	619,911.58	1	1.00
8	100402	内分泌一科门诊	MJZRC	门急诊人次	0	0.00	0.00	0.00	0.00	852,854.41	1	1.00
9	100501	内分泌二科病房	MJZRC	门急诊人次	0	0.00	0.00	0.00	0.00	802,017.75	1	1.00
10	100502	内分泌二科门诊	MJZRC	门急诊人次	0	0.00	0.00	0.00	0.00	736,315.24	1	1.00
11	100601	消化内科病房	MJZRC	门急诊人次	0	0.00	0.00	0.00	0.00	1,706,553.99	1	1.00
12	100602	消化内科门诊	MJZRC	门急诊人次	2,069	336.95	519.19	-182.24	0.00	1,074,204.08	1	1.00
13	100701	呼吸内科病房	MJZRC	门急诊人次	0	0.00	0.00	0.00	0.00	2,329,345.82	1	1.00
14	100702	呼吸内科门诊	MJZRC	门急诊人次	3,027	280.05	195.24	84.81	0.00	590,982.74	1	1.00

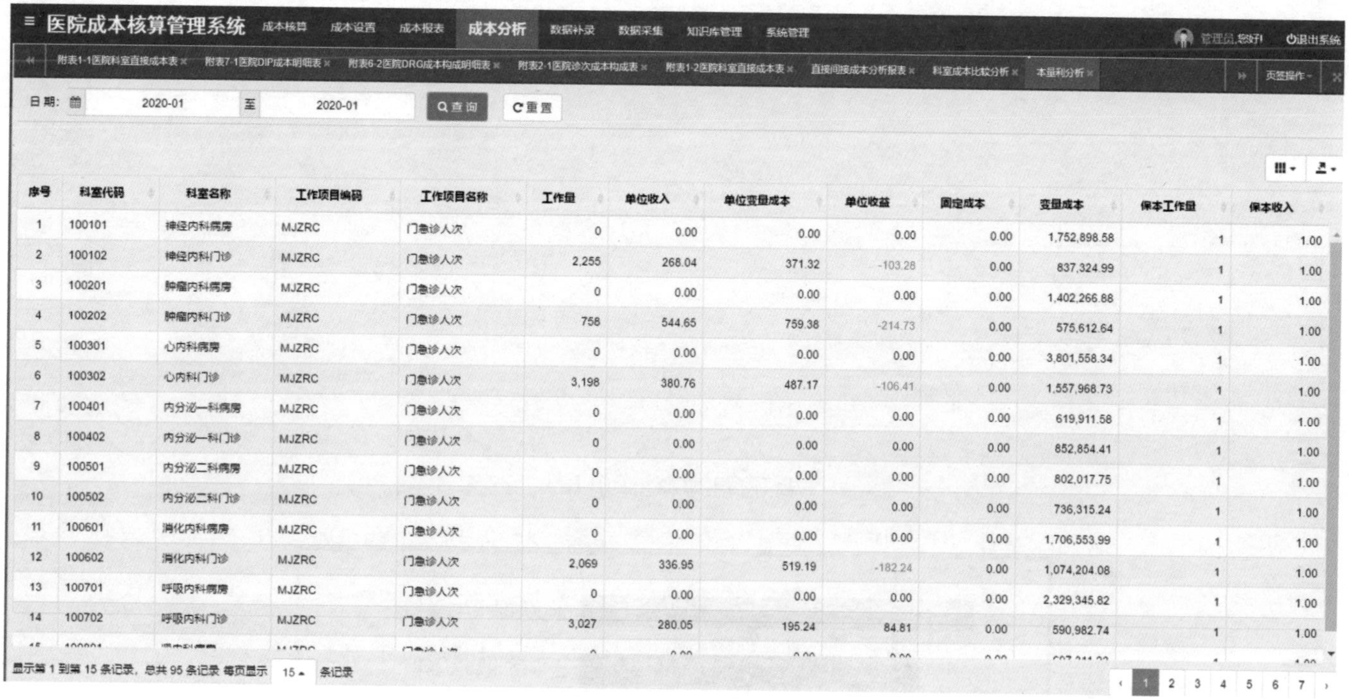

图10-6　本量利分析

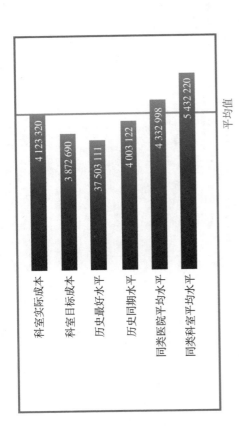

图 10-7 成本比较分析

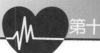

序号	诊断编码	诊断名称	病种数	平均住院天数	平均费用	药耗成本	直接成本	医疗业务成本	分摊管理费用	全成本	净损益	医保病种金额	收单结余
1	A08.0	轮状病毒性肠炎	1	5	2,117.99	919.50	7,097.20	7,546.14	2,105.91	9,652.05	-7,534.06	0.00	-9,652.05
2	A09.9	未特指病因的胃肠炎和结肠炎	4	6	4,789.62	2,683.14	12,555.11	13,217.07	3,813.64	17,030.71	-12,241.09	0.00	-17,030.71
3	A15.0	肺结核，经显微镜下痰检查证实，伴有或不伴有培养证实	1	7	13,602.28	2,297.95	11,372.27	12,583.95	2,280.78	14,864.73	-1,262.45	0.00	-14,864.73
4	A15.0	肺结核，经显微镜下痰检查证实，伴有或不伴有培养证实	1	7	13,602.28	2,297.95	11,372.27	12,583.95	2,280.78	14,864.73	-1,262.45	0.00	-14,864.73
5	A41.9	未特指的脓毒血症	3	10	21,320.83	7,262.61	13,299.02	14,604.75	1,283.97	15,888.72	5,432.12	0.00	-15,888.72
6	A49.8	未特指部位的其他的细菌性感染	1	8	7,643.21	3,309.92	9,725.40	10,676.93	1,472.34	12,149.27	-4,506.06	0.00	-12,149.27
7	B08.5	肠病毒性水疱性咽峡炎	1	8	4,039.13	2,376.47	12,926.48	13,680.44	3,611.85	17,292.29	-13,253.16	0.00	-17,292.29
8	B16.9	急性乙型肝炎，不伴有δ因子（共同感染），也不伴有肝昏迷	6	14	8,365.68	5,595.97	17,040.27	18,430.83	3,556.76	21,987.59	-13,621.91	0.00	-21,987.59
9	B18.1	慢性乙型病毒性肝炎，不伴有δ因子	12	14	8,168.47	4,571.97	16,024.08	17,420.49	3,552.65	20,973.13	-12,804.66	0.00	-20,973.13
10	B44.1	其他肺曲菌病	2	16	56,860.56	31,099.55	46,464.78	50,646.93	1,590.14	52,237.07	4,623.49	0.00	-52,237.07
11	C11.9	未特指的鼻咽恶性肿瘤	1	14	9,560.83	3,274.61	14,757.53	16,213.57	3,660.42	19,873.99	-10,313.16	0.00	-19,873.99
12	C16.0	贲门恶性肿瘤	42	170,413.64	111,474.46	223,486.76	235,624.50	34,928.43	270,552.93	-100,139.29	0.00	-270,552.93	
13	C16.9	未特指的胃恶性肿瘤	4	15	37,492.35	25,420.27	48,734.63	51,805.10	5,892.74	57,697.83	-20,205.48	0.00	-57,697.83
14	C18.1	阑尾恶性肿瘤	1	26	51,686.88	33,027.71	66,432.79	70,997.00	8,250.04	79,247.04	-27,560.16	0.00	-79,247.04

共显示 1 到第 15 条记录，总共 403 条记录 每页显示 15▾ 条记录

1 2 3 4 5 ... 31

图 10-8　病种全成本分析

五、报表管理

成本系统的报表包括《关于印发公立医院成本核算规范的通知》规定的标准成本报表外，还可定制化扩充其他成本报表。报表维护功能中可设计和预览新的成本报表。本成本系统能够进行直接成本、间接成本的穿透查询，通过联动一体的运营管理系统，能够追踪到成本产生的源头。能够进行成本分摊数据的正向、逆向追踪到明细数据，确保成本分摊过程的可追溯性。

第三节　DRG/DIP 整合型效能积分绩效考核信息系统

绩效管理系统，前端界面如图 10-9 所示，经市场证明能很好地应对医院复杂的绩效状况。

一、总体设计原则

本绩效系统的设计和实施应基于标准的三层体系结构。为了保证本系统的质量，要求在进行系统的设计、开发、部署和运行管理规划时遵循如下原则，见表 10-1。

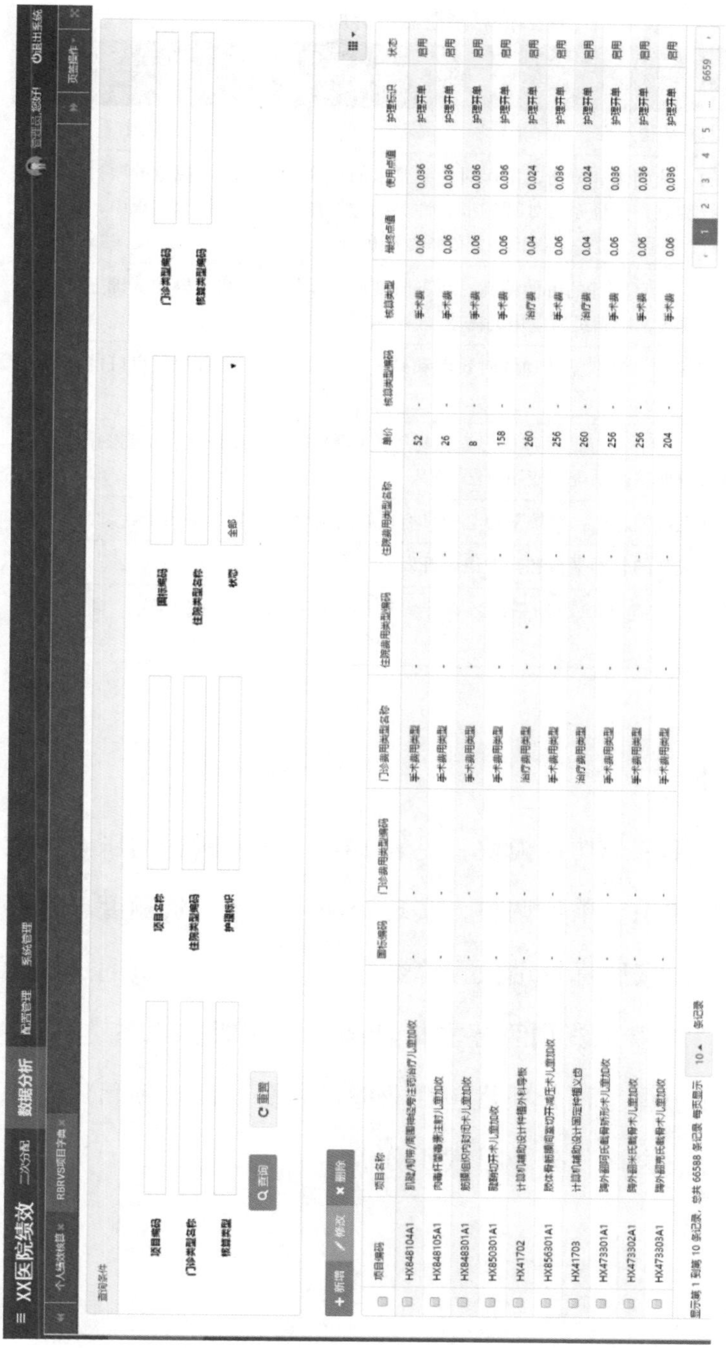

图 10-9　绩效信息系统用户操作界面

表10-1　绩效信息系统总设计原则

原则	说　明
安全性	具备良好的系统稳定性，确保平台稳定、安全、可靠地运行，无程序漏洞
准确性	通过周密的系统调研和分析，确保对业务要求的正确理解；通过规范的项目管理和严密的系统测试，保证系统处理的准确性。同时，在平台的设计和实现中，提供多种核查、审计手段，进一步保证系统处理的准确性
可伸缩性	本绩效系统应具有较好的可伸缩性，在不改变原有系统功能和结构的基础上可以增加新的功能模块，以满足新应用的需求
实时性	保证实时完成大容量数据处理的时效性和系统的高性能，对业务提供良好的并发处理支持
易用性	系统应具有一致、友好的客户化界面，易于使用和推广，并具有实际可操作性，使用户能够快速地掌握系统的使用方法
易维护性	由于系统使用范围较广，系统平台必须具有良好的可管理和易维护的特点
成熟性	系统应采用成熟的软件平台和开发语言开发
集约化建设	系统的建设需要考虑已建的系统，本着集约化的原则进行功能的复用，避免重复投资

二、功能描述

本绩效系统涵盖八个功能模块，见表10-2，表中所述的压力测试是指通过积分点数和积分单价调整，实现与原来绩效工资额度、标杆绩效额度对比分析。按照标杆绩效预算数据，新的绩效工资通过压力测试后核算确定。绩效工资预算建立标杆绩效，院级、职系、科室，岗位四级标杆绩效预算。积分项目包括业务量积分、医疗项目风险积分、病种风险积分、会诊积分、科教积分等。

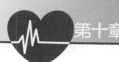

表 10-2　绩效系统的功能模块

编号	功能模块	子模块	功能描述
1	调研评价模块		基于微信App的绩效调研、评价系统模块。采用了灵活方便的、员工易于接受的调研手法，可以实现大样本量调研，可选性提供市场样本为医院在调研过程中作为参考，以减少调研结果的偏离度，并支持大数据量处理和科学计算与分析
1.1		绩效调研	根据医院特点设计医院绩效调研问卷，进行问卷调研，自动提取调研结果，为绩效调研提供参考依据
1.2		科室价值评价	根据医院情况灵活设计科室评价因素、导入评价科室，进行医院科室价值评价，计算科室价值系数
1.3		岗位价值评价	根据医院情况灵活设计医院岗位评价因素、导入评价岗位，进行医院岗位价值评价，计算岗位价值系数
1.4		DRGs病种评估	基于国际标准疾病诊断编码（疾病编码ICD10，手术编码ICD9），根据医院病种、病种组情况设计评价因素，对医院包含全部病种、病种组进行全面评估，计算医院病种综合指数
1.5		RBRVS项目评估	基于医院医疗技术服务项目设计评估因素，对医院医疗技术服务项目进行评估，计算出医疗技术服务项目综合系数
2	绩效决策模块		从发展的角度，结合医院具体情况，采用绩效预算方法，实现了对医院绩效工资进行预算，建立预算绩效标杆，绩效核算模型推演功能
2.1		绩效工资预算	根据医院发展及业务现实情况，采取历史值预测、同类比较、增长率预测等方法，实现绩效工资总额预算、每月预算执行，各职系预算，包括医生、护理、医技、医辅，行政后勤的绩效工资总体预算分配及各科室绩效工资预算过程。采用了基于平衡计分卡（BSC）和关键绩效指标（KPI）的绩效工资预算模型进行预算推演，并具有与压力测试、绩效工资核算衔接的功能
2.2		建立标杆绩效	采用了基于关键绩效指标的多维度数据模型，对临床、医技科室进行绩效工资标准性指标的预算，建立科室标杆绩效，为绩效工资核算推演提供有力的科学依据
2.3		积分设计	基于工作量效能积分法绩效管理模式，针对医院管理目标，帮助医院进行工作量效能积分设计，建立具有医院特点的工作量效能积分体系

续 表

编号	功能模块	子模块	功能描述
2.4		核算模型推演	为医院提供基于预算的绩效工资公平性压力测试，提供积分及权重设计工具和测算功能，提供绩效标杆、历史绩效工资与测算绩效工资的多维度对比分析，帮助医院设计绩效工资核算模型，并对绩效工资的可行性、公平性、医院和员工的压力及可承受性进行推演，最终得到医院可承受、员工可接受、激励方向明确的绩效方案
3	绩效考核模块		①支持关绩效指标考核。自动测算和计算医院各科室KPI，实现与绩效工资核算衔接。②支持平衡计分卡考核，提供基于BSC考核设计模板，可以实现职能科室灵活设计个性化考核标准。③支持全面质量管理考核。提供全面质量管理考核指标库，实现职能科室考核模板功能，方便职能科室灵活设计个性化考核标准。④支持职能科室360度考核。生成考核报表，与绩效工资核算衔接
3.1		考核模板设计	支持基于职能科室为主导的考核模板设计，支持全局性考核模板及日常考核模板、针对科室的考核模板等的设计。提供考核指标库，帮助医院建立考核标准
3.2		考核管理	支持绩效考核专属体系、日常考核、平衡计分卡考核、KPI考核、满意度考核、单项奖惩等多种形式的考核管理功能，实现职能科室对于全院的全面性考核，并向上推送考核结果到绩效办，向下推送考核结果到被考核科室
3.3		考核反馈	支持各类考核得分的推送、层层反查、追溯，实时反馈
4	绩效工资核算		支持绩效工资全院分配管理，系统通过接口核算全院、各科室、班组的工作量、DRG/DIP病种量、业务收入、成本支出、成本收入比等核心指标；衔接绩效考核指标执行情况进行核算；支持科室二次分配核算；支持手工数据的录入与输出；自动生成绩效工资发放报表，满足核算指标扩展及绩效工资公平性调整等需求
4.1		绩效工资核算	全院绩效工资分配汇总、临床科室绩效工资分配、临床医生绩效工资分配、护理单元绩效工资分配、医技科室绩效工资分配、医辅科室绩效工资分配、行政科室绩效工资分配、后勤科室绩效工资分配。支持绩效工资的查询、报表打印功能
4.2		二次分配	采用B/S结构设计，各科室可以使用浏览器方式，获取医院分配到科室的绩效工资总额，并为科室提供各类绩效工资二次分配统计参数，帮助科室进行二次公平性分配，并将结果回传到绩效办进行统一发放

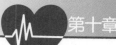
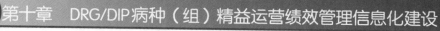

续　表

编号	功能模块	子模块	功能描述
5	成本核算模块		通过接口、手工报表导入、统计报表导入等形式，支持医院运营成本、科室运营成本分摊、DIP/DRG病种成本的分摊与核算。对各项成本指标进行各种维度的横向纵向分析、对比分析；支持成本核算模型的修改与维护，满足预算与核算方式的调整和变化
5.1		科室运营成本核算	系统提供科室运营成本核算管理功能，通过建立科室运营成本核算管理，帮助医院及科室有效管理运营成本，加强运营成本管理，实行团队成本控制正向激励
		诊次成本核算	
		床日成本核算	
		病种成本核算	通过对患者成本核算，支持按照病种成本核算
		DIP成本核算	系统提供病种成本核算体系，结合DIP医保支付政策改革，通过病种成本管理，为医院及科室/医疗组、医师开展DIP病种成本收益核算提供数据
5.2		DRGs成本核算	系统提供病种成本核算体系，结合医保DRG支付政策改革，通过病种成本管理，实现医院及科室/医疗组、医师在病种风险、难度、成本控制多维度的综合疾病指数提升
6	基础数据		规范业务运行，摒除信息孤岛，实现各个系统互联互通数据共享，把医院现有信息系统纳入到一个整体的管理信息平台之上，系统能够通过接口从HIS、PACS、LIS、病案系统、ERP/HRP等系统采集门诊、住院、结算等业务系统采集数据，采集数据包含医院业务数据、财务数据、病案数据、物资数据等，能够完整实现绩效工资核算
6.1		科室人员信息维护	系统从HIS、PACS、LIS、病案系统，HR系统中获取人员信息，并定时更新，同步数据。支持人员新增、调动、离职管理。系统根据人员变动情况，统计各部门的在岗人数及当月变动人数，并根据人员调动情况调整各部门绩效工资。系统记录人员变动记录，处理科室岗位评价分数，支持预算、测算管理
6.2		常数维护	能够根据医院情况为医院提供标准化基础数据，包括医院中的专业名称、岗位名称、学历名称、专业技术职务名称、医院性质名称、医院类别名称、职务级别名称、执业范围名称、人员性质名称、民族名称等标准化名词，为医院数据标准化建设提供帮助

续　表

编号	功能模块	子模块	功能描述
6.3		积分维护	系统提供基于工作量效能积分法的绩效工资积分设计功能及参考分值，帮助医院根据医院特点、绩效工资核算分配方案快速设计工作量效能积分体系
6.4		成本科目维护	系统提供基于医院个性化成本设计的科目维护，并与医院财务系统相衔接，提供数据导入或自动接口进入绩效成本管理系统的功能
6.5		分配比重维护	提供帮助医院设计绩效工资核算过程中个人工作量绩效工资分配与科室绩效工资分配不同倾向的比重设计功能
7	查询模块		根据医院需求，为医院提供报表集，实现从各角度、多维度的医院数据查询功能，为医院决策提供服务
7.1		绩效考核查询	支持绩效考核结果的双向查询功能，包括职能科室、绩效办、被考核科室对考核结果的查询功能
7.2		绩效工资查询	提供绩效工资的基础查询，包括绩效办及全院各科室绩效工资分配过程、来源及结果的定向、定位查询，帮助医院及时掌握绩效工资发放情况，帮助科室及时了解绩效工资发放结果及来源
7.3		成本控制查询	提供医院运营成本控制过程的查询、科室运营成本控制的查询。帮助医院及各科室实时掌握成本运营状态，有效控制成本，提升成本控制激励效果
8	个性化工具		医院绩效管理信息系统提供两项目灵活的系统管理工具，帮助医院软件管理人员灵活设计个性化需求，实现个性化设计与管理
8.1		报表设计	系统提供报表设计功能，并培训医院软件管理人员灵活使用，帮助医院建立符合医院特点的报表呈现、输出、打印体系，从多业务系统数据接口获取的大量数据中自动帮助医院清洗数据，获取报表，为日常管理工作提供方便快捷的查询功能，辅助管理层决策
8.2		科室角色管理	可根据需要增加系统角色、配置操作菜单、操作权限，满足各类角色功能不断扩展的需要。可按角色、部门、个人添加维护登录账户，满足实名管理、按角色授权的需要，能够实现同一账户多个角色的登录

三、系统安全

由于绩效信息敏感度高，关注性强，涉及每个员工的切身利益，所以绩效系统更应注重安全性。数据库设计保证了系统安全，有能力地解决数据库崩溃后的数据恢复，有良好的数据备份方案，以下介绍三种实现系统安全的方法。

（一）应用级安全

系统具有抵御外界环境和人为操作失误的能力：程序中对已知的各种可能的攻击行为进行预防（如SQL注入、模拟登录等），保证不因操作人员的误操作导致系统的崩溃等。

（二）操作员的权限验证

系统管理根据员工的职务和所承担的工作进行角色划分，通过角色划分进行权限分配，当操作人员超越权限进行登录时，系统拒绝并记录在系统日志中。有权限的用户才获得登录并使用系统的权限，获得权限后方可操作相关功能；有权限的用户才能查看相关考核对象的数据，无权限的用户无法查询和操作；只有考核、统计任务开始后才可以录入、操作相关数据，任务关闭后所有用户不得再操作，减少人为错误。

（三）数据加密

系统采取对某些关键数据（如用户密码）进行加密的方法，提高安全性。兼容主流杀毒软件。

四、系统扩展性

各类统计、核算、绩效考核、绩效工资分配方案都通过业务模型实现，用户可自行修订、维护各类管理方案。所有统计、考核、绩效工资数据均可层层追溯、验证，至直原始台账。各类查询、分析指标可由用户自定义，无须修改程序。

五、数据一致性

所有考核记录均支持提交、退回等操作。各类统计、考核周期可由用户设定。各类考核、统计流程可由用户自行开启、关闭。可依据历史数据测算新方案，用户可根据需要确定测试周期。

第四节　医院全面预算管理系统

依据国家卫生健康委、国家中医药管理局颁发文件《关于印发公立医院全面预算管理制度实施办法的通知》（国卫财务发〔2020〕30号），公立医院须要实施全面预算管理工作，严格预算管理，强化预算约束，规范公立医院经济运行，提高资金使用和资源利用效率。

从战略角度出发，拟定医院的预算，协助医院完成战略目标。一般而言，医院需要规划三至五年的长期战略，再据此制定每一年的短期预算，医院按照《医院财务制度》《补充规定》编制财务预算，包括业务预算、收入费用预算、筹资投资预算及年度预算报告等，实现算为管用，管算结合。

本预算管理系统完成后可协助医院开展内部各类经济资源的分配、使用、控制和考核等各项管理活动。具体包括收入、支出、成本费用、筹资投资、业务等预算。提供的功能包括：预算编列、预算审核、预算执行、预算调整，预算分析，与预算考核等。预算归口管理部门包括收入预算归口管理部门和支出预算归口管理部门。归口管理部门可以映射到医院实际的科室或部门，实施预算管理的主体可以是成本核算的责任中心，同时也可以是绩效管理中的被考核科室。实施预算管理期间，导入财务系统（如总账数据）和HIS里的实际业务数据，与预算数据比较后，即可了解预算的执行状况，并据此做出预算调整并进行绩效考核。

医院应当建立分析制度，编制年度预算分析报告和财务分析报告。分析方法主要包括比较分析法、比率分析法、因素分析法、结构分析法等。医院根据实际情况选择适当的方法进行分析。分析报告应当包括以下内容，见表10-3。此外，医院应当建立财务分析指标预警机制，对核心指标实时监控，及时发现异常情况，查找原因并采取对策措施。

表10-3　预算报告与分析表名称

分析报告名称	说　明
预算报告	
预算编制分析	反映医院业务预算、收入费用预算、筹资投资预算等预算编制情况，例如：年度收入/费用预算编列表、月度收入/费用预算编列表、年度收入/费用预算调整表、月度收入/费用预算调整表等
预算执行分析	反映医院当期收支预算执行进度，预算执行差异原因分析，例如：年度收入/费用预算执行进度表、月度收入/费用预算执行进度表、按归口科室编制预算执行进度表，以及按预算主体编制预算执行进度表等
预算结果评价	全方位综合评价医院当期预算完成情况，例如：年度收入/费用预算执行分析表、月度收入/费用预算执行分析表
其他报告	
绩效考核分析	反映医院预算绩效考核制度建立及执行情况、当期绩效目标完成情况

第五节　医院人力资源管理系统

本信息系统依据《建立现代医院管理制度的指导意见》（国务院国办发〔2017〕67号）内容设计，以健全医院人员管理、岗位管理、职称管理、执业医师管理、护理人员管理，科室人数管理、外聘人员合同管理、考勤管理，人力资源分析（图10-10），若与绩效管理系统结合，还可以进行人员收入分配管理等。综合上述功能，医院可进行更高层次的员工画像与人力资源智能决策。

员工是医院生存与不断发展的动力源泉，具有可塑性和自我增值的能力，同时医院又是高级知识人才密集的场所。从医院运营角度来理解，与员工相关的信息有：医院科室类别、所属科室、岗位、职称类型（级别）、职称、（行政）职务、学历、在编与否，与其他个人的详细信息等。上述科室类别、科室名称与编码符合《关于印发公立医院成本核算规范的通知》之《科室单元分类名称及编码》规定，也可以按医院实际需要而编列或合并科室。

在维护与管理员工信息之余，人力资源部主管可以根据员工详细信息，衡量人岗匹配度以进行内部职位调整，或为员工进行职业生涯规划。高层领导可以查看如图10-10所示之"驾驶舱"界面，及时了解医院人员各项统计分布情况，可作为人员招聘与人才梯队建设的依据。

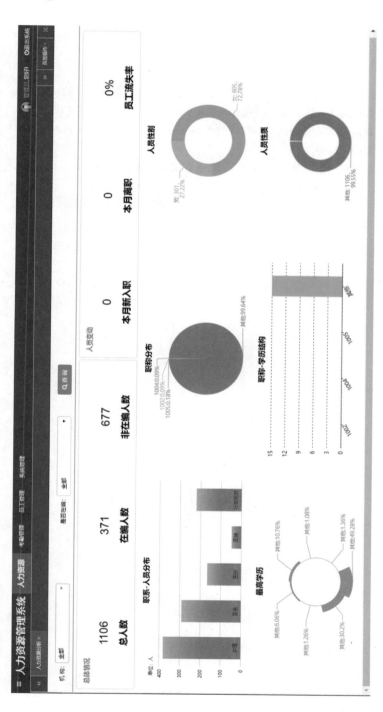

图10-10 人力资源管理系统之人力资源分析操作界面

参 考 文 献

［1］陈瑛，周文贞，秦永方. 医院成本核算［M］. 北京：中国经济出版社，2002.

［2］秦永方. 国务院重磅消息《建立现代医院管理制度》38期讲座之9——建立健全人力资源管理制度：新浪博客（誉方医管－网管的博客），2017. http://blog.sina.com.cn/s/blog_d47e09140102xiwf.html.

［3］秦永方. 医院成本核算与绩效管理［A/OL］. 原创立文档，2020. https://max.book118.com/html/2020/1122/5011122001003031.shtm.

［4］国家卫生健康委，国家中医药管理局.《关于印发公立医院成本核算规范的通知》（国卫财务发〔2021〕4号）及其附件，2021.

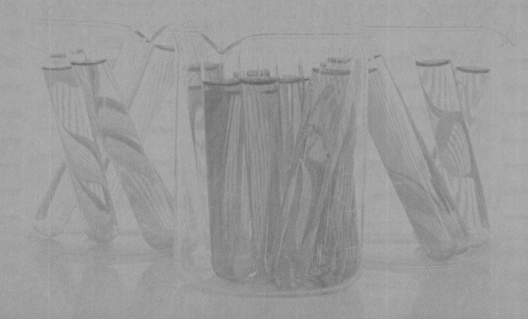

附　录

名词中英文对照

疾病诊断相关分组：diagnosis related groups，DRGs

按病种分值付费：diagnosis-intervention packet，DIP

ADRG：Adjacent-DRG，简称ADRG，基于DRG，分外科、内科和操作部分

主要诊断大类：major diagnostic categories，MDC

病例组合：Case-Mix，CM

合并症：Complication & Comorbidity，C.C

重要合并症：MajorC.C，MCC

DRG 相对权重：Related Weight，RW

病例组合指数：Case Mix Index，CMI

按病种分值付费：Diagnosis-Intervention Packet，DIP

DIP分值：Related Weight，RW

DIP药品分值：Drugs Related Weight，dRW

DIP耗材分值：Medical Consumables Related Weight，cRW

病例组合指数：Case Mix Index，CMI

变异系数：Coefficient of Variation，CV

CCI指数：Comorbidity and Complication Index

均衡指数：Balancing Index，BI

二次入院评分：Rating of secondary admission，RSA

低标入院评分：Rating of low- RW admission，RLA

超长住院率：Exceed long hospitalization Rate，ER

超长住院评分：Rating of exceed long hospitalization，REH